全国高等中医药院校规划教材（第十版）

简明生物化学

主　编

唐炳华（北京中医药大学）　　　　　李爱英（河北中医学院）

杨　云（云南中医药大学）　　　　　孙丽萍（北京中医药大学）

副主编

郑晓珂（河南中医药大学）　　　　　冯雪梅（成都中医药大学）

扈瑞平（内蒙古医科大学）　　　　　孙　聪（长春中医药大学）

卓少元（广西中医药大学）　　　　　郑　纺（天津中医药大学）

编　委（以姓氏笔画为序）

冯伟科（山东中医药大学）　　　　　池林峰（浙江中医药大学）

杨晓敏（北京中医药大学）　　　　　张晓薇（山西中医药大学）

陈美娟（南京中医药大学）　　　　　赵京山（河北中医学院）

柳　春（辽宁中医药大学）　　　　　姚　政（云南中医药大学）

夏循礼（江西中医药大学）　　　　　翁美芝（江西中医药大学）

郭冬青（北京中医药大学）　　　　　康　宁（天津中医药大学）

中国中医药出版社

· 北 京 ·

图书在版编目（CIP）数据

简明生物化学/唐炳华等主编．—北京：中国中医药出版社，2019.7（2024.12重印）

全国高等中医药院校规划教材

ISBN 978-7-5132-5552-3

Ⅰ.①简…　Ⅱ.①唐…　Ⅲ.①生物化学–中医学院–教材　Ⅳ.①Q5

中国版本图书馆 CIP 数据核字（2019）第 074037 号

中国中医药出版社出版

北京经济技术开发区科创十三街 31 号院二区 8 号楼

邮政编码　100176

传真　010-64405721

保定市中画美凯印刷有限公司印刷

各地新华书店经销

开本 850×1168　1/16　印张 14　字数 356 千字

2019 年 7 月第 1 版　2024 年12月第 5 次印刷

书号　ISBN 978-7-5132-5552-3

定价　55.00 元

网址　www.cptcm.com

服 务 热 线　010-64405510

购 书 热 线　010-89535836

侵 权 打 假　010-64405753

微信服务号　zgzyycbs

微商城网址　https://kdt.im/LIdUGr

官 方 微 博　http://e.weibo.com/cptcm

天猫旗舰店网址　https://zgzyycbs.tmall.com

如有印装质量问题请与本社出版部联系（010-64405510）

版权专有　侵权必究

编写说明

改革开放 40 年以来，国家建设和发展突飞猛进，中国特色社会主义进入新时代，广大人民生活水平和质量提高显著，对健康的追求有质的飞跃，国家对医疗卫生事业无比重视，高等教育的专业设置和课程设置抓住时机适时改革，从教育到研究、普及，对医疗卫生事业的服务高效且贡献巨大。为了积极配合和推动医药类高等教育专业设置和课程设置的适时改革，中国生化学会中医药分会在全国中医药高等教育学会教材建设研究会的支持下组织编写了本教材。

生物化学在分子水平上研究生命物质的组成、结构、性质和功能，生命活动的化学机制和规律，以阐明生命的本质，从而应用于健康、医药、营养、农业、工业等领域，最终服务于人类健康。生物化学是基础医学的一门核心课程。它以化学、生物学、遗传学、解剖学、组织学、生理学为基础，同时又是病理学、药理学等后续课程和其他临床课程的基础，起着承前启后的作用。

本教材可供全国高等中医药院校护理学、医学检验技术、口腔医学、医学影像学、康复治疗学、针灸推拿学、蒙医学、蒙药学、生物医学工程、制药工程、药事管理、法学、公共事业管理、英语、英语传播、市场营销、应用心理学、食品质量与安全、应用化学、劳动与社会保障、健康服务与管理等专业使用。

本教材力求体系完善、特色突出、图表直观、叙述简洁、精益求精、方便读者的风格，在编写时科学把握生物化学与细胞生物学、分子生物学、组织学、生理学、药理学、病理学、病理生理学、内科学、医学检验等其他课程的关系，并采用套色印刷，充分利用套色、灰度、翻转色、渐变色、线条的粗细、虚实，字号、字体的不同，箭头的大小、形状，展示更多的信息。

本教材共 16 章，涉及生命物质、生物催化剂、能量代谢、物质代谢、信息代谢、医用生化等，此外教材后附有一定量精编习题，以方便读者学好生物化学。

本教材编写分工如下：唐炳华编写绪论，杨云、姚政编写第一章，柳春编写第二章，夏循礼、翁美芝编写第三章，冯雪梅编写第四章，孙丽萍编写第五章，李爱英、赵京山编写第六章，池林峰编写第七章，郑晓珂编写第八章，康宁、郑纺编写第九章，扈瑞平编写第十章，冯伟科编写第十一章，孙聪编写第十二章，卓少元编写第十三章，张晓薇编写第十四章，陈美娟编写第十五章，杨晓敏、郭冬青编写第十六章。

本教材编写得到北京中医药大学、河北中医学院、天津中医药大学及全国兄弟院校同道们的支持，在此一并致以衷心感谢。

教材建设是一项长期工作。由于生物化学内容丰富、编者学识有限，加之生物化学发展迅速，本教材难免存在遗漏或错讹。谨请读者提出宝贵意见和建议，随时通过 tangbinghua@ bucm. edu. cn 与编委会联系。编委会将及时回复并深表感谢，更将在修订时充分考虑您的意见和建议。

《简明生物化学》编委会

2019 年 5 月

目 录

绪 论

　　生物化学在分子水平上研究生命物质的组成、结构、性质和功能，生命活动的化学机制及其规律，以阐明生命的本质，从而应用于健康、医药、营养、农业、工业等领域，最终服务于人类社会。简言之，生物化学是研究生命化学的科学。

　　生物化学是一门医学核心课程。它以化学、生物学、遗传学、解剖学、组织学、生理学为基础，同时又是病理学、药理学等后续课程和其他临床课程的基础，起着承前启后的作用。

一、生物化学发展简史

　　生物化学研究始于 18 世纪，作为一门独立学科建立于 20 世纪初。1903 年，Neuberg 创造了"biochemistry（生物化学）"一词。

　　生物化学的发展过程大致分为三个阶段，即叙述生物化学、动态生物化学和机能生物化学。叙述生物化学又称静态生物化学，主要研究生命物质的组成和性质，如 Scheele 研究生物体各组织的化学组成，奠定了生物化学的物质基础。在了解了生命物质的组成之后，生物化学开始研究维持生命活动的化学反应，即研究生命物质的代谢过程及酶、维生素和激素等在代谢过程中的作用。由于代谢是一个动态过程，这一阶段称为动态生物化学。随着生物化学研究的不断深入，人们对生命现象和生命本质有了进一步认识，即物质代谢主要在细胞内进行，不同细胞构成不同的组织和器官，并赋予它们不同的生理功能。机能生物化学研究生物分子、细胞器、细胞、组织和器官的结构与功能的关系，即从生物整体水平研究生命。

　　20 世纪 50 年代以来，生物化学发展的显著特征是分子生物学的崛起。1953 年，Watson 和 Crick 提出 DNA 双螺旋结构模型，这是生物化学发展进入分子生物学时代的重要标志。此后，DNA、RNA 和蛋白质的合成过程得到研究，遗传信息传递的中心法则被阐明。20 世纪 70 年代初，随着限制性内切酶的发现和核酸杂交技术的建立，重组 DNA 技术得到建立和发展。1972 年，Berg 将不同的 DNA 片段连接起来，构建重组 DNA 分子，并将其转入细胞进行扩增，获得重组 DNA 克隆。1976 年，Kan 等应用 DNA 技术检验胎儿羊水细胞 DNA，用以诊断 α 地中海贫血。1977 年，人类基因组第一个基因被克隆，用重组 DNA 技术成功生产人生长抑素。1982 年，Cech 发现核酶。1983 年，Mullis 发明 PCR 技术，可以简便快速地在体外扩增 DNA。1990 年，基因治疗临床实验获得成功。2003 年，人类基因组计划基本完成，功能基因组计划进一步研究各种基因的功能及其表达调控。自 20 世纪 80 年代以来，分子生物学研究对生命科学的发展起到了巨大的推动作用，受到国际科学界的高度重视。

　　我国生命科学工作者对生物化学的发展做出了重大贡献。自古以来，我国劳动人民的生产和生活中就蕴涵了生物化学知识和技术的应用。"不得其酱不食"表明在周朝就已经食用酱，制酱造饴需将谷物发酵，成为食品生物化学的开端。20 世纪 20 年代以来，我国科技工作者在蛋白质化学、免疫化学和营养学等方面取得了卓越成就。生物化学家吴宪在血液分析方面创立了血滤液的制备方法及血糖的测定方法，在蛋白质研究方面提出了蛋白质变性学说。我国科技工作者 1965 年人工合成蛋白质——牛胰岛素，1972 年用 X 射线衍射技术揭示分辨率达 0.18nm 的猪胰岛素分子空间结构，1979 年合成酵母丙氨酸 tRNA，1990 年培育出转基因家畜。此外，我国是人类基因组计划国际大协作的成员。

二、生物化学的主要内容

生物化学研究的内容大体上可分为三部分。

（一） 生物体的物质组成及生物分子的结构与功能

生物体是由各种生命物质按规律构建起来的。75kg 成年人体含水约 60%、蛋白质约 16%、核酸约 0.2%、甘油三酯约 13%、类脂约 2.5%、糖约 1.5%、固态无机盐约 5.5%、溶解态无机盐约 0.7%。生物体的物质组成看似比较简单，其实非常复杂。除水之外，上述每一类物质又可进一步分类，如人体蛋白质就达 10^5 种之多。各种蛋白质的组成和结构不同，因而生理功能不同。

当代生物化学研究的重点是生物大分子。生物大分子主要是指蛋白质和核酸，它们属于信息产物和信息载体，故又称生物信息分子。生物大分子是由一些基本结构单位按一定规律连接而成的聚合物，这些结构单位称为单体。

单体的种类不多，并且在不同生物体内都是一样的，但不同生物大分子所含单体的数量和比例不同，因而分子结构不同，有着不同的生理功能。结构与功能密切相关，结构是功能的基础，功能是结构的体现。生物大分子的功能是通过分子的相互识别和相互作用实现的，因此，分子结构、分子识别和相互作用是实现生物大分子功能的基本要素，这一领域是当代生物化学研究的热点之一。

（二） 代谢及其调节

在活体内进行的化学过程称为代谢。各种生命物质按一定规律进行代谢，通过代谢更新组织成分和为生命活动提供能量，这是生命现象的基本特征。代谢是机体与环境进行的物质交换和能量交换过程。通过代谢机体既适应外环境变化，又维持内环境稳定，这就需要各代谢之间相互协调。代谢一旦发生紊乱，机体就会发生疾病。目前，各种代谢途径虽已基本阐明，但仍有许多问题有待深入研究，代谢调节的分子机制也有待进一步阐明。信号转导参与代谢调节及细胞生长、分裂、分化、凋亡等生命活动的调控。信号转导机制及信号网络也是当代生物化学研究的热点。

（三） 遗传信息传递与调控

随着生物化学学科的不断发展及与相关学科的相互渗透，人类对生物大分子结构与功能关系的认识日趋完善，并进一步从分子水平揭示了遗传的物质基础和基因的表达机制及其调控规律。基因表达是指基因通过转录和翻译等一系列复杂环节指导合成具有特定功能产物的过程。该过程与细胞生长、分化及机体生长、发育密切相关，在多环节上受到调控，错综复杂而协调有序。对基因表达调控的研究将进一步阐明生物大分子功能和疾病发病机制，从而在分子水平上为疾病的诊断、治疗和预防提供理论依据和技术支持。因此，基因表达与调控是目前分子生物学最重要、最活跃的领域之一。

三、生物化学与医学及中医药学的关系

医学生物化学是生物化学的一个重要分支，生物化学的理论和技术已经广泛渗透到医药领域。无论是基础医学还是临床医学的研究都涉及分子变化问题，都在应用生物化学的理论和技术解决问题，从而诞生了分子遗传学、分子免疫学、分子病理学、分子血液学、分子肿瘤学、分子心脏病学和分子流行病学等一批新兴交叉学科或分支学科，有的已经初步形成体系。

生物化学与医学发展密切相关，相互促进。随着生物化学和分子生物学的发展，我们不但对许多疾病的本质有了更深入的认识，而且可以建立新的诊治技术，特别是分子诊断和基因治疗等技术，必将推动人类健康水平的不断提高。

生物化学理论和技术在药物开发方面同样起着重要作用。例如，根据酶学理论研制助消化药物及溶栓药物等，根据基因结构和性质利用重组 DNA 技术合成胰岛素等。

生物化学理论和技术应用于中医药研究也将极大促进中医药的发展。在中医证候中必然存在着生物化学的变化规律，同时也需要生化指标加以量化。在中药研究方面也是如此，如中药成分对生物大分子结构和代谢的影响。中医药要面向世界、面向现代化、面向未来，就要与现代科学特别是现代医学相结合。生物化学与分子生物学是实现这一有机结合的核心。

NOTE

第一章　糖化学

糖类是多羟基醛和多羟基酮及其衍生物和聚合物。所有的糖都含有碳、氢、氧三种元素。多数糖的分子式是 $C_n(H_2O)_m$，即其氢、氧元素物质的量之比是 $2:1$，与水一致，所以糖类又称碳水化合物。

糖类是生物体的重要结构成分、主要供能物质，在各种生物体内含量丰富。光合生物每年通过光合作用合成糖 10^{15} kg。地球上一半以上的有机碳都存在于糖分子（特别是淀粉和纤维素）中。糖类可根据分子组成的复杂程度分为单糖、寡糖和多糖。**单糖**是多羟基醛和多羟基酮及其衍生物，是寡糖和多糖的结构单位。**寡糖**是由 2~10 个单糖以糖苷键连接而成的化合物。**多糖**是由 10 个以上单糖以糖苷键连接而成的大分子化合物。寡糖和多糖统称聚糖。

第一节　单　糖

生物体内已鉴定的单糖有 200 多种，可根据所含碳原子数（$C_3 \sim C_9$）分为丙糖、丁糖、戊糖和己糖等，根据结构特点分为醛糖、酮糖及其衍生物。醛糖是多羟基醛及其分子内半缩醛，例如甘油醛、葡萄糖。酮糖是多羟基酮（且羰基位于 C-2 位）及其分子内半缩酮（属于半缩醛），例如二羟丙酮、果糖。

己糖和戊糖是生物体内含量最高的单糖，其中与生命活动关系最密切的是葡萄糖、核糖和脱氧核糖等。葡萄糖既是生物体内含量最高的单糖，又是许多寡糖和多糖的主要结构单位。

1. **葡萄糖**　分子式是 $C_6H_{12}O_6$，是一种五羟基己醛，是手性分子。

手性分子是指具有结构不对称性、不能与其镜像重合的分子，这种不对称性称为**手性分子的构型**。判别手性分子的构型可以用甘油醛作参照物，与 D-甘油醛一致的是 D-构型，与 L-甘油醛一致的是 L-构型。手性分子之所以具有结构不对称性，绝大多数是因为其含有手性碳原子。**手性碳原子**是以共价键连接了四个不同原子或基团的碳原子，因而也具有结构不对称性、不能与其镜像重合，这种不对称性称为**手性碳原子的构型**。

（1）葡萄糖的开链结构与 Fischer 投影式　葡萄糖的手性碳原子 C-5 与 D-甘油醛 C-2 构型一致，所以葡萄糖是 D-构型。生物体内的单糖几乎都是手性分子，且大多数是 D-构型（因此书中介绍 D-构型单糖时不再注明其构型）。手性分子的构型可用 Fischer 投影式表示。

Fischer 投影式是以平面书写表示手性碳原子构型的一种规则：①在纸平面上画一个十字交叉，手性碳原子位于交叉点（通常可以不写出）。②交叉点伸出的两条竖线代表朝向纸平面后方的键，两条横线代表朝向纸平面前方的键。

（2）葡萄糖的环状结构与 Haworth 透视式　在溶液中，葡萄糖的 C-5 羟基可以与 C-1 醛基发生分子内加成反应，形成环状结构的半缩醛，醛基氧形成的羟基称为半缩醛羟基。

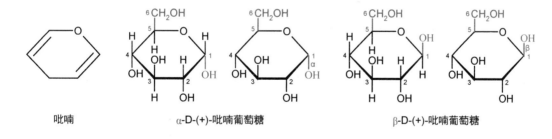

α-D-(+)-葡萄糖　　　　D-(+)-葡萄糖　　　　β-D-(+)-葡萄糖
比旋光度+112°　　　　　　　　　　　　　比旋光度+18.7°
平衡体系丰度36%　　　平衡体系丰度0.024%　　平衡体系丰度64%

葡萄糖的环状结构可用 Haworth 透视式表示。

Haworth 透视式的标准写法是把糖环顺时针横写，官能团碳原子在右侧，省略成环碳原子（书中各种单糖的 Haworth 透视式还省略成环碳原子所结合的氢原子），粗线表示在纸平面前方的键。

葡萄糖的环状结构类似于杂环化合物吡喃的结构，这种结构的糖称为吡喃糖。

成环使葡萄糖的 C-1 成为手性碳原子，形成两种旋光异构体，分别称为 α-D-(+)-吡喃葡萄糖和 β-D-(+)-吡喃葡萄糖。

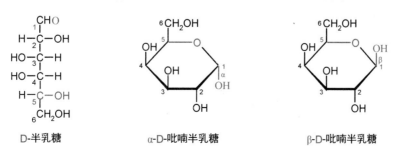

吡喃　　　　　α-D-(+)-吡喃葡萄糖　　　　β-D-(+)-吡喃葡萄糖

2. 半乳糖和果糖　除葡萄糖外，其他己糖、戊糖和丁醛糖也都有开链结构和环状结构，例如半乳糖和果糖。

（1）半乳糖　是己醛糖，与葡萄糖相比只有 C-4 构型不同。只有一个手性碳原子构型不同的两种手性分子互为**差向异构体**，因此半乳糖和葡萄糖互为**差向异构体**。

D-半乳糖　　　　α-D-吡喃半乳糖　　　　β-D-吡喃半乳糖

（2）果糖 是己酮糖，在合成果糖衍生物和聚合物时先发生分子内加成反应，形成环状结构的半缩酮（属于半缩醛），其环状结构类似于杂环化合物呋喃的结构，这种结构的糖称为呋喃糖。

D-果糖　　　　β-D-吡喃果糖　　　　6-磷酸-β-D-呋喃果糖　　　　呋喃

3. 核糖和脱氧核糖 核酸组分，见第四章（29页）。

D-核糖　　　　β-D-呋喃核糖　　　　D-2-脱氧核糖　　　　β-D-2-脱氧呋喃核糖

第二节 寡 糖

单糖的半缩醛羟基被其他基团取代形成糖苷。糖苷中半缩醛羟基被取代的单糖称为糖基，取代半缩醛羟基的其他基团称为糖苷配基，连接糖基和糖苷配基的化学键称为糖苷键。例如，乳糖中的半乳糖是糖基，葡萄糖是糖苷配基。

食物寡糖主要是二糖，由两个单糖通过糖苷键连接而成，如麦芽糖、乳糖和蔗糖。

1. 麦芽糖 由两个葡萄糖以 α-1,4-糖苷键连接而成，是淀粉和糖原在消化道内消化过程的中间产物，还存在于麦芽中。

2. 乳糖 由半乳糖和葡萄糖以 β-1,4-糖苷键连接而成，是奶类主要成分。

3. 蔗糖 由葡萄糖和果糖以 α-1,2-β-糖苷键连接而成，是植物糖的储存形式和运输形式，在甘蔗和甜菜中含量尤为丰富。

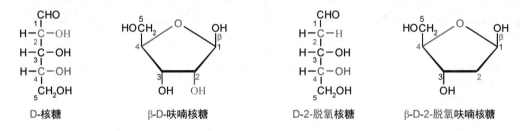

麦芽糖　　　　　　　乳糖　　　　　　　蔗糖

4. 细胞膜寡糖 细胞膜由蛋白质、类脂、寡糖和少量多糖构成，其中糖占 2%~10%。细胞膜寡糖（和多糖）主要由半乳糖、甘露糖、*N*-乙酰-β-D-氨基葡萄糖和*N*-乙酰-β-D-氨基半乳糖等组成，而且带有分支，分支末端一般是岩藻糖或唾液酸。这些寡糖（和多糖）都以复合糖类形式存在，并且暴露于细胞膜外表面。细胞膜寡糖（和多糖）的功能是参与细胞黏附和细胞识别，如某些细菌毒素受体、ABO血型抗原。

第三节　多　糖

多糖根据组成可分为**同多糖**（仅由一种单糖构成）和**杂多糖**（由两种及两种以上单糖构成）。常见的同多糖有淀粉、糖原、纤维素、右旋糖酐、菊粉和甲壳素等，它们是糖的储存形式或机体的结构成分。杂多糖是细胞外基质成分（以黏多糖最重要），可以维持细胞、组织、器官形态并提供保护。多糖（和大多数由3~10个单糖构成的寡糖）都以**复合糖类**（糖脂、糖蛋白和蛋白多糖）形式存在。

1. 淀粉　是食物中的主要糖类。淀粉是植物糖的储存形式，主要存在于种子和根茎（如大米、玉米、小麦、马铃薯、红薯和芋头）中。

淀粉包括直链淀粉和支链淀粉，它们的结构和性质都有差别。

（1）**直链淀粉**　由葡萄糖以α-1,4-糖苷键连接而成，有两个末端，其中一个末端葡萄糖的C-1半缩醛羟基没有与葡萄糖形成糖苷键，该末端称为**还原端**（写在右边）；另一个末端葡萄糖的C-1半缩醛羟基已与葡萄糖形成糖苷键，该末端称为**非还原端**（写在左边）。

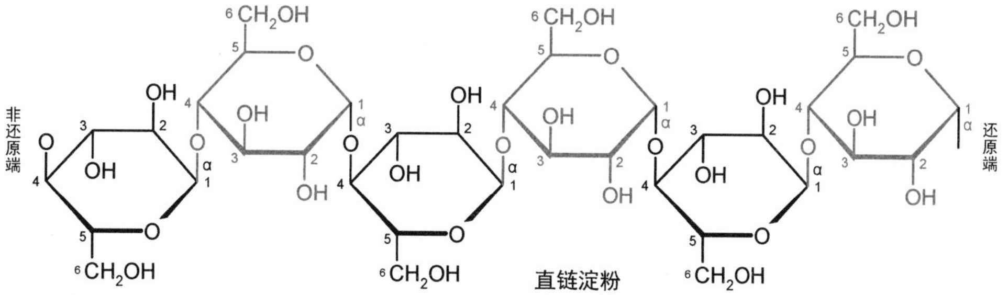

直链淀粉

（2）**支链淀粉**　由葡萄糖以α-1,4-糖苷键连接而成，每隔24~30个葡萄糖会连接一个分支，分支点的葡萄糖以α-1,6-糖苷键连接。分支的另一端是非还原端，支链淀粉只有一个还原端。

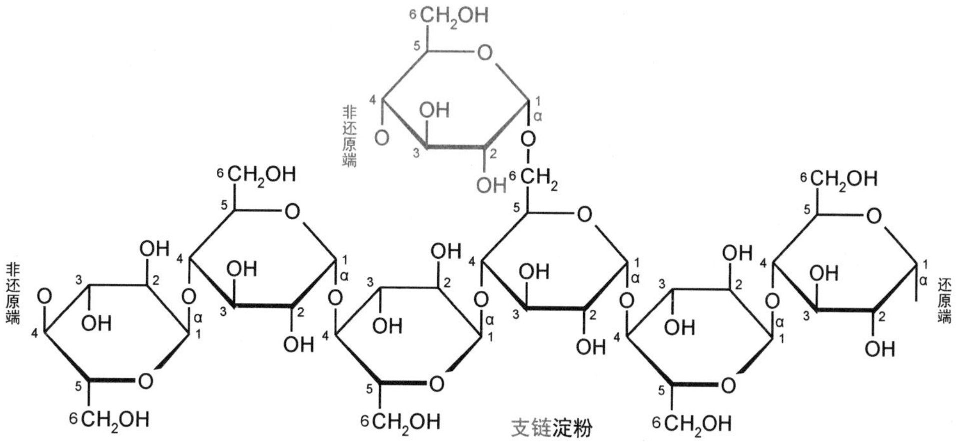

支链淀粉

2. 糖原（动物淀粉）   由葡萄糖构成，是动物糖的储存形式，呈颗粒状，称为糖原颗粒，存在于大多数组织细胞内，但主要在肝脏（肝糖原）和骨骼肌（肌糖原）的细胞质中，脑细胞也有一定量。

糖原与支链淀粉一样有两种糖苷键，因而也有分支，且分支短而多，每个分支上可以再有两个分支，分支点间隔 8~15 个葡萄糖（图 1-1）。

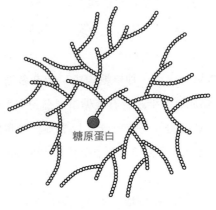

糖原蛋白

图 1-1   糖原结构

3. 纤维素   由葡萄糖以 β-1,4-糖苷键连接而成，没有分支，是植物细胞壁的主要结构成分。

纤维素

4. 黏多糖（糖胺聚糖）   由二糖单位重复连接而成，二糖单位含有一个 N-乙酰氨基己糖（N-乙酰氨基葡萄糖或 N-乙酰氨基半乳糖）和一个糖醛酸（D-葡萄糖醛酸或 L-艾杜糖醛酸），且多数含有至少一个硫酸基（O-连接或 N-连接），因而呈酸性。黏多糖溶液黏度较大，广泛存在于动物体内，包括透明质酸、硫酸软骨素、硫酸角质素 I / II 、肝素、硫酸乙酰肝素和硫酸皮肤素。黏多糖通过还原端半缩醛羟基与核心蛋白共价结合（透明质酸例外，是非共价结合），形成**蛋白多糖**。哺乳动物有 40 多种蛋白多糖，其功能是作为润滑剂、结缔组织的结构成分，介导细胞与细胞外基质黏附、与刺激细胞增殖的因子结合。

第二章　脂质化学

脂质是易溶于有机溶剂（如氯仿）而难溶于水的生物小分子，具有化学多样性，可分为脂肪和类脂。脂肪（油脂、甘油三酯、三酰甘油、中性脂肪）由甘油和脂肪酸构成。类脂是除脂肪外的其他脂质，主要有磷脂、糖脂和类固醇，还有脂溶性维生素、脂类激素、萜、蜡等。此外，含有甘油的脂质称为甘油脂。脂质广泛存在于生物体内，具有功能多样性，包括储存和提供能量及维持体温（脂肪）、构成生物膜（磷脂、糖脂和胆固醇）、参与细胞通讯（前列腺素、类固醇激素）、乳化食物脂质（胆汁酸）等。脂质绝大多数可在人体内合成。

第一节　脂肪酸

脂肪酸是脂质的基本组分，其元素组成特点是富含碳和氢，该特点赋予其弱极性和疏水性。

一、脂肪酸的结构特点

ω端　　　　　　　　　　　　　　　　　　　　　　　　　　　　　羧基端

亚油酸结构简式：示性式　$CH_3CH_2CH_2CH_2CH_2—C{=}C—CH_2—C{=}C—CH_2CH_2CH_2CH_2CH_2CH_2CH_2COOH$

键线式

以亚油酸为例，脂肪酸具有以下结构特点：①大多数（特别是动物脂肪酸）是直链一元羧酸，其两端分别称为羧基端和甲基端（ω端、n端）。②大多数是偶数碳脂肪酸（含有偶数个碳原子），短至 C_4，长至 C_{34}，主要是 $C_{12}\sim C_{24}$，尤以 C_{16} 和 C_{18} 最多。③既有饱和脂肪酸，又有不饱和脂肪酸。不饱和脂肪酸含有碳-碳双键，天然不饱和脂肪酸几乎都是含有顺式碳-碳双键的顺式脂肪酸，含有反式碳-碳双键的反式脂肪酸见于牛奶、牛肉、油炸食品及人造奶油。④如果不饱和脂肪酸含有多个碳-碳双键，则相邻碳-碳双键被一个及以上亚甲基隔开。

表2-1是生物体内常见的脂肪酸。

二、脂肪酸的分类

脂肪酸种类繁多，其主要区别是所含碳原子数目、双键数目和双键位置等。

脂肪酸可根据其所含碳原子数目分为短链脂肪酸（$<C_6$）、中链脂肪酸（$C_6\sim C_{12}$）、长链脂肪酸（$C_{14}\sim C_{20}$）和极长链脂肪酸（$>C_{20}$），可根据其是否含有碳-碳双键分为饱和脂肪酸和不饱和脂肪酸。不饱和脂肪酸可根据其所含碳-碳双键数目分为单不饱和脂肪酸（含有一个碳-

碳双键）和多不饱和脂肪酸（含有两个及两个以上的碳-碳双键），还可根据其离 ω 端最近碳-碳双键的位置分为四类：①ω-7 类：是棕榈油酸及其衍生的脂肪酸。②ω-9 类：是油酸及其衍生的脂肪酸。③ω-6 类：是亚油酸及其衍生的脂肪酸。④ω-3 类：是 α 亚麻酸及其衍生的脂肪酸。

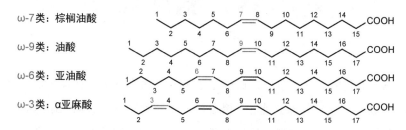

表 2-1　生物体内常见的脂肪酸

碳原子数：碳-碳双键数	通称	系统名称	脂肪酸结构
饱和脂肪酸			
12：0	月桂酸	n-十二烷酸	$CH_3(CH_2)_{10}COOH$
14：0	豆蔻酸	n-十四烷酸	$CH_3(CH_2)_{12}COOH$
16：0	棕榈酸	n-十六烷酸	$CH_3(CH_2)_{14}COOH$
18：0	硬脂酸	n-十八烷酸	$CH_3(CH_2)_{16}COOH$
20：0	花生酸	n-二十烷酸	$CH_3(CH_2)_{18}COOH$
22：0	山嵛酸	n-二十二烷酸	$CH_3(CH_2)_{20}COOH$
24：0	掬焦油酸	n-二十四烷酸	$CH_3(CH_2)_{22}COOH$
不饱和脂肪酸			
16：1	棕榈油酸	顺-Δ^9-十六碳烯酸	$CH_3(CH_2)_5CH=CH(CH_2)_7COOH$
18：1	油酸	顺-Δ^9-十八碳烯酸	$CH_3(CH_2)_7CH=CH(CH_2)_7COOH$
18：2	亚油酸	顺,顺-Δ^9,Δ^{12}-十八碳二烯酸	$CH_3(CH_2)_3(CH_2CH=CH)_2(CH_2)_7COOH$
18：3	α 亚麻酸	全-顺-$\Delta^9,\Delta^{12},\Delta^{15}$-十八碳三烯酸	$CH_3(CH_2CH=CH)_3(CH_2)_7COOH$
20：4	花生四烯酸	全-顺-$\Delta^5,\Delta^8,\Delta^{11},\Delta^{14}$-二十碳四烯酸	$CH_3(CH_2)_3(CH_2CH=CH)_4(CH_2)_3COOH$
20：5	EPA	全-顺-$\Delta^5,\Delta^8,\Delta^{11},\Delta^{14},\Delta^{17}$-二十碳五烯酸	$CH_3(CH_2CH=CH)_5(CH_2)_3COOH$
22：5	DPA	全-顺-$\Delta^7,\Delta^{10},\Delta^{13},\Delta^{16},\Delta^{19}$-二十二碳五烯酸	$CH_3(CH_2CH=CH)_5(CH_2)_5COOH$
22：6	DHA	全-顺-$\Delta^4,\Delta^7,\Delta^{10},\Delta^{13},\Delta^{16},\Delta^{19}$-二十二碳六烯酸	$CH_3(CH_2CH=CH)_6(CH_2)_2COOH$

亚油酸和 α 亚麻酸是多不饱和脂肪酸，是维持生命活动所必需的，用于合成类花生酸，参与维护膜结构和膜功能，可能还有其他尚未阐明的作用。亚油酸和 α 亚麻酸不能在哺乳动物体内合成，因此必须从食物中获取，称为**必需脂肪酸**。一些植物油、海洋鱼油含有较多的必需脂肪酸。如果饮食中长期缺乏植物油，可能导致必需脂肪酸缺乏。实验研究发现，大鼠缺乏必需脂肪酸会影响生长和生殖。

三、脂肪酸的功能

在静息状态及中等运动状态（如步行）下，机体主要由脂肪酸供能。此外，脂肪酸是两亲性类脂的组分；脂肪酸与周边蛋白（外在蛋白）共价结合，并将其锚定于膜表面；脂肪酸衍生物类花生酸是激素或细胞内信使。

类花生酸是 ω-6 类二十碳三烯酸（花生三烯酸）、二十碳四烯酸（花生四烯酸）和 ω-3 类二十碳五烯酸（花生五烯酸）的衍生物，其中花生四烯酸的衍生物包括前列腺素、血栓素、白三烯和脂氧素等，称为局部激素。它们既作用于分泌细胞，也作用于邻近细胞。它们含量低但分布广，具有重要的生理功能，包括参与生殖、炎症、发热、痛觉、凝血、血压调节、离子跨膜转运（如胃酸分泌）等过程。

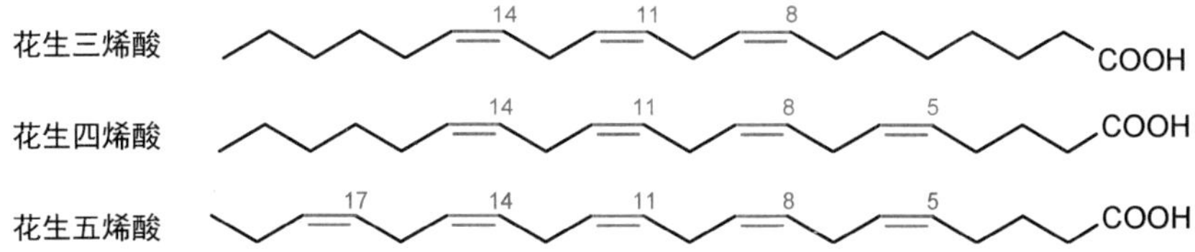

第二节　脂肪和类脂

脂肪包括油和脂。植物脂肪含不饱和脂肪酸较多，熔点较低，在常温下呈液态，通常称为油。动物脂肪含饱和脂肪酸较多，熔点较高，在常温下呈固态，通常称为脂。脂肪由脂肪酸和甘油以酯键连接而成，仅含有一种脂酰基的脂肪是简单甘油酯，含有两种或三种脂酰基的脂肪是混合甘油酯。生物体内的脂肪大部分是混合甘油酯。

除脂肪外，生物体内还有各种类脂化合物，包括磷脂、糖脂、类固醇和脂溶性维生素等。其中磷脂、糖脂和胆固醇是构成生物膜的主要类脂。

一、甘油磷脂

磷脂是分子中含有磷酸基的类脂，占生物膜脂的 50% 以上。磷脂种类繁多，广泛存在于动植物体内，特别是动物的脑组织及其他神经组织、骨髓、心脏、肝脏、肾脏等组织器官内。磷脂根据所含醇的不同分为甘油磷脂和鞘磷脂。甘油磷脂是指磷脂酸及其衍生物（X 表示取代基）。

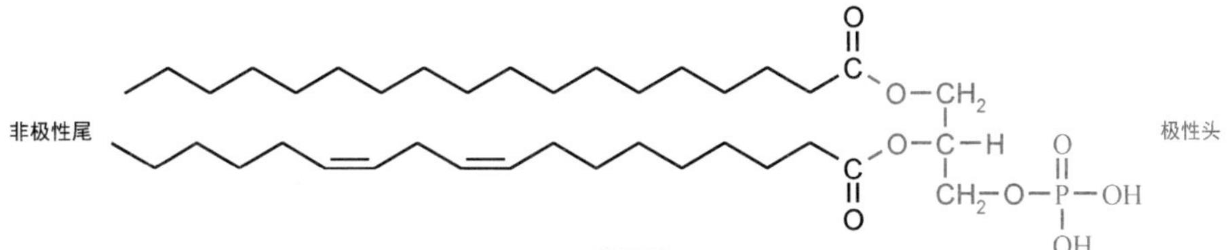

L-磷脂酸

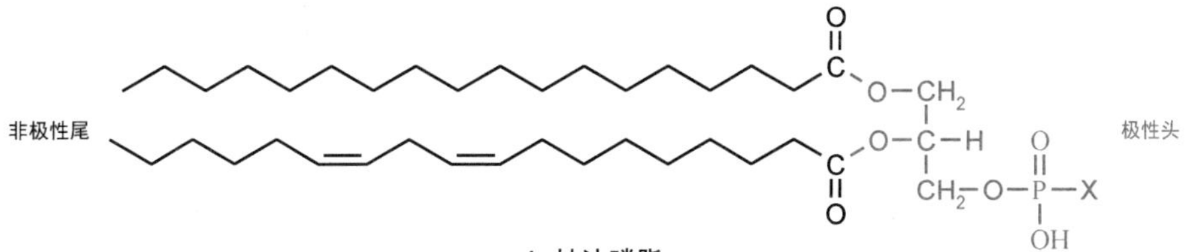

L-甘油磷脂

甘油磷脂具有两亲性：其磷酸基和取代基 X 构成整个分子的极性部分，称为极性头，具有

NOTE

亲水性，是亲水基团；其两个脂酰基长链构成整个分子的非极性部分，称为**非极性尾**，具有疏水性（亲脂性），是疏水基团（憎水基团）。甘油磷脂在水中可以形成脂质双分子层（脂质双层）结构，极性头位于脂质双分子层表面，指向水相；非极性尾位于脂质双分子层内部，避开水相。甘油磷脂的两亲性是其形成生物膜结构的化学基础。

磷脂酸通过磷酸基与含有羟基的分子缩合，形成其他甘油磷脂，包括磷脂酰胆碱、磷脂酰乙醇胺、磷脂酰丝氨酸和磷脂酰肌醇等。

1. **磷脂酰胆碱（卵磷脂）**   是胆碱的磷脂酸酯，存在于动物的各组织器官中，在脑组织和其他神经组织、心脏、肝脏、肾上腺、骨髓中的含量丰富，占血浆磷脂的70%。磷脂酰胆碱参与各种生命活动：①构成生物膜，是膜脂（特别是细胞膜外层脂）中含量最高的甘油磷脂。②是胆碱的主要储存形式，而胆碱是神经递质乙酰胆碱的合成原料、活性甲基的储存形式。③参与脂质消化、吸收和运输（第九章，89页；第十六章，157页）。④抑制胆汁酸对肝细胞和胆管细胞的毒性。

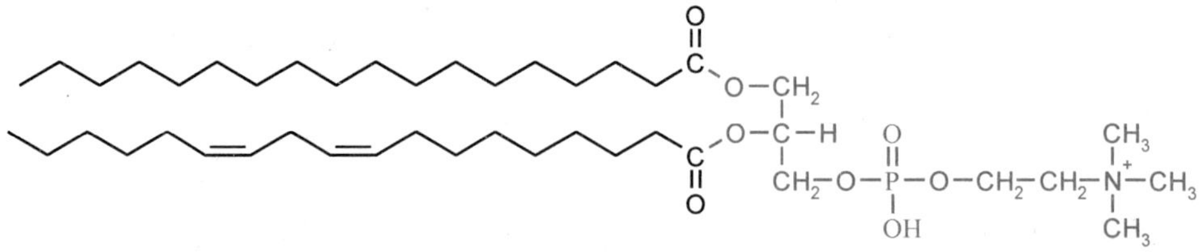

L-磷脂酰胆碱

2. **磷脂酰乙醇胺（脑磷脂）**   是乙醇胺的磷脂酸酯，存在于动物的各组织器官中，在脑组织和其他神经组织中含量较高，是细胞膜内层脂的主要脂质（外层脂几乎不含）。磷脂酰乙醇胺参与各种生命活动，包括构成生物膜、参与凝血。

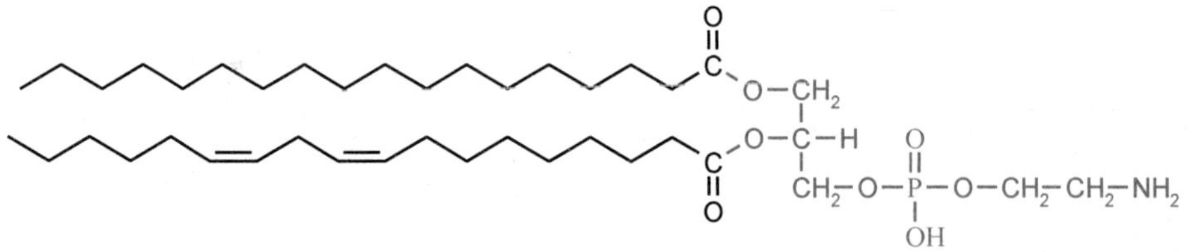

L-磷脂酰乙醇胺

二、糖脂

糖脂是含糖基的类脂，是原核生物和真核生物细胞膜外层脂成分，占膜脂的5%以下，在脑组织和神经髓鞘中含量最高，占其膜脂的5%~10%。不同组织细胞膜所含糖脂种类不同，如神经细胞膜的神经节苷脂，红细胞膜的ABO血型抗原。糖脂包括甘油糖脂（仅见于植物）和鞘糖脂。鞘糖脂由鞘氨醇、脂肪酸和糖基构成，如脑苷脂（是含有一个半乳糖基或葡萄糖基的鞘糖脂）和神经节苷脂（是结构最复杂的鞘糖脂）等。

半乳糖脑苷脂

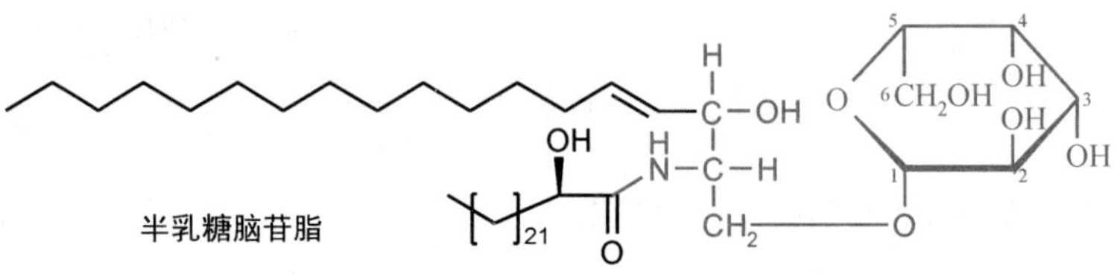

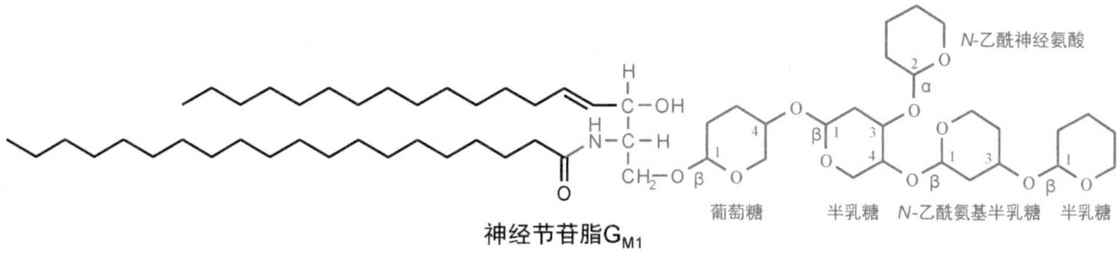

神经节苷脂G_{M1}

N-乙酰神经氨酸

葡萄糖　　半乳糖　　N-乙酰氨基半乳糖　　半乳糖

三、类固醇

类固醇是固醇及其衍生物。动物类固醇包括胆固醇、胆固醇酯、维生素 D_3 原、胆汁酸和类固醇激素等。

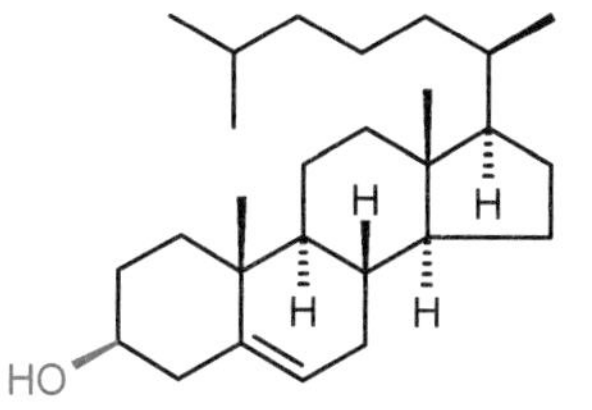

HO　　　胆固醇 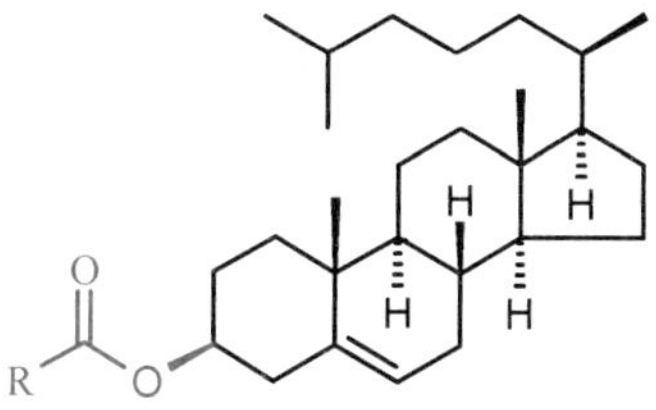　　　　　胆固醇酯

1. **胆固醇（酯）**　是动物体内含量最高的类固醇。人体约含胆固醇（酯）140g，广泛存在于各组织中，其中约 1/4 在脑组织和其他神经组织中，约占脑组织的 2%；肾上腺皮质和卵巢等合成类固醇激素的内分泌腺胆固醇（酯）含量较高，为 2%～5%；肝脏、肾脏和小肠黏膜等内脏，以及皮肤和脂肪组织胆固醇（酯）含量也较高，为 0.2%～0.5%；肌组织胆固醇（酯）含量较低，为 0.1%～0.2%；骨质胆固醇（酯）含量最低，为 0.01%。原核生物和植物不含胆固醇（酯）。

胆固醇既是动物类固醇的母体化合物，又是脊椎动物细胞膜和神经髓鞘的重要组分。在某些神经元细胞膜中，胆固醇占膜脂的 25%。细胞膜胆固醇的作用是调节膜的流动性，提高膜的稳定性，降低其对水溶性分子的通透性。

胆固醇酯是胆固醇的酯化产物，是胆固醇的储存形式和运输形式。

2. **胆汁酸**　是胆固醇的转化产物，根据存在形式分为游离胆汁酸和结合胆汁酸。游离胆汁酸主要有胆酸、脱氧胆酸、鹅脱氧胆酸和石胆酸。游离胆汁酸与甘氨酸或牛磺酸等缩合成结合胆汁酸（第十六章，158 页），是人和其他动物胆汁的主要成分。

游离胆汁酸

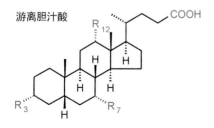

	胆酸	鹅脱氧胆酸	脱氧胆酸	石胆酸
R_3	OH	OH	OH	OH
R_7	OH	OH	H	H
R_{12}	OH	H	OH	H

结合胆汁酸在胆汁中以钠盐或钾盐形式存在，称为胆汁酸盐，简称胆盐（各种酸在体液中主要以盐的形式存在，如磷酸和柠檬酸。为叙述方便，书中仍称为"酸"），是很好的乳化

NOTE

剂，在消化道内促进食物脂质的消化吸收。

3. 类固醇激素　是以胆固醇为原料合成的激素，包括皮质激素和性激素。

（1）皮质激素（肾上腺皮质激素）　是由肾上腺皮质合成分泌的类固醇激素，如醛固酮、皮质醇（药用名称氢化可的松）和皮质酮。

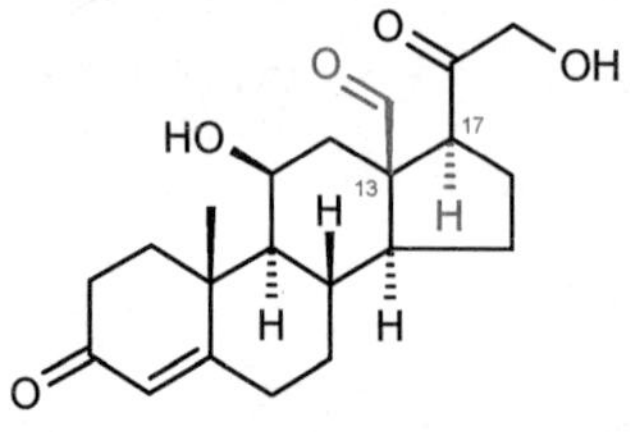

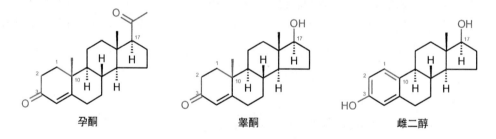

醛固酮 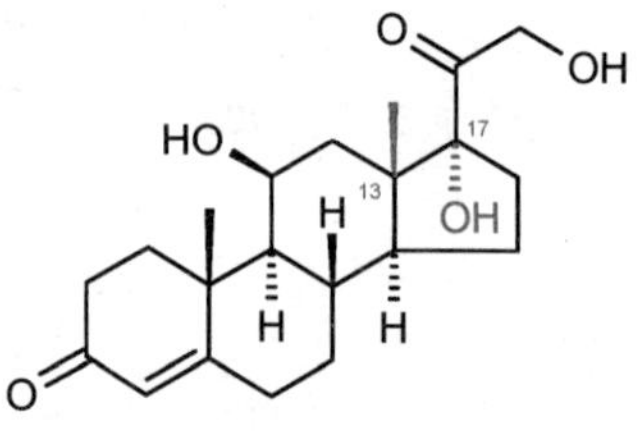　　　　　　　　皮质醇 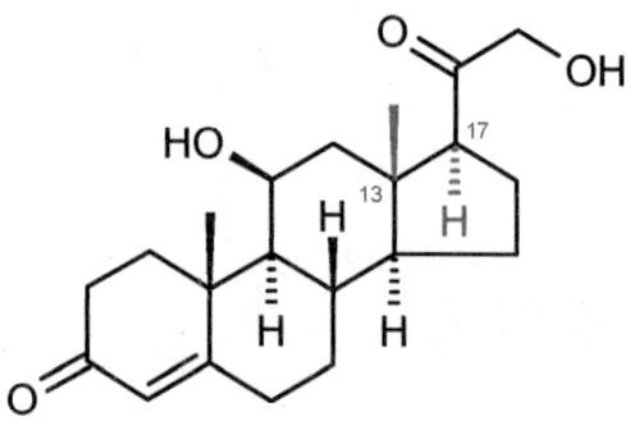　　　　　　　　皮质酮

皮质激素具有升高血糖或促进肾脏保钠排钾的作用。其中醛固酮由肾上腺皮质球状带合成分泌，是典型的盐皮质激素；其功能是促进肾小管分泌 K^+、H^+ 和重吸收 Na^+、Cl^-、HCO_3^-、H_2O，从而增加血容量、升高血压。皮质醇、皮质酮由肾上腺皮质束状带合成分泌，是典型的糖皮质激素；其功能是促进糖异生、糖原合成、脂肪和蛋白质分解，抑制炎症反应，使机体能够对应激做出反应。

（2）性激素　包括孕激素（以孕酮为主）、雄激素（以睾酮为主）和雌激素（以雌二醇为主）。它们主要由卵巢和睾丸等性腺合成分泌，在青春期前主要由肾上腺皮质网状带合成分泌。性激素对机体生长、第二性征发育、生殖功能和生殖过程起重要作用。

孕酮　　　　　　　　　　睾酮　　　　　　　　　雌二醇

第三章　蛋白质化学

蛋白质是一类生物大分子，由一条或多条肽链构成，每条肽链都由一定数量的氨基酸按一定顺序通过肽键连接而成。蛋白质约占人体干重的45%、细胞干重的50%～70%，是细胞内除水外含量最高的生命物质。大肠杆菌有3000多种蛋白质，酵母有5000多种，哺乳动物细胞则有上万种。

蛋白质是机体的重要组分，是生命的主要物质基础，是生命活动的主要承担者。不同蛋白质具有不同的生理功能。例如，酶是生物催化剂；胶原是结缔组织、骨骼等的结构成分；蛋白质激素和受体参与信号转导，调节代谢、生长和分裂；免疫球蛋白参与机体防御。此外，蛋白质在物质运输、营养储存、肌肉收缩、血液凝固、组织更新、损伤修复、生长和繁殖、遗传和变异，甚至识别和记忆、感觉和思维等方面都发挥核心作用。因此，生命活动离不开蛋白质。

第一节　蛋白质的分子组成

蛋白质种类多、含量高、结构复杂、功能多样，但元素组成一致、结构单位一致。蛋白质的结构单位是氨基酸。多数蛋白质还含有非氨基酸成分。

一、蛋白质的元素组成

组成蛋白质的主要元素是碳、氢、氧、氮和硫，许多蛋白质还含有磷、铁、铜、锌、锰、钴、钼、硒或碘等。氮是蛋白质的特征元素，各种蛋白质的含氮量接近，平均值是16%。因为蛋白质是主要含氮生命物质，所以测定生物样品的含氮量可以大致计算出其蛋白质含量：

样品蛋白质含量(g)＝样品含氮量(g)×6.25

二、蛋白质的结构单位

蛋白质的结构单位是氨基酸。已在各种生物体内鉴定的氨基酸有400多种（绝大多数是L-氨基酸），其中在蛋白质中鉴定的有100多种，但用于合成蛋白质的只有20种，这20种氨基酸被称为编码氨基酸（标准氨基酸）；其他氨基酸（非编码氨基酸、罕见氨基酸）是在蛋白质中由编码氨基酸转化生成的，例如胶原中的4-羟脯氨酸和5-羟赖氨酸、凝血因子中的γ-羧基谷氨酸。此外，有300多种氨基酸并不存在于蛋白质中，例如尿素循环中的鸟氨酸、蛋氨酸循环中的同型半胱氨酸，它们被称为非蛋白质氨基酸。

在20种编码氨基酸中，除了脯氨酸是α-亚氨基酸外，其他氨基酸都是α-氨基酸（羧酸分子中与羧基碳成键的碳原子称为 α-碳原子，α-碳原子上的氨基或羟基称为 α-氨基或 α-羟基）。有 19 种氨基酸的 α-碳原子是手性碳原子，因而它们是手性分子，是 L-α-氨基酸。甘氨酸的 α-碳原子不是手性碳原子，因而甘氨酸不是手性分子，没有构型。书中介绍 L-氨基酸时一般不再注明其构型。

将氨基酸分类有助于认识氨基酸的结构、性质和作用。出于不同的研究目的，氨基酸有不同的分类（表 3-1）。根据 R 基的结构和性质可把 20 种编码氨基酸分为五类，其中甘氨酸、组氨酸、半胱氨酸的归类并不绝对，如甘氨酸介于非极性和极性之间（表 3-2、图 3-1）。

表 3-1　编码氨基酸分类

分类依据	分类
R 基结构与性质	非极性脂肪族 R 基氨基酸、芳香族 R 基氨基酸、极性不带电荷 R 基氨基酸、带正电荷 R 基氨基酸、带负电荷 R 基氨基酸
R 基酸碱性	酸性氨基酸、碱性氨基酸、中性氨基酸
人体内能否自己合成	必需氨基酸、非必需氨基酸
分解产物进一步转化	生糖氨基酸、生酮氨基酸、生糖兼生酮氨基酸

表 3-2　编码氨基酸

习惯名称	缩写	符号	等电点*
非极性脂肪族 R 基氨基酸（疏水性氨基酸）			
甘氨酸	Gly	G	5.97
丙氨酸	Ala	A	6.01
脯氨酸	Pro	P	6.48
缬氨酸	Val	V	5.97
亮氨酸	Leu	L	5.98
异亮氨酸	Ile	I	6.02
蛋氨酸	Met	M	5.74
芳香族 R 基氨基酸（芳香族氨基酸）			
苯丙氨酸（疏水性氨基酸）	Phe	F	5.48
酪氨酸	Tyr	Y	5.66
色氨酸（疏水性氨基酸）	Trp	W	5.89
极性不带电荷 R 基氨基酸（极性氨基酸）			
丝氨酸	Ser	S	5.68
苏氨酸	Thr	T	5.87
半胱氨酸	Cys	C	5.07
天冬酰胺	Asn	N	5.41
谷氨酰胺	Gln	Q	5.65
带正电荷 R 基氨基酸（带正电荷氨基酸，碱性氨基酸）			
赖氨酸	Lys	K	9.74
组氨酸	His	H	7.59
精氨酸	Arg	R	10.76

续表

习惯名称	缩写	符号	等电点*
带负电荷 R 基氨基酸（带负电荷氨基酸，酸性氨基酸）			
天冬氨酸	Asp	D	2.77
谷氨酸	Glu	E	3.22

　　* 等电点：氨基酸、蛋白质等分子含有不止一种可解离基团，有的基团可以结合质子而带正电荷，如氨基，有的基团可以给出质子而带负电荷，如羧基。可解离基团的解离度（因而带电荷状态）受溶液的 pH 影响，一定 pH 条件下，分子所带正负电荷数相等，净电荷为零，称该 pH 为该分子的等电点。

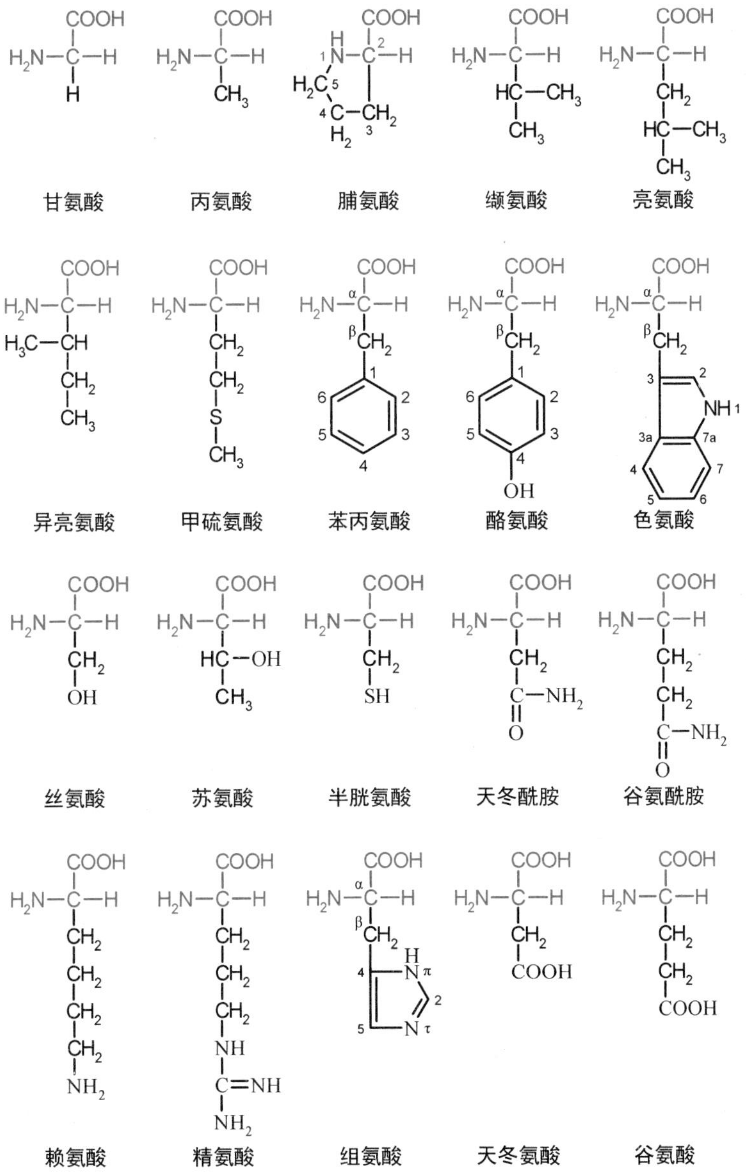

甘氨酸　　丙氨酸　　脯氨酸　　缬氨酸　　亮氨酸

异亮氨酸　　甲硫氨酸　　苯丙氨酸　　酪氨酸　　色氨酸

丝氨酸　　苏氨酸　　半胱氨酸　　天冬酰胺　　谷氨酰胺

赖氨酸　　精氨酸　　组氨酸　　天冬氨酸　　谷氨酸

图 3-1　编码氨基酸结构

　　氨基酸是蛋白质的合成原料。某些氨基酸还是卟啉、嘌呤、嘧啶、激素、激素释放因子、神经递质、神经调质、酶的辅助因子等的合成原料。

三、蛋白质的辅基

蛋白质的辅基是指蛋白质所含的非氨基酸成分，是其必不可少的功能成分。蛋白质可根据组成分为简单蛋白质和结合蛋白质：简单蛋白质完全由氨基酸构成，例如白蛋白、胰岛素、核糖核酸酶 A、糜蛋白酶；结合蛋白质由脱辅基蛋白和辅基构成，两者结合牢固，例如血红蛋白由珠蛋白和血红素构成。不同结合蛋白质所含辅基的化学本质不同（表 3-3），其功能也不同，例如酶的辅助因子（第五章，37 页）。生物体内多数蛋白质都是结合蛋白质。

表 3-3　结合蛋白质组成与分类

分类	辅基	举例
脂蛋白	脂质	血浆 β_1 脂蛋白
糖蛋白	寡糖和多糖	免疫球蛋白、凝集素、干扰素、人绒毛膜促性腺激素
磷蛋白	磷酸基	酪蛋白、卵黄高磷蛋白
核糖核蛋白	核酸	核糖体、端粒酶、信号识别颗粒
血红素蛋白	血红素	血红蛋白、肌红蛋白、细胞色素、过氧化氢酶
黄素蛋白	黄素核苷酸	琥珀酸脱氢酶
金属蛋白	铁	铁硫蛋白、铁蛋白
	锌	醇脱氢酶、碳酸酐酶、苏氨酰-tRNA 合成酶、核受体
	钙	钙调蛋白
	钼	黄嘌呤氧化酶
	铜	细胞色素 c 氧化酶、超氧化物歧化酶、铜蓝蛋白

第二节　肽键和肽

氨基酸通过肽键连接成肽。肽可根据所含氨基酸多少分为寡肽和多肽，根据结构功能分为活性肽和蛋白质。

一、肽键与肽平面

肽键存在于蛋白质和肽分子中，是由一个氨基酸的 α-羧基与另一个氨基酸的 α-氨基缩合形成的酰胺键。

肽键结构中的六个原子构成一个肽单位（$-C_\alpha-CO-NH-C_\alpha-$）。在肽单位中，肽键（C-N 键）的键长（0.132nm）介于 C-N 单键（0.147nm）和 C=N 双键（0.124nm）之间，具有一定程度的双键性质，不能自由旋转。肽单位的六个原子在同一个平面上，该平面被称为肽平面。肽单位几乎都是反式结构，即两个 C_α 处于肽键两侧。$N-C_\alpha$ 键和 $C_\alpha-C$ 键可以旋转（图3-2）。

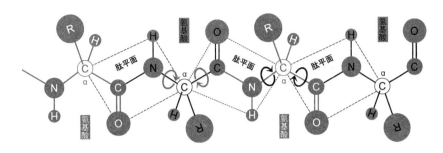

图3-2 肽平面

二、肽

肽由两个或更多氨基酸通过肽键连接而成。肽分子中的氨基酸是不完整的，其氨基失去了氢，羧基失去了羟基，因而被称为**氨基酸残基**。

1. 肽是氨基酸的链状聚合物　由两个氨基酸构成的肽称为二肽，其他依此类推。通常把含有 2~10 个氨基酸残基的肽称为**寡肽**，超过 10 个的称为**多肽**。多肽的化学结构呈链状，所以又称多肽链。多肽链中以 $-N-C_\alpha-C-$ 为单位构成的长链称为**主链**（骨架）；而氨基酸的 R 基相对很小，称为**侧链**。主链一端的 α-氨基未与氨基酸形成肽键，这一端称为 N 端（氨基端）；另一端的 α-羧基未与氨基酸形成肽键，这一端称为 C 端（羧基端）。肽链有方向性，通常把 N 端视为起始端，这与多肽链的合成方向一致，即多肽链的合成起始于 N 端，终止于 C 端（图3-3）。

$$\text{氨基端}\quad H_2N-\underset{\underset{H}{|}}{\overset{\overset{R_1}{|}}{C}}-\underset{\underset{R_2}{|}}{\overset{\overset{H}{|}}{C}}-\underset{\underset{H}{|}}{\overset{\overset{H}{|}}{N}}-\underset{\underset{H}{|}}{\overset{\overset{H}{|}}{C}}-\underset{\underset{O}{|}}{\overset{\overset{O}{|}}{C}}-\underset{\underset{H}{|}}{\overset{\overset{R_3}{|}}{N}}\cdots -N-C-C-N-C-C-N-C-COOH\quad\text{羧基端}$$

图3-3 肽链结构

2. 蛋白质是大分子肽　多肽是蛋白质的基本结构，实际上蛋白质就是具有特定构象的多肽。不过，并非所有多肽都是蛋白质。国际生物化学与分子生物学联合会（IUBMB）推荐定义：所含氨基酸残基数超过 50 的多肽是蛋白质；国际纯粹与应用化学联合会（IUPAC）推荐定义：分子量（相对分子质量）10000 以上的多肽是蛋白质。

三、活性肽

活性肽是指具有特殊生理功能的肽类物质，例如参与代谢调节、神经传导。它们多为蛋白质多肽链降解产物。人体内存在各种活性肽（表3-4）。食物蛋白质的消化产物中也有活性肽，它们可以直接被吸收。此外，一些抗生素（如短杆菌酪肽）、毒素（如鹅膏蕈碱）也是活性肽。

表 3-4　活性肽

分类	举例（氨基酸数）	功能
（1）血浆活性肽	①血管紧张素 II（8）	增大外周阻力，升高动脉压
	②缓激肽（9）	抑制组织炎症
	③胰高血糖素（29）	促进肝糖原分解
（2）脑组织活性肽	①促甲状腺激素释放激素（3）	刺激垂体前叶促甲状腺激素分泌
	②促性腺激素释放激素（10）	刺激黄体生成素和卵泡刺激素分泌
	③生长激素释放抑制激素（14）	抑制生长激素等分泌
	④促肾上腺皮质激素释放激素（41）	刺激促肾上腺皮质激素分泌
	⑤促肾上腺皮质激素（39）	刺激肾上腺皮质激素分泌
	⑥加压素（9）	促进肾脏钠水重吸收，促进血管收缩
	⑦催产素（9）	促进子宫收缩
	⑧β 促黑素（18）	调节黑色素细胞代谢
（3）神经肽	①脑啡肽（5）	神经传导，痛觉抑制
	②食欲肽 A/B（33/28）	调节食欲和睡眠
（4）胃肠道活性肽	①胃泌素 14/17/34（14/17/34）	调节消化道运动、消化腺分泌
	②胰泌素（27）	调节消化道运动、消化腺分泌
	③抑胃肽（42）	刺激胰岛素分泌，抑制胃酸分泌
	④胰腺激素（36）	调节胰腺和胃肠功能
（5）其他活性肽	①心钠素（28）	促进肾脏排钠排水，降低动脉压
	②降钙素（32）	防止血钙血磷过高

　　还原型谷胱甘肽（GSH）是由谷氨酸、半胱氨酸和甘氨酸通过异肽键和肽键连接而成的酸性三肽，所含巯基是主要官能团。GSH 具有还原性，是重要的抗氧化剂（第八章，79 页；第十章，116 页；第十五章，151 页）。GSH 分布广泛，在肝细胞内水平最高，约 5mmol/L（90%在细胞质，10%在线粒体），在红细胞内水平也很高，约 2mmol/L，是红细胞内主要的抗氧化剂。

还原型谷胱甘肽（GSH）　$HOOC-\underset{H}{\overset{NH_2}{C}}-CH_2-CH_2-\underset{O}{\overset{\|}{C}}-N-\underset{H}{\overset{CH_2}{\underset{}{\overset{SH}{C}}}}-\underset{O}{\overset{\|}{C}}-N-CH_2-COOH$

第三节　蛋白质的分子结构

　　蛋白质是由氨基酸连接而成的大分子化合物。天然蛋白质特有的分子结构是其具有特定生理功能的分子基础，尽管其分子中成千上万原子的空间布局十分复杂，但遵循共同规律，研究时可以根据结构复杂性分为不同结构层次，包括一级结构、二级结构、三级结构和四级结构，其中二级结构、三级结构和四级结构称为蛋白质的空间结构（构象，图 3-4）。

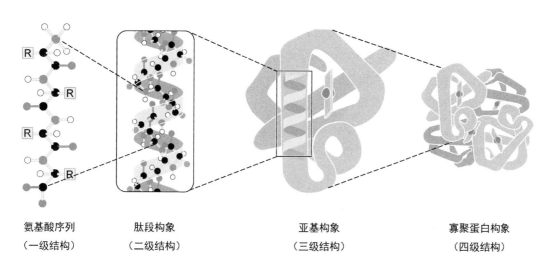

氨基酸序列　　　　肽段构象　　　　　　亚基构象　　　　　寡聚蛋白构象
（一级结构）　　　（二级结构）　　　　（三级结构）　　　　（四级结构）

图 3-4　蛋白质结构层次

研究表明：①蛋白质的一级结构决定其空间结构。②空间结构直接决定其功能。③大多数蛋白质只有一种或少数几种稳定的空间结构。④稳定蛋白质空间结构的作用力主要是非共价键，特别是疏水作用。⑤各种蛋白质的空间结构各不相同，但其中存在某些共同特征，从中可以发现规律，从而根据一级结构推测其空间结构。⑥蛋白质的空间结构是动态的，在发挥作用时必须改变，这种改变可以是局部的或整体的，细微的或显著的。

一、蛋白质的一级结构

蛋白质的一级结构通常描述为蛋白质多肽链中氨基酸的排列顺序，简称氨基酸序列。蛋白质的一级结构反映蛋白质分子的共价键结构。肽键是连接氨基酸的主要共价键，是稳定蛋白质一级结构的主要作用力，此外蛋白质分子中可能还有二硫键等其他共价键结构。

例如，牛胰岛素由两条肽链构成，A 链含有 21 个氨基酸残基，包括 4 个半胱氨酸；B 链含有 30 个氨基酸残基，包括两个半胱氨酸。6 个半胱氨酸的巯基形成 3 个二硫键，其中两个在 A 链、B 链之间，1 个在 A 链内。牛胰岛素是第一种被阐明一级结构的蛋白质，也是第一种人工合成的蛋白质（图 3-5）。

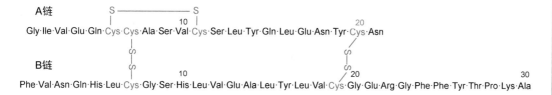

图 3-5　牛胰岛素的一级结构

二、蛋白质的二级结构

蛋白质的二级结构是指蛋白质局部肽段（含有 3~30 个氨基酸残基）的构象，该片段的氨基酸序列是连续的，主链构象通常是规则的。已阐明的二级结构有 α 螺旋、β 折叠、β 转角、环和无规卷曲等，它们都是在一级结构的基础上旋转肽平面形成的。

1.α 螺旋　是指蛋白质局部肽段通过肽平面旋转形成的一种右手螺旋结构。每个螺旋含有 3.6 个氨基酸残基，螺距是 0.54nm，螺旋直径是 0.5nm，氨基酸的 R 基位于螺旋的外面（图 3-6①）。在 α 螺旋中，每一个肽平面（肽平面 1）的氧与后面第四个肽平面（肽平面 4）的氢形成氢键（图 3-6②③），从而维持 α 螺旋的稳定性。

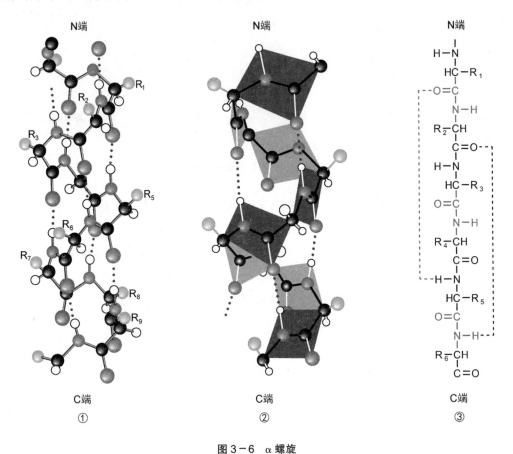

图 3-6　α 螺旋

2.β 折叠　是指蛋白质局部肽段的主链构象呈锯齿状。一个 β 折叠单位含有两个氨基酸残基（相当于两个肽平面），其 R 基交替排布在 β 折叠两侧（图 3-7）。

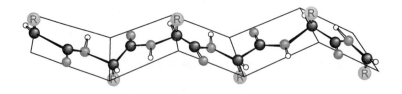

图 3-7　β 折叠

同一肽链或不同肽链上的数段 β 折叠可以平行结合，形成裙褶结构，称为 β 片层。结合有同向平行和反向平行两种形式：同向平行的 β 折叠单位长 0.65nm，反向平行的 β 折叠单位长 0.7nm（图 3-8）。相邻 β 折叠通过肽平面形成氢键，是稳定 β 片层的主要作用力。

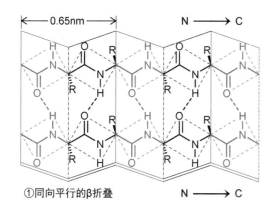
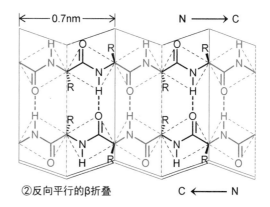

①同向平行的β折叠   ②反向平行的β折叠

图3-8 β片层

3. **β转角** 转角结构的一种，是指蛋白质分子中用以连接其他二级结构（特别是两段反向平行的β折叠）的一种刚性回折肽段（图3-9）。一个β转角含有四个氨基酸残基（其中常含脯氨酸和甘氨酸残基），形成三个肽平面，其稳定性由第一个肽平面的氧（来自第一个氨基酸残基的羧基）与第三个肽平面的氢（来自第四个氨基酸残基的氨基）形成的氢键维持。

4. **环** 是指蛋白质分子中用以连接其他二级结构的一种柔性肽段，所含氨基酸残基数多于β转角。

5. **无规卷曲** 是指蛋白质分子中的一些尚未阐明规律性的肽段构象。

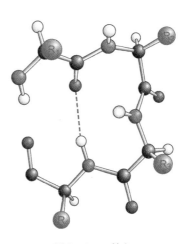

图3-9 β转角

三、蛋白质的三级结构

蛋白质的三级结构是指蛋白质分子整条肽链的构象，描述其所有原子的空间布局。蛋白质三级结构的形成是整条肽链在二级结构基础上进一步折叠（包括主链旋转肽平面，侧链旋转部分单键）的结果。稳定三级结构的作用力主要来自在一级结构中相隔较远的一些氨基酸R基的相互作用，包括疏水作用、氢键、离子键和范德华力等非共价键及二硫键等少量共价键。

蛋白质的三级结构非常复杂，不像二级结构那样有明显的规律性，但有以下共同特点：分子内部几乎都是疏水基团，亲水基团则位于分子表面。此外，位于可溶性蛋白质分子表面的α螺旋和β折叠具有两亲性：埋在分子内部的一面更疏水，露在分子表面的一面更亲水。

例如人肌细胞内用于储存氧的肌红蛋白（Mb）：①一级结构含有153个氨基酸残基。②二级结构包括8段α螺旋和连接它们的转角（包括β转角）、环和无规卷曲。③整个分子呈球形，结构致密。除了两个组氨酸的咪唑基埋在内部之外，其余氨基酸的带电荷R基都露在分子表面。④分子结构中有一个口袋区，里面有一个血红素辅基（血红素 b，第七章，64页）。氧即与该血红素 Fe^{2+} 结合（图3-10①）。

仅有三级结构的蛋白质又称为**单体**（单体蛋白）。

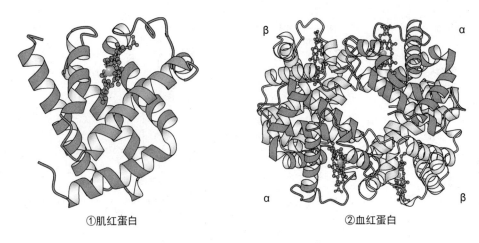

①肌红蛋白   ②血红蛋白

图 3－10   肌红蛋白三级结构和血红蛋白四级结构

四、蛋白质的四级结构

许多蛋白质由不止一条肽链构成，每一条肽链都有特定且相对独立的三级结构，称为该蛋白质的一个**亚基**，这类蛋白质称为多体（多亚基蛋白），其中含有 2～10 个亚基的称为寡聚蛋白。蛋白质的四级结构是指多亚基蛋白所含亚基的数目、种类和空间布局。稳定四级结构的作用力来自相邻亚基接触部位一些氨基酸残基，特别是 R 基的相互作用，包括疏水作用、氢键、离子键和范德华力等非共价键及二硫键。

血红蛋白（Hb）是最早阐明四级结构的蛋白质。正常成人血红蛋白 HbA 是一种四聚体结合蛋白质，由 α 和 β 两种亚基构成，两种亚基都由一条肽链（珠蛋白）和一个血红素辅基构成：①α、β 珠蛋白分别含有 141、146 个氨基酸残基，其一级结构中有 64 个氨基酸残基相同，其中有 27 个氨基酸残基与肌红蛋白相同。②两种亚基的二级结构和三级结构都很相似，且与肌红蛋白相似。③两个 α 亚基和两个 β 亚基构成血红蛋白异四聚体（图 3-10②）。

血红蛋白是红细胞的主要蛋白质（细胞质浓度高达 33%～34%，占红细胞总蛋白的 95%），也是体内主要的含铁蛋白质。血红蛋白的功能是从肺向组织运输氧、从组织向肺运输二氧化碳和 H^+。人体通过呼吸获得的氧有 98.5% 是由血红蛋白运输的，每 100mL 血液可以运输 4.2～13.2mL 氧。我国成年男性全血血红蛋白是 110～160g/L，女性是 100～150g/L。

第四节   蛋白质结构与功能的关系

生物体内每一种蛋白质的氨基酸序列、构象和活性都是特定的。研究发现，①功能不同的蛋白质其氨基酸序列一定不同。②不同物种具有相似功能的蛋白质其序列和构象也相似。③已经阐明的遗传病有数千种存在特定蛋白质的氨基酸序列异常，其中 1/3 存在氨基酸置换，所以序列改变会导致功能改变。因此，蛋白质的组成和结构是其功能的基础。蛋白质的氨基酸序列决定其构象，并最终决定其活性。改变蛋白质的结构将影响其功能。

一、氨基酸序列与功能的关系

蛋白质的氨基酸序列决定其构象，进而决定其功能。改变蛋白质的氨基酸序列可直接影响其功能。

1. 蛋白质的氨基酸序列决定其构象 牛胰核糖核酸酶是第一种被阐明一级结构的酶蛋白。它含有 124 个氨基酸残基，其中有 8 个是半胱氨酸，在分子中形成 4 个二硫键。用巯基乙醇（还原二硫键）和尿素（破坏疏水作用）处理核糖核酸酶，可以使其肽链完全伸展，催化活性完全丧失。如果通过透析去除巯基乙醇和尿素，可以重新形成原来的二硫键和非共价键，恢复活性构象，核糖核酸酶的催化活性和理化性质也完全恢复（图 3-11）。

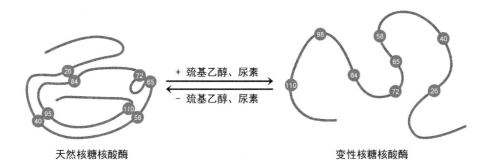

+ 巯基乙醇、尿素
— 巯基乙醇、尿素

天然核糖核酸酶   变性核糖核酸酶

图 3-11 核糖核酸酶变性与复性

2. 蛋白质的氨基酸序列相似则其功能也一致 如果一组蛋白质的编码基因源自同一祖先基因，则称这组蛋白质同源，组成一个蛋白质家族，是同源蛋白。在同源蛋白的氨基酸序列中，有许多位置的氨基酸是相同的，这些氨基酸被称为保守残基。保守残基大多数是维持蛋白质构象和活性所必需的（提供必需基团）。相比之下，其他位置的氨基酸差异较大，这些氨基酸被称为可变残基。

例如，哺乳动物的胰岛素都由 A 链和 B 链组成，猪、狗、兔和人胰岛素的 A 链完全相同，猪、狗、牛、马和山羊的 B 链完全相同（表 3-5）。这些动物胰岛素的二硫键相同，分子构象也极为相似。虽然胰岛素的氨基酸序列中有几个位置的氨基酸不同，但并不影响其基本功能。

表 3-5 不同动物胰岛素氨基酸序列的差异

可变残基	人	猪、狗	牛	羊	马	兔
A-8	苏氨酸	苏氨酸	丙氨酸	丙氨酸	苏氨酸	苏氨酸
A-9	丝氨酸	丝氨酸	丝氨酸	甘氨酸	甘氨酸	丝氨酸
A-10	异亮氨酸	异亮氨酸	缬氨酸	缬氨酸	异亮氨酸	异亮氨酸
B-30	苏氨酸	丙氨酸	丙氨酸	丙氨酸	丙氨酸	丝氨酸

3. 蛋白质的氨基酸序列蕴含生物进化信息 研究发现，尽管经历了 15 亿年的进化，各种生物细胞色素 c 的 104 个氨基酸残基中仍有 21 个保持不变，以细胞色素 c 的氨基酸序列为基础的系统树可以揭示各物种的进化关系。

4. 改变蛋白质的氨基酸序列可直接影响其功能 基因突变可以改变蛋白质的氨基酸序列，从而改变其活性甚至生理功能而致病。由基因突变引起蛋白质结构或水平异常而导致的疾病称为分子病。

例如镰状细胞贫血是由血红蛋白分子结构异常而导致的分子病。患者的血红蛋白称为镰状血红蛋白，其 β 亚基与正常成人血红蛋白有一个氨基酸不同，即 N 端 6 号谷氨酸被缬氨酸置换。该置换导致红细胞易变形成镰状，细胞膜受损，易被脾脏单核巨噬细胞系统清除，发生溶血性贫血。

二、蛋白质构象与功能的关系

蛋白质构象直接决定其功能，体现在以下两方面。

1. **构象决定性质和功能**　不同蛋白质的构象不同，其理化性质和生理功能也就不同。蛋白质可根据构象分为球状蛋白质和纤维状蛋白质。

球状蛋白质主要是酶、调节蛋白、运输蛋白和免疫球蛋白等，其构象中包含各种二级结构和某些由二级结构形成的结构域。结构域常含有酶的活性部位，或者含有调节蛋白的蛋白质结合位点、运输蛋白的受体结合位点、免疫球蛋白的抗原结合位点等。

纤维状蛋白质基本上都不溶于水，多数是结构蛋白（如骨骼胶原、毛发 α 角蛋白、蚕丝丝心蛋白），是动物体的支架和外保护成分，赋予组织强度和柔性，其构象中所含的二级结构比较单一。

2. **变构改变活性**　具有以下特征的蛋白质称为变构蛋白：有两种或多种构象，有两个或多个配体结合位点，配体与其中一个位点结合导致蛋白质变构，这种变构影响到其他位点与配体的结合。变构蛋白在不改变序列的前提下，通过变构就可以改变活性。

血红蛋白每个亚基都能结合一个氧分子（不需要酶催化），因此一分子血红蛋白最多可结合四个氧分子。①未结合氧分子的血红蛋白称为脱氧血红蛋白，其亚基之间亲和力强，四级结构致密，其构象称为紧张态，氧合力弱。结合氧分子的血红蛋白称为氧合血红蛋白，其亚基之间亲和力弱，四级结构松弛，其构象称为松弛态，氧合力强。②当脱氧血红蛋白的第一个亚基与氧分子结合时，该亚基的构象发生微小改变，与其他亚基的作用力改变，主要是发生离子键断裂，因而亲和力下降，导致亚基的空间布局即血红蛋白的四级结构改变，从紧张态转换为松弛态，使其余亚基氧合力增强。

第五节　蛋白质的大分子特性

蛋白质是生物大分子，具有小分子没有的特性。

一、蛋白质溶液是胶体

蛋白质分子的直径已经达到胶体颗粒的范围，其分散系是一种亚稳态胶体（通常仍称为蛋白质溶液），同性电荷与水化膜是其主要稳定因素：①蛋白质在非等电点状态下净带同性电荷，因而蛋白质分子相互排斥，不易聚集成大颗粒析出。②球状蛋白质分子表面有较多的亲水基团，可以与水结合，使蛋白质分子被水分子包裹，形成水化膜，从而阻止蛋白质分子的聚集。如果这两种因素被破坏，蛋白质就会析出。

二、蛋白质变性和复性

蛋白质变性是指消除稳定蛋白质构象的作用力，造成其四级结构、三级结构甚至二级结构被破坏，导致其天然构象部分或完全破坏，理化性质改变，生物活性丧失。因为变性只消除稳定蛋白质构象的作用力，所以只破坏其构象，不改变其氨基酸序列。

引起蛋白质变性的因素包括各种物理因素和化学因素（特别是变性剂），例如高温、辐射（如紫外线）、离子强度异常、强酸或强碱、重金属离子、有机溶剂、尿素、盐酸胍、去污剂。在临床上，上述部分变性因素常用于消毒灭菌。反之，防止蛋白质变性是保存蛋白制剂（如疫苗）的关键。

在一定条件下，某些蛋白质的变性是可逆的。当变性程度较轻时，如果去除变性因素，使变性蛋白回到能够形成稳定天然构象的条件下，则其构象及功能可以部分或完全恢复，这种现象称为蛋白质复性。例如，核糖核酸酶在巯基乙醇和尿素作用下发生变性，活性丧失；如果通过透析去除巯基乙醇和尿素，则该酶的构象和活性可以完全恢复（图3-11）。

第四章　核酸化学

核酸（nucleic acid）是生物大分子、核苷酸聚合物。各种生物体内都有两类核酸，即脱氧核糖核酸（DNA）和核糖核酸（RNA），但病毒例外，一种病毒只含有 DNA 或 RNA，因此病毒可分为 DNA 病毒和 RNA 病毒。

DNA 是遗传物质，含量最稳定。DNA 绝大多数是染色体成分，称为染色体 DNA；线粒体和植物叶绿体含有一种小的环状 DNA，分别称为线粒体 DNA 和叶绿体 DNA。原核生物除染色体 DNA 外还有一种小的环状 DNA，称为质粒。

RNA 功能广泛。目前已经阐明的几类主要的细胞质 RNA 中，信使 RNA（mRNA）传递DNA 的遗传信息，指导蛋白质合成；转移 RNA（tRNA）在蛋白质合成过程中既运输氨基酸，又把核酸语言翻译成蛋白质语言；核糖体 RNA（rRNA）是核糖体的主要成分，核糖体是蛋白质的合成机器。

第一节　核酸的分子组成

碳、氢、氧、氮和磷是核酸的组成元素，其中磷是核酸的特征元素，含量相对恒定，DNA含磷9.2%，RNA 含磷9.0%。

核苷酸是核酸的结构单位和水解产物。核苷酸可进一步水解。

一、核苷酸的组成

水解核苷酸可得到碱基、戊糖和磷酸（表4-1）。

表4-1　核苷酸的组成

核苷酸（来源）	碱基	戊糖	磷酸
脱氧核糖核苷酸(DNA)	腺嘌呤（A），鸟嘌呤（G），胞嘧啶（C），胸腺嘧啶（T）	脱氧核糖	+
核糖核苷酸(RNA)	腺嘌呤（A），鸟嘌呤（G），胞嘧啶（C），尿嘧啶（U）	核糖	+

1. 碱基　DNA 和 RNA 都含有四种主要碱基，包括两种嘌呤碱基和两种嘧啶碱基。此外，核酸还含有少量其他碱基，称为稀有碱基。在 DNA 中稀有碱基的作用是保护遗传信息和调控基因表达。RNA 含有较多的稀有碱基，其作用是介导分子识别、抗降解等。

嘌呤　　　　　　腺嘌呤　　　　　　鸟嘌呤

嘧啶　　　　　胞嘧啶　　　　　尿嘧啶　　　　　胸腺嘧啶

2. 戊糖　RNA 含有核糖，DNA 含有 2-脱氧核糖（脱氧核糖）。

β-D-核糖　　　　　　　　　β-D-2-脱氧核糖

3. 磷酸　核酸是含磷酸基最多的生物大分子。磷酸基使核酸带大量负电荷，可以与带正电荷的碱性蛋白质结合。

二、核苷酸的结构

在核苷酸中，碱基、戊糖和磷酸通过糖苷键、磷酸酯键连接。核苷酸中的 α-磷酸基可以通过酸酐键连接 β-磷酸基、γ-磷酸基。

1. 核苷　嘌呤碱基的 N-9 或嘧啶碱基的 N-1 与戊糖的 C-1 以 β-N-糖苷键连接，形成核苷。核苷包括构成 RNA 的核糖核苷和构成 DNA 的脱氧核糖核苷（表4-2、表4-3）。

表 4-2　核糖核苷、核糖核苷酸名称和缩写

碱基	核糖核苷	核苷酸，NMP	核苷二磷酸，NDP	核苷三磷酸，NTP
腺嘌呤，A	腺苷	腺苷酸，AMP	二磷酸腺苷，ADP	三磷酸腺苷，ATP
鸟嘌呤，G	鸟苷	鸟苷酸，GMP	二磷酸鸟苷，GDP	三磷酸鸟苷，GTP
胞嘧啶，C	胞苷	胞苷酸，CMP	二磷酸胞苷，CDP	三磷酸胞苷，CTP
尿嘧啶，U	尿苷	尿苷酸，UMP	二磷酸尿苷，UDP	三磷酸尿苷，UTP

表 4-3　脱氧核糖核苷、脱氧核苷酸名称和缩写

碱基	脱氧核糖核苷	脱氧核苷酸，dNMP	脱氧核苷二磷酸，dNDP	脱氧核苷三磷酸，dNTP
腺嘌呤，A	脱氧腺苷	脱氧腺苷酸，dAMP	二磷酸脱氧腺苷，dADP	三磷酸脱氧腺苷，dATP
鸟嘌呤，G	脱氧鸟苷	脱氧鸟苷酸，dGMP	二磷酸脱氧鸟苷，dGDP	三磷酸脱氧鸟苷，dGTP
胞嘧啶，C	脱氧胞苷	脱氧胞苷酸，dCMP	二磷酸脱氧胞苷，dCDP	三磷酸脱氧胞苷，dCTP
胸腺嘧啶，T	脱氧胸苷	脱氧胸苷酸，dTMP	二磷酸脱氧胸苷，dTDP	三磷酸脱氧胸苷，dTTP

注意：①核苷、核苷酸命名时戊糖碳原子编号加撇（′），以区别于碱基杂环原子编号；②脱氧胸苷、脱氧胸苷酸等可以省略"脱氧"，缩写中也可以省略"d"。

NOTE

2. **核苷酸** 磷酸与核苷的戊糖以磷酸酯键连接，形成核苷酸（核苷—磷酸，NMP，构成 RNA）和脱氧核苷酸（脱氧核苷—磷酸，dNMP，构成 DNA）。生物体内游离的核苷酸和脱氧核苷酸大多数是 5′-核苷酸和 5′-脱氧核苷酸，所以命名时通常省略"5′-"，用 NMP 和 dNMP 表示。

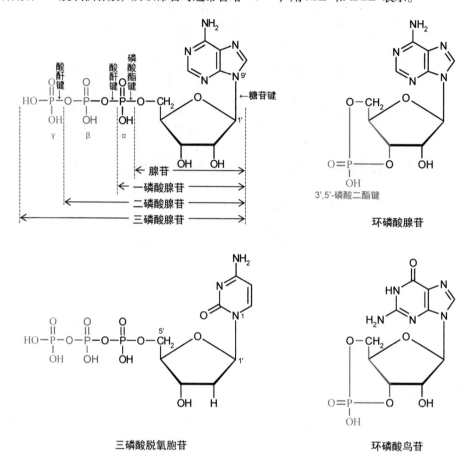

3. **环核苷酸** 环磷酸腺苷（cAMP）和环磷酸鸟苷（cGMP）是两种结构特别的核苷酸，含有 3′,5′-磷酸二酯键，是重要的第二信使。

三、核苷酸的功能

核苷酸除了用于合成核酸外，还有其他功能（表4-4）。

表4-4　核苷酸功能

功能	举例
（1）核酸合成原料	NTP（133 页），dNTP（125 页）
（2）直接为生命活动提供能量	ATP（73 页），GTP（143 页）
（3）合成代谢中间产物	UDP-葡萄糖（81 页），CDP-甘油二酯（97 页）
（4）构成辅助因子	FAD（52 页），NAD$^+$、NADP$^+$（53 页），CoA（53 页）
（5）代谢调节	
①化学修饰调节	ATP（46 页）
②变构调节	ATP、AMP（74 页）
③第二信使	cAMP、cGMP
④神经递质	ATP、ADP、腺苷

第二节 核酸的分子结构

和蛋白质一样，在研究核酸时，通常将其结构分为不同层次。核酸的一级结构是指核酸分子的核苷酸序列，由于核酸分子中核苷酸的区别主要在碱基，因此核苷酸序列又称碱基序列；核酸的二级结构是指核酸中规则、稳定的局部空间结构；核酸的三级结构是指核酸在二级结构基础上进一步形成的高级结构，例如超螺旋结构、染色体结构。

一、核酸的一级结构

核酸是核苷酸的聚合物。通常把长度不超过50nt（nt：核苷酸，这里表示单链核酸长度单位，全书同）的核酸称为寡核苷酸，更长的称为多核苷酸。寡核苷酸和多核苷酸统称核酸。

在核酸中，两个相邻核苷酸的3′-羟基与5′-磷酸基缩合，形成3′,5′-磷酸二酯键。

核酸主链（又称骨架）由磷酸与戊糖交替连接而成，具有亲水性；侧链即碱基，具有疏水性。核酸链有方向性，即有两个不同的末端，分别称为5′端和3′端：5′端是5′-羟基没有连接核苷酸的一端，是头；3′端是3′-羟基没有连接核苷酸的一端，是尾。核酸链有几种书写方式，都是从头到尾、即5′→3′端书写，与其合成方向一致（图4-1）。

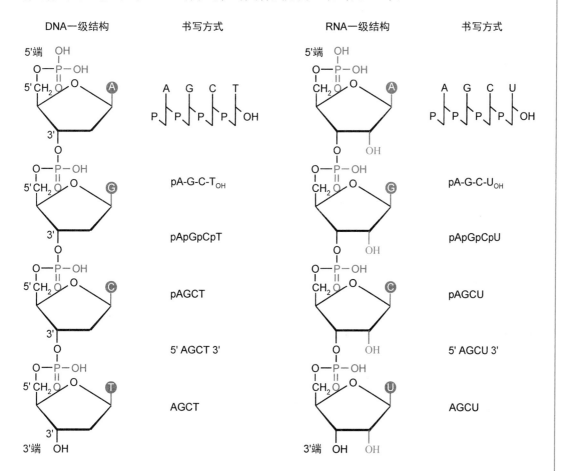

图4-1 核酸一级结构和书写方式

二、DNA 的二级结构

DNA 典型的二级结构是右手双螺旋结构。

1. Chargaff 规则   1950 年，Chargaff 等通过研究不同生物 DNA 揭示了其组成规律，被称为 Chargaff 规则：①DNA 的组成有物种差异，没有组织差异，即不同物种 DNA 的组成不同，同一个体不同组织 DNA 的组成相同。②DNA 的组成不随个体的年龄、营养和环境变化而变化。③DNA 的组成存在以下物质的量关系：A＝T，G＝C，A＋G＝T＋C。

2. 右手双螺旋结构   1953 年，Watson 和 Crick 结合 Chargaff 规则及 Franklin 和 Wilkins 对 DNA 纤维 X 射线衍射图的研究，提出了经典的 DNA 二级结构模型——双螺旋结构模型（图 4-2）。

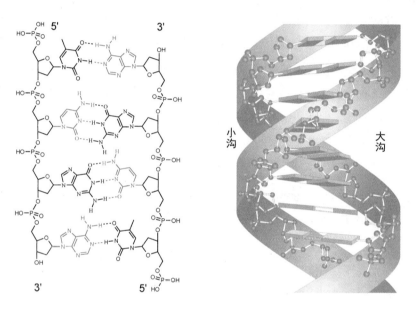

图 4-2 B-DNA 双螺旋结构模型

（1）两股 DNA 链反向互补结合成双链结构   在该结构中，主链露在外面，侧链包在里面。双链碱基形成 Watson－Crick 碱基配对，即 A 以两个氢键与 T 结合，G 以三个氢键与 C 结合，这种配对称为碱基配对原则。由此，一股 DNA 的碱基序列决定着另一股 DNA 的碱基序列，两股 DNA 互称为互补链。

（2）DNA 双链进一步盘绕成右手双螺旋结构   在双螺旋结构中，碱基平面与螺旋轴垂直，糖基平面与碱基平面接近垂直，与螺旋轴平行；双螺旋直径是 2nm，每个螺旋含有 10bp（base pair，碱基对，这里表示双链核酸长度单位，全书同），螺距是 3.4nm，相邻碱基对之间的轴向距离是 0.34nm；双螺旋表面有两道沟槽：相对较深、较宽的称为大沟，相对较浅、较窄的称为小沟。

（3）氢键和碱基堆积力维持 DNA 双螺旋结构的稳定性   碱基对氢键维持双链结构的横向稳定性，碱基对平面之间的碱基堆积力维持双螺旋结构的纵向稳定性。

上述右手双螺旋结构模型是 92% 相对湿度下制备的 DNA 钠盐纤维的二级结构，称为 B-DNA。在溶液状态下，B-DNA 每个螺旋含有 10.5bp，螺距是 3.6nm。细胞内 DNA 几乎都以 B-DNA 结构存在。

3. 其他二级结构　　DNA 局部存在其他二级结构，例如 A-DNA、Z-DNA、十字形结构、三股螺旋结构。

三、DNA 的三级结构

DNA 的三级结构是指 DNA 在双螺旋的基础上进一步盘绕形成的高级结构。

（一）超螺旋结构

细菌、线粒体和某些病毒等的 DNA 是闭环结构，即其两股链都呈环状，这种 DNA 称为共价闭合环状 DNA。共价闭合环状 DNA 的三级结构是在双螺旋结构（松弛结构）基础上进一步盘绕形成的超螺旋（superhelix）结构。超螺旋有正超螺旋和负超螺旋两种：DNA 依双螺旋方向进一步盘绕形成正超螺旋；DNA 逆双螺旋方向盘绕形成负超螺旋（图 4-3）。

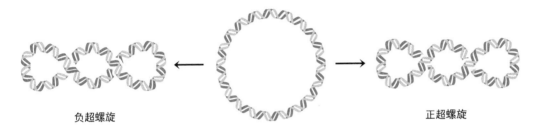

负超螺旋　　　　　　　　　　　　　　　　　　正超螺旋

图 4-3　共价闭合环状 DNA 及其超螺旋结构

（二）染色体结构

真核生物染色体 DNA 与组蛋白、非组蛋白及少量 RNA 在细胞分裂间期形成染色质结构，在细胞分裂期形成染色体结构，两者的主要区别是压缩程度不同。

1. 染色体的组成　　染色体的主要成分是 DNA、RNA、组蛋白和非组蛋白，其中 DNA 和组蛋白含量稳定，且含量比接近 1∶1；RNA 和非组蛋白含量则随着生理状态的变化而变化。

（1）组蛋白　是真核生物染色体的基本结构蛋白，包括 H1、H2A、H2B、H3 和 H4，其中 H2A、H2B、H3 和 H4 称为核心组蛋白，H1 称为连接 DNA 组蛋白。组蛋白在维持染色体的结构和功能方面起关键作用。

（2）非组蛋白　种类繁多，主要功能是参与 DNA 折叠、复制、修复，RNA 合成与加工，调控基因表达。

（3）RNA　可能通过与组蛋白、非组蛋白相互作用而调控基因表达。

2. 染色体的结构　　真核生物 DNA 在双螺旋的基础上与组蛋白等结合，经过多级压缩形成染色体结构。

（1）核小体是染色体的基本结构单位，由组蛋白八聚体（含有核心组蛋白 H2A、H2B、H3、H4 各两分子）和 180~200bp 核小体 DNA 构成，在结构上可分为核小体核心颗粒和连接 DNA 两部分。若干个核小体形成直径约为 10nm 的串珠纤维（10nm 纤维，图 4-4）。

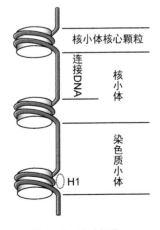

图 4-4　串珠纤维

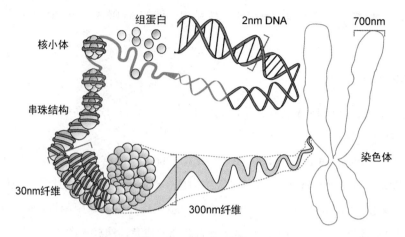

图 4-5 染色体形成模式

（2）串珠纤维盘绕形成直径约为 30nm、螺距约为 12nm 的螺线管，称为 30nm 纤维。其每个螺旋含有 6 个核小体，且每个核小体需结合一分子 H1 构成**染色质小体**。

（3）在细胞分裂前期，30nm 纤维进一步盘绕形成直径约为 300nm 的超螺线管结构，称为 300nm 纤维。300nm 纤维凝缩成直径约为 700nm 的**染色单体**（图 4-5）。

四、RNA 的种类和分子结构

RNA 的一级结构与 DNA 一致，由四种核苷酸通过 3′,5′-磷酸二酯键连接而成。与 DNA 不同的是：①构成 RNA 的核苷酸含有核糖而不含脱氧核糖，含有尿嘧啶（U）而几乎不含胸腺嘧啶（T）。②RNA 含有较多的稀有碱基，它们具有各种特殊的生理功能。③RNA 有较多核糖的 2′-羟基被甲基化了。

绝大多数 RNA 是线性单链结构，其构象少有 DNA 那样典型的双螺旋结构，但具有以下特征：①线性单链 RNA 也形成右手螺旋结构。②RNA 分子中的某些区段具有序列互补性，因而可以通过自身回折形成发夹结构（图 4-6），互补双链区碱基配对原则是 A 对 U、G 对 C。③各种 RNA 具有复杂的三级结构。

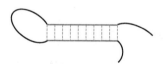

图 4-6 RNA 发夹结构

与 DNA 相比，RNA 种类繁多，分子量较小，含量变化大。RNA 可根据结构和功能的不同分为信使 RNA 和非编码 RNA。非编码 RNA 分为非编码大 RNA（例如核糖体 RNA）和非编码小 RNA（例如转移 RNA、核酶、核内小 RNA）。

1. 信使 RNA（mRNA）　是在蛋白质合成过程中负责传递遗传信息、直接指导蛋白质合成的 RNA，特点是含量低、种类多、寿命短、长度极不均一，结构特点见第十四章，139 页。

2. 转移 RNA（tRNA）　是在蛋白质合成过程中负责运输氨基酸、解读 mRNA 遗传密码的 RNA。tRNA 占细胞总 RNA 的 10%～15%。

3. 核糖体 RNA（rRNA）　与核糖体蛋白形成核糖体。原核生物和真核生物的核糖体都由一个大亚基和一个小亚基构成，两个亚基都由核糖体 RNA 和核糖体蛋白构成。核糖体、核糖体亚基及核糖体 RNA 的大小一般用沉降系数表示（表 4-5）。核糖体 RNA 特点是含量高（占细胞总 RNA 的 80%～85%）、寿命长、种类少。

表 4-5　原核生物与真核生物核糖体比较

核糖体类型（沉降系数）	亚基（沉降系数）	rRNA 种类、沉降系数（长度）	亚基蛋白种类
原核生物核糖体（70S）	大亚基（50S）	23S（2904nt）、5S（120nt）	33
	小亚基（30S）	16S（1504nt）	21
真核生物核糖体（80S）	大亚基（60S）	28S（4718nt）、5.8S（160nt）、5S（120nt）	~49
	小亚基（40S）	18S（1874nt）	~33

　　沉降系数：应用超速离心技术制造重力场，大分子颗粒会沿相对重力场方向沉降。对于特定大分子颗粒，其沉降速度与离心加速度之比是一个常数，该常数被称为沉降系数。沉降系数单位是 S，$1S = 10^{-13}$ 秒。

第三节　核酸的大分子特性

　　核酸是生物大分子，具有与蛋白质类似的大分子特性，包括胶体特性、沉降特性、黏度、变性和复性等。

　　在一定条件下（如加热）断开双链核酸碱基对氢键，可以使其局部解离，甚至完全解离成单链，形成无规线团，称为核酸的熔解、变性。反之，如果两条单链核酸的序列部分互补甚至完全互补，则在一定条件下可以自发结合，形成双链结构，称为退火。同一来源单链核酸的退火称为复性。不同来源单链核酸的退火称为杂交。

一、核酸变性

　　生物体内的 DNA 几乎都是双链的，而 RNA 几乎都是单链的。因此，核酸变性主要是指 DNA 变性。不过，许多 RNA 分子中因存在发夹结构而含有局部双链结构，因此核酸变性也包括 RNA 变性。

　　变性导致核酸的一些物理性质改变，例如导致其紫外吸收增强，这一现象称为增色效应。

二、核酸复性

　　缓慢降低温度可以使热变性 DNA 复性，即重新形成互补双链结构。复性导致变性 DNA 的紫外吸收减弱，这一现象称为减色效应。

三、核酸杂交

　　核酸杂交既包括 DNA 与 DNA 杂交，也包括 DNA 与 RNA、RNA 与 RNA 杂交。不同来源的单链核酸，只要其序列有一定的互补性就可以杂交。利用该特性可以从不同来源的 DNA 中鉴定相同序列或同源序列，这就是核酸杂交技术的分子基础。

第五章   酶

生物体为维持生长和繁殖而进行的全部化学过程称为新陈代谢，简称代谢，代谢过程消耗的反应物、生成的中间产物和最终产物统称代谢物。生命的基本特征之一是新陈代谢，包括物质代谢和能量代谢。虽然生物体内的代谢条件十分温和，但所有代谢都进行得极为迅速和顺利，因为它们几乎都是由酶催化进行的。酶又称为生物催化剂，是指由活细胞合成、起催化作用的生物大分子。迄今为止发现的绝大多数酶都是蛋白质，仅有极少数是 RNA，这部分酶又称为核酶。本章不讨论核酶。

第一节   酶的分子结构

由酶催化发生的化学反应称为酶促反应，酶促反应的反应物称为酶的底物。酶的底物既有蛋白质等生物大分子，又有葡萄糖等小分子有机化合物，还有 CO_2 等无机化合物。即使是大分子底物，发生反应的也只是分子结构的一个小部位，例如胰蛋白酶只是催化水解底物蛋白中碱性氨基酸羧基形成的肽键。相比之下，绝大多数酶都是蛋白质，是生物大分子。因此，酶促反应是大分子作用于小分子或大分子的小部位。不过，酶促反应不是由整个酶蛋白和底物分子发生简单碰撞，而是通过酶的活性部位催化进行的。

一、酶的活性部位

酶的分子结构中含有各种基团，例如羟基、氨基、甲基等，这些基团对酶活性的贡献大小不同。其中一些基团与酶活性密切相关，不可或缺，称为酶的必需基团。酶的必需基团根据功能分为两类：一类维持酶活性构象（如二硫键结构）或参与活性调节（如羟基）；另一类直接参与催化反应，例如组氨酸的咪唑基、丝氨酸的羟基、半胱氨酸的巯基和天冬氨酸的羧基等。第二类必需基团集中在酶分子的特定部位，该部位称为活性部位。

酶的活性部位（活性中心）是酶的分子结构中可以结合底物并催化其反应生成产物的部位。许多酶的活性部位位于酶的特定结构域内，形如裂缝或凹陷，大多数是由疏水性氨基酸的 R 基形成的微环境，该环境的极性、疏水性、酸性明显不同于活性部位之外。

活性部位的必需基团分为两类：一类是结合基团，其作用是与底物结合，形成酶-底物复合物；另一类是催化基团，其作用是降低底物分子中特定化学键的稳定性，将底物转化为产物。例如，人果糖-2,6-二磷酸酶催化 2,6-二磷酸果糖水解成 6-磷酸果糖和磷酸。该酶活性部位有六个氨基酸 R 基提供必需基团，Arg258、Arg308、Arg353 提供的带正电荷的胍基和 Lys357 提供的带正电荷的氨基为结合基团，作用是通过离子键结合 2,6-二磷酸果糖带负电荷的磷酸基；His259 和 His393 提供的咪唑基为催化基团，催化 2-磷酸酯键水解（图 5-1）。

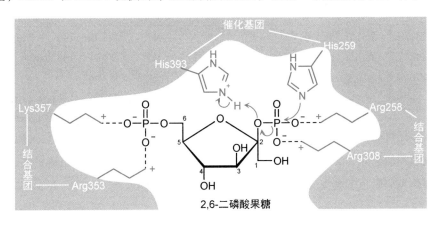

图 5-1 人果糖-2,6-二磷酸酶活性部位

二、酶的辅助因子

虽然绝大多数酶的化学本质是蛋白质，但它们中有许多还含有各种非氨基酸成分，例如糖基、酰基、磷酸基、金属离子（有超过 1/3 的酶含金属离子，或其活性依赖金属离子）等，其中有些成分是酶活性所必需的，这些成分称为酶的辅助因子。

IUPAC 于 1992 年推荐的定义：辅助因子是某些酶在催化反应时所需的有机分子或离子（通常是金属离子），它们与无活性的酶蛋白（牢固或松散）结合成有活性的全酶。绝大多数辅助因子直接参与催化反应，起传递电子、原子或基团的作用。

表 5-1 含有 B 族维生素的辅助因子

辅助因子	缩写	所转移基团或原子	所含维生素	酶
生物胞素		羧基	生物素	丙酮酸羧化酶
辅酶 A	CoA	酰基	泛酸	脂酰辅酶 A 合成酶
5'-脱氧腺苷钴胺素（辅酶 B_{12}）		烷基	钴胺素	甲基丙二酰辅酶 A 变位酶
氧化型黄素单核苷酸	FMN	氢原子	核黄素	NADH 脱氢酶
氧化型黄素腺嘌呤二核苷酸	FAD	氢原子	核黄素	单胺氧化酶、黄嘌呤氧化酶
氧化型烟酰胺腺嘌呤二核苷酸	NAD^+	氢原子	烟酰胺	乳酸脱氢酶
氧化型烟酰胺腺嘌呤二核苷酸磷酸	$NADP^+$	氢原子	烟酰胺	6-磷酸葡萄糖脱氢酶
磷酸吡哆醛	PLP	氨基	吡哆醛	转氨酶
四氢叶酸	FH_4	一碳单位	叶酸	胸苷酸合成酶
焦磷酸硫胺素	TPP	醛	硫胺素	丙酮酸脱氢酶

从化学本质上看辅助因子有两类：

1. 小分子有机化合物 包括金属有机化合物，多数是维生素（特别是 B 族维生素）的活性形式（表 5-1）。

2. 无机离子 主要是金属离子（表 5-2）。金属离子作为辅助因子或激活剂源于其以下特性：带正电荷，能形成很强却又不稳定的化学键，有的金属离子有不止一种稳定的氧化态。

表 5-2   作为酶的辅助因子的金属离子

金属离子	酶	金属离子	酶
Cu^{2+}	细胞色素 c 氧化酶、铜蓝蛋白	Mn^{2+}	丙酮酸羧化酶、核苷酸还原酶
Fe^{2+}	细胞色素 c 氧化酶、过氧化氢酶、过氧化物酶	Mo^{3+}	黄嘌呤氧化酶
K^+	丙酰辅酶 A 羧化酶、丙酮酸激酶	Ni^{2+}	尿素酶
Mg^{2+}	己糖激酶、葡萄糖-6-磷酸酶、限制性内切酶 EcoR V	Zn^{2+}	碳酸酐酶、羧肽酶 A/B、醇脱氢酶

辅助因子还可分为辅酶和辅基：①辅酶：与酶蛋白结合松散甚至只在催化反应时才结合，可用透析或超滤法去除。②辅基：与酶蛋白结合牢固甚至共价结合，不能用透析或超滤的方法去除，在催化反应时也不会离开活性部位。

三、单纯酶和结合酶

酶可根据其催化反应是否依赖辅助因子分为单纯酶和结合酶。

1. 单纯酶   活性部位的必需基团全部来自酶蛋白氨基酸的 R 基，即催化反应不需要辅助因子参与，例如蛋白酶、淀粉酶、脂肪酶和 RNA 酶等。

2. 结合酶   由酶蛋白和辅助因子构成，活性部位的部分必需基团来自辅助因子，例如乳酸脱氢酶和苹果酸脱氢酶都需要烟酰胺腺嘌呤二核苷酸（NAD^+），氨基酸转氨酶和脱羧酶都需要磷酸吡哆醛（PLP）。一种辅助因子可以与不同酶蛋白结合，组成具有不同专一性的结合酶。

四、同工酶

同工酶是指能催化相同的化学反应，但由不同基因编码的一组酶，它们的组成、结构、理化性质、免疫学性质、活性调节、组织分布或亚细胞定位各有差异。同工酶存在于同一个体的不同组织或同一种细胞的不同亚细胞结构（区室，包括细胞质和细胞器）中，或表达于生长发育的特定阶段。

不同组织有不同的同工酶谱。同工酶差异可用于研究生物进化、个体发育、组织分化、遗传变异等。在临床上，同工酶可作为临床诊断标志物。例如，分析血清乳酸脱氢酶同工酶水平变化可以辅助诊断急性心肌梗死。

乳酸脱氢酶（L-乳酸脱氢酶，LDH）有五种同工酶，都是四聚体，由 H 亚基（心肌型亚基）和 M 亚基（骨骼肌型亚基）构成，各组织器官中的 LDH 同工酶谱存在差异（表5-3）。

表 5-3   人乳酸脱氢酶同工酶谱（%）

同工酶	亚基组成	心肌	肾脏	红细胞	胰腺	血清	肺	骨骼肌	肝脏
LDH_1	H_4	67	52	42	30	27	10	4	2
LDH_2	H_3M	29	28	36	15	34	20	7	4
LDH_3	H_2M_2	4	16	15	50	21	30	21	11
LDH_4	HM_3	<1	4	5	0	12	25	27	27
LDH_5	M_4	<1	<1	2	5	6	15	41	56

第二节 酶促反应的特点和机制

酶既有一般催化剂的共性，又有自己的特点。酶促反应的特点是由酶的催化机制决定的。

一、酶促反应特点

酶具有和一般催化剂一样的特点：①只催化热力学允许的反应。②可提高反应速度，但不改变可逆反应的平衡。③在催化反应前后没有质和量的变化，并且极少量就可以有效地催化反应。此外，酶还有自己的特点。

1. **高效性** 酶能使化学反应速度提高 $10^5 \sim 10^{17}$ 倍。例如，非酶促水解一个肽键需要 $10 \sim 1000$ 年，蛋白酶使肽键水解快至毫秒级。

2. **专一性** 和一般催化剂相比，酶对所催化反应的底物和反应类型具有更高的选择性，这种现象称为酶的专一性。根据酶对其底物结构选择的专一程度不同，可将酶的专一性分为绝对专一性和相对专一性。

（1）**绝对专一性** 这类酶只能催化一种底物发生一种化学反应。例如，尿素酶（脲酶）只能催化尿素水解。

（2）**相对专一性** 这类酶可以催化一类底物或一种化学键发生一种化学反应。例如，胰脂肪酶既能水解甘油三酯，又能水解棕榈酸视黄酯；木瓜蛋白酶可水解任何肽键。许多消化酶都具有相对专一性。

不管是单纯酶还是结合酶，其专一性都由酶蛋白决定。

3. **反应条件温和** 酶促反应条件温和，可在常温常压下进行。酶是蛋白质，对引起蛋白质变性的因素非常敏感，极易受这些因素的影响而变性失活。

此外，关键酶活性可以调节（46页）。

二、酶促反应机制

研究酶促反应机制是阐明其高效性和专一性的化学基础。

1. **酶促反应高效性的机制** 在一个化学反应体系中，实际发生反应的反应物分子称为活化分子，其特点是最低能量水平（过渡态，‡）高于反应体系中全部反应物分子的平均能量水平（基态），过渡态自由能（$G_X^{\ddagger}$）与基态自由能（G_S）之差称为活化能（$\Delta G^{\ddagger}$）。活化能与化学反应速度的关系：①活化能是决定化学反应的能障，活化能越高，反应体系中活化分子比例越低，反应越慢。②降低活化能可增加反应体系中的活化分子数，从而提高反应速度。③酶提高反应速度的机制正是降低反应的活化能（图5-2）。

例如 H_2O_2 的分解反应：$2H_2O_2 \rightarrow 2H_2O + O_2$。该反应在无催化剂时活化能是 $70 \sim 76kJ/mol$，由铂催化时活化能是 $49kJ/mol$，由过氧化氢酶催化时活化能是 $8kJ/mol$。当活化能由 $70 \sim 76kJ/mol$ 降至 $8kJ/mol$ 时，反应速度会增加 10^9 倍。相比之下，过氧化氢酶的催化效率比铂高 10^6 倍。

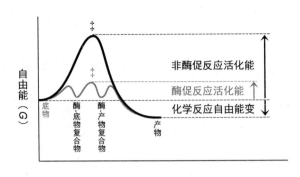

图 5-2　酶促反应活化能降低

关于酶降低反应活化能、提高反应速度的机制，目前公认的是 Henri 于 1903 年提出的酶-底物复合物学说。该学说认为，在酶促反应中，酶先与底物结合成不稳定的酶-底物复合物，之后酶-底物复合物转化为酶-产物复合物，再释放产物（图 5-2）。

目前认为，酶通过形成酶-底物复合物降低活化能，提高反应速度，是邻近效应、表面效应、酸碱催化、张力催化、共价催化和金属离子催化等综合作用的结果。

2. 酶促反应专一性的机制　有几个学说试图阐明酶促反应专一性的机制，例如锁钥学说、诱导契合学说、三点附着学说等。

诱导契合学说认为酶的活性部位在结构上是柔性的，即具有可塑性或弹性。当底物与活性部位靠近时，彼此通过非共价键相互影响，构象发生变化。这种变化使活性部位必需基团与底物的反应部位正确排列和定向，适于相互作用而发生反应（图 5-3）。值得注意的是，诱导契合学说认为底物在构象上与活性部位最吻合时最不稳定（过渡态），因而容易发生反应。

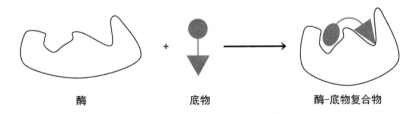

| 酶 | 底物 | 酶-底物复合物 |

图 5-3　诱导契合学说

第三节　酶动力学

酶动力学是研究酶促反应速度及其影响因素的科学。研究酶动力学应注意以下几点：①酶促反应速度通常用单位时间内产物浓度的增加值来表示，单位 mol/(L·s) 或 M/s。②酶动力学通常研究反应刚开始时的速度，称为初始速度 (V_0)。③应使反应体系底物浓度远高于酶浓度，通常摩尔比是 $10^3 \sim 10^6$。④在研究某一因素对酶促反应速度的影响时，控制其他因素不变。

一、酶浓度对酶促反应速度的影响

在酶促反应中，如果底物浓度远高于酶浓度，从而使酶全部形成酶-底物复合物，则酶促反应速度 V_0 与酶浓度 [E] 成正比（图 5-4）。

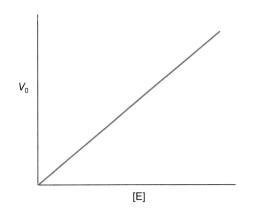

图5-4 酶促反应速度与酶浓度的关系

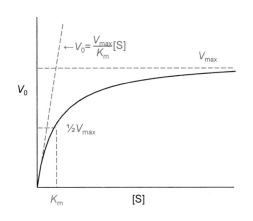

图5-5 酶促反应速度与底物浓度的关系

二、底物浓度对酶促反应速度的影响

酶的动力学曲线是酶促反应速度 V_0 与底物浓度 [S] 的函数图。图5-5是单底物反应的动力学曲线。由图可见：①在底物浓度很低时，反应速度随着底物浓度的增加而加快，两者成正比，表现为一级反应。②在底物浓度较高时，随着底物浓度继续增加，反应速度还在加快，但幅度越来越小，两者不再成正比。③在底物浓度很高时，即使底物浓度继续增加，反应速度也基本不再加快，表现为零级反应，说明此时所有酶分子都已经与底物结合，接近饱和状态。

（一）单底物反应的米氏方程

Henri 提出的酶-底物复合物学说（在酶促反应过程中有酶-底物复合物形成）可以解释单底物反应的上述动力学特征。

$$E + S \underset{k_2}{\overset{k_1}{\rightleftharpoons}} ES \xrightarrow{k_3} E + P$$

1913年，Michaelis 和 Menten 进一步发展了这一学说：在酶促反应过程中，酶与底物可逆结合并快速达到平衡（在毫秒级的时间内），产物生成初始速度 V_0 与酶-底物复合物浓度 [ES] 成正比。他们根据定量研究的实验数据归纳出一个反映酶促反应速度 V_0 与底物浓度 [S] 关系的数学方程式，后被称为米氏方程，符合米氏方程的酶动力学称为米氏动力学。

$$V_0 = \frac{V_{max}[S]}{K_m + [S]}$$

米氏方程中 V_{max} 是最大反应速度，K_m 是米氏常数（单位与底物浓度单位一致，是 mol/L 或 mmol/L），$K_m = (k_2 + k_3)/k_1$，k 是化学反应速度常数。

分析米氏方程可知，当底物浓度极低即 [S]<<K_m 时，$K_m + [S] \approx K_m$，$V_0 \approx (V_{max}/K_m)[S]$，即反应速度与底物浓度成正比。当底物浓度极高即 [S]>>K_m 时，$K_m + [S] \approx [S]$，$V_0 \approx V_{max}$，即反应速度接近最大反应速度，此时即使增加底物浓度，反应速度也已基本不再加快。因此，米氏方程反映了反应速度与底物浓度的关系。

（二）米氏常数的意义

分析米氏方程可知米氏常数有以下意义：

1. **米氏常数是反应速度为最大反应速度一半时的底物浓度**　当反应速度为最大反应速度的一半时，将 $V_0 = \frac{1}{2}V_{max}$ 代入米氏方程，可以求得 $K_m = [S]$。

2. **米氏常数是酶的特征常数**　大多数酶的 K_m 在 $10^{-1} \sim 10^{-7}$ mol/L 之间，接近或高于其底物在细胞内的浓度（$[S]/K_m = 0.01 \sim 1.0$）。K_m 只与酶的性质、底物的种类和酶促反应的条件有关，与酶和底物的浓度无关。

（1）K_m 小表示相对较低的底物浓度就可以使反应接近最大速度。

（2）对于同一底物，不同的同工酶有不同的 K_m（和 V_{max}），因此对于来自不同组织或同一组织不同发育期的催化同一反应的酶，通过比较 K_m 可以判断它们是同工酶还是同一种酶。

（3）K_m 与 pH、温度、离子强度、激活剂和抑制剂等反应条件有关。通过研究不同物质对酶促反应 K_m 的影响，可以鉴定激活剂或抑制剂，发现有意义的调节物。

三、温度对酶促反应速度的影响

酶是生物催化剂，其化学本质是生物大分子。因此，温度对酶促反应速度的影响具有两重性：一方面升高反应温度可以增加活化分子数，使酶促反应速度加快；另一方面温度过高会改变酶的活性构象，甚至导致酶变性失活，使酶促反应速度减慢。酶促反应最快时的反应温度称为该酶的最适温度。人体多数酶的最适温度在 35~40℃ 范围内。

当反应温度低于最适温度时，升高温度增加活化分子数起主导作用，使酶促反应速度加快，温度升高 10℃ 时，多数反应速度可以加倍（$k_{t+10}/k_t \approx 2$）；当反应温度高于最适温度时，升高温度引起酶变构、变性失活，使反应速度减慢（图 5-6）。多数酶在 60℃ 以上变性显著，80℃ 以上发生不可逆变性。

降低温度不会引起酶变性失活，但会使活化分子数减少，从而使酶促反应速度减慢。因此：①在科学研究和临床检验中分析酶活性时，要严格控制反应温度。②临床上常通过低温麻醉使组织细胞代谢减慢，以适应缺氧和营养缺乏。③各种菌种、细胞株、活体组织通常采用低温保存，甚至冻存。

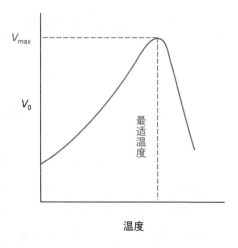

图 5-6　酶促反应速度与温度的关系

四、pH 对酶促反应速度的影响

酶促反应体系的 pH 从以下几方面影响酶与底物的结合，从而影响酶促反应速度：①影响酶和底物的解离状态。②影响酶和底物的构象。③过酸或过碱导致酶变性失活。综合这些因素，在某一 pH 值下酶促反应最快，该 pH 值称为酶的最适 pH（图 5-7）。

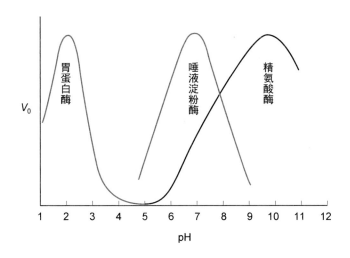

图 5-7　酶促反应速度与 pH 的关系

动物体内多数酶的最适 pH 在 5~9 范围内，但也有例外，例如胃蛋白酶的最适 pH 1.8~3.5（胃液 pH 0.9~1.5），所以临床上胃蛋白酶制剂常配合稀盐酸一起服用；胰蛋白酶的最适 pH 8，所以药用胰蛋白酶配以 $NaHCO_3$ 效果更好。

五、抑制剂对酶促反应速度的影响

能使酶促反应速度减慢而不引起酶变性的物质称为酶的抑制剂。抑制剂可分为不可逆抑制剂和可逆抑制剂。

（一）不可逆抑制剂

有些抑制剂通过与酶的必需基团共价结合使酶失活，从而使酶促反应速度减慢甚至停止，而且用透析等物理方法不能将其去除，这类抑制剂称为不可逆抑制剂，这类抑制作用称为不可逆抑制。常见的不可逆抑制剂有巯基酶抑制剂和丝氨酸酶抑制剂。

1. 巯基酶抑制剂　巯基酶是以巯基为必需基团的一类酶，如 3-磷酸甘油醛脱氢酶、脂肪酸合成酶。砷化合物和重金属 Ag^+、Hg^{2+}、Pb^{2+} 等是巯基酶抑制剂，其作用机制是破坏巯基，使酶失活。临床上常用二巯基丙醇或二巯基丁二酸（钠）治疗重金属中毒，机制是以其分子中的巯基置换出酶的巯基，使酶复活（图 5-8）。

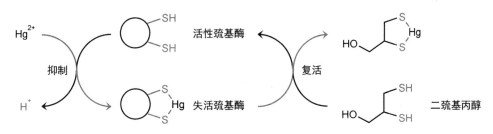

图 5-8　巯基酶的抑制与复活

2. 丝氨酸酶抑制剂　丝氨酸酶是以丝氨酸羟基为必需基团的一类酶，如乙酰胆碱酯酶、丝氨酸蛋白酶、环氧化酶。有机磷化合物如 E-1059、1605、敌百虫等杀虫剂是丝氨酸酶抑制剂，其作用机制是破坏丝氨酸羟基，使酶失活。临床上常用乙酰胆碱酯酶复活剂（首选解磷定）配合乙酰胆碱受体拮抗剂（首选阿托品）治疗有机磷中毒，机制是以其分子中电负性较强的肟基（-CH=NOH）置换出酶的丝氨酸羟基，使酶复活（图 5-9，图中 OR、OR′代表烷氧基，X 代表 F 或 CN）。

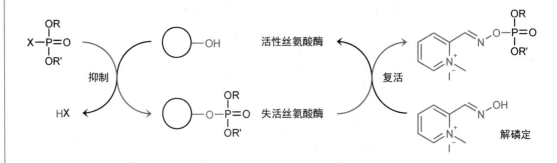

图 5-9   丝氨酸酶的抑制与复活

（二）可逆抑制剂

有些抑制剂通过与酶或酶-底物复合物的非共价结合抑制酶促反应，抑制效应的强弱取决于抑制剂与底物的浓度比（[I]/[S]）及它们与酶的亲和力比。可采用透析等物理方法将其去除，从而解除抑制，这类抑制剂称为**可逆抑制剂**，这类抑制作用称为**可逆抑制**。可逆抑制剂可分为竞争性抑制剂、反竞争性抑制剂和非竞争性抑制剂。

1. **竞争性抑制剂**   有些可逆抑制剂（I）与底物（S）结构相似，属于底物类似物，能与底物竞争酶（E）的活性部位，抑制底物与酶的结合，从而抑制酶促反应，这类抑制剂称为**竞争性抑制剂**，这种抑制作用称为**竞争性抑制**（图 5-10①）。

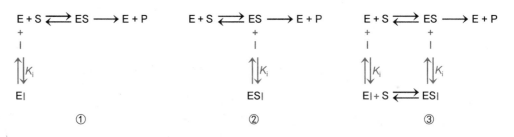

图 5-10   可逆抑制

（1）竞争性抑制特点   ①抑制剂和底物结构相似，都能结合酶的活性部位。②抑制剂与底物存在竞争，即两者不能同时结合酶的活性部位。③抑制剂结合抑制底物结合，从而抑制酶促反应。④动力学特征是表观 K_m（存在抑制剂时测定的 K_m）增大，表观 V_{max}（存在抑制剂时测定的 V_{max}）不变，因此增加底物浓度理论上可以削弱甚至消除竞争性抑制剂的抑制作用。

例如，丙二酸对琥珀酸脱氢酶的抑制作用属于竞争性抑制。丙二酸与琥珀酸结构相似，能结合琥珀酸脱氢酶的活性部位，抑制琥珀酸的结合与脱氢。

（2）竞争性抑制意义   许多临床药物就是靶酶的竞争性抑制剂。①许多抗肿瘤药物（如甲氨蝶呤，第十一章，123 页）通过竞争性抑制干扰肿瘤细胞代谢，抑制其生长。②磺胺类药物和磺胺增效剂分别竞争性抑制二氢蝶酸合成酶和二氢叶酸还原酶，从而抑制细菌生长繁殖。③他汀类降脂药（如阿托伐他汀）竞争性抑制肝细胞羟甲基戊二酰辅酶 A 还原酶，抑制胆固醇合成，从而降低血胆固醇（第九章，99 页）。

2. **反竞争性抑制剂**   有些抑制剂（I）只与酶-底物复合物（ES）结合，使酶（E）失去催化活性,且其抑制效应不能通过增加底物浓度消除。抑制剂与 ES 结合后降低了 ES 的有效浓度:①有利于底物与酶的结合,即在结合效应上恰好与竞争性抑制剂相反,因此这类抑制剂称为反竞争性抑制剂,这种抑制作用称为反竞争性抑制(图 5-10②)。②产物(P)的生成受到抑制。

(1)反竞争性抑制特点 ①抑制剂结合于酶的活性部位之外。②抑制剂只结合酶-底物复合物(ES)。③抑制剂结合 ES 导致 ES 浓度降低。④动力学特征是表观 K_m 和表观 V_{max} 都减小,因此增加底物浓度可以削弱但不能消除反竞争性抑制剂的抑制作用。

(2)反竞争性抑制意义 反竞争性抑制少见,主要见于双底物反应,偶见于水解反应。苯丙氨酸和肼分别是肠碱性磷酸酶和胃蛋白酶的反竞争性抑制剂。治疗良性前列腺增生的爱普列特是类固醇 5α-还原酶的反竞争性抑制剂,抑制睾酮还原成双氢睾酮。

3. **非竞争性抑制剂** 有些抑制剂(I)和底物(S)可以同时结合于酶(E)的不同部位,因而不影响底物与酶的结合,但妨碍酶活性构象的形成,从而抑制酶促反应,且其抑制效应不能通过增加底物浓度消除。这类抑制剂称为**非竞争性抑制剂**,这种抑制作用称为**非竞争性抑制**(图 5-10③)。

(1)非竞争性抑制特点 ①抑制剂结合于酶的活性部位之外。②抑制剂的结合不影响底物与活性部位的结合。③抑制剂的结合抑制底物转化为产物,即导致酶的催化活性丧失。④动力学特征是表观 K_m 不变,表观 V_{max} 减小,因此增加底物浓度可以削弱但不能消除非竞争性抑制剂的抑制作用。

(2)非竞争性抑制意义 非竞争性抑制剂不多,异亮氨酸是细菌苏氨酸脱水酶的非竞争性抑制剂。卡泊芬净作为抗真菌药非竞争性抑制真菌 β-1,3-葡聚糖合成酶,从而干扰其细胞壁的合成。

三类可逆抑制剂特点总结见表 5-4。

表 5-4 可逆抑制剂特点

种类	竞争性抑制剂	反竞争性抑制剂	非竞争性抑制剂
抑制对象	酶	酶-底物复合物	酶、酶-底物复合物
表观 K_m	增大	减小	不变
表观 V_{max}	不变	减小	减小

六、激活剂对酶促反应速度的影响

激活剂是能使酶促反应速度加快的物质。激活剂大多数是金属离子,如 Mg^{2+} 几乎是所有核苷三磷酸(NTP)参与反应的激活剂;少数是阴离子,如 Cl^- 是唾液 α 淀粉酶的激活剂;也有些是有机化合物,如胆酸和鹅脱氧胆酸是脂肪酶 BAL 的激活剂。

七、酶活力单位

一定条件下,酶促反应速度与酶活性成正比。因此可以通过分析酶促反应速度测定酶活性。

1. **酶活力单位** IUBMB 酶学委员会于 1964 年推荐酶活力单位(酶单位):1 个**酶活力单**

位（U）是指在 25℃、最适条件下，每分钟催化 1μmol 底物反应所需的酶量。

为了使酶活力单位符合国际单位制（SI），IUPAC 与 IUBMB 于 1972 年推荐酶活力单位催量：1 催量（kat）是指在特定条件下，每秒钟催化 1mol 底物反应所需的酶量。$1U = 16.67 \times 10^{-9} kat$。

2. 比活力　是指 1mg 酶蛋白所具有的酶活力单位，也可用 1g 或 1mL 酶制剂所具有的酶活力单位来表示。

第四节　酶的调节

在生物体内，一组连续的酶促反应形成一条代谢途径，代谢途径每一步反应的产物是下一步反应的反应物，直到最后一步反应，如糖酵解途径（第八章，73 页）。

催化一条代谢途径全部反应的一组酶称为多酶体系。每个多酶体系都有这样一种或几种酶：它们不但催化特定反应，还负有控制代谢途径代谢速度的使命，因而其活性受到调节。它们称为代谢途径的关键酶（限速酶、调节酶），其催化的反应称为代谢途径的关键步骤（限速步骤、关键反应、限速反应）。机体通过调节关键酶活性来控制代谢速度，以满足机体对能量和代谢物的动态需要。酶的调节包括结构调节和水平调节。临床上，许多关键酶就是药物靶点。

一、酶的结构调节

酶的结构调节是指改变现有酶分子的结构，从而改变其催化活性，因显效快，又称快速调节，调节方式包括变构调节、化学修饰调节和酶原激活。

1. 变构调节（别构调节）　是指特定物质与酶活性部位外的特定部位以非共价键特异性结合，改变酶构象，从而改变其活性。能通过变构调节改变活性的酶称为变构酶（别构酶），属于变构蛋白。变构酶活性部位外与特定物质结合的部位称为调节位点。能对变构酶进行变构调节的特定物质称为变构调节剂（变构剂），其中提高酶活性的称为变构激活剂，抑制酶活性的称为变构抑制剂。变构调节剂可以是小分子代谢物、金属离子和第二信使，也可以是调节蛋白，包括激活蛋白和抑制蛋白。

变构酶催化的反应一般位于代谢途径上游，某些下游产物甚至是最终产物常常成为其变构抑制剂。这些产物的生成量一旦超过需要量，就会积累而抑制变构酶，降低其所催化反应的速度，其后面的酶促反应也减慢，这种调节称为反馈抑制。反馈抑制使最终产物生成量与代谢需要量一致，既避免最终产物积累对细胞造成损害，又避免能量和代谢物浪费。

2. 化学修饰调节　是指通过酶促反应改变酶特定部位与特定修饰基团的共价结合状态，改变酶构象，从而改变酶活性。

化学修饰以磷酸化和去磷酸化最常见。磷酸化是指酶的特定基团（主要是特定部位丝氨酸、苏氨酸或酪氨酸的羟基）与来自 ATP 的 γ-磷酸基以磷酸酯键结合，反应由蛋白激酶催化。去磷酸化是指水解脱去上述磷酸化酶蛋白的磷酸基，反应由蛋白磷酸酶催化。磷酸化和去磷酸化效应：改变酶的构象和带电状态，影响底物结合活性部位；或改变调节位点对催化位点（即活性部位）的影响，从而改变酶活性，即改变 V_{max} 或 K_m。

3. **酶原激活** 有些酶在细胞内刚合成时、初分泌时或发挥作用之前是无活性前体，必须水解一个或几个特定肽键，或水解掉一个或几个特定氨基酸残基、肽段，改变酶的构象，形成或暴露出酶的活性部位，从而表现出酶活性。酶的这种无活性前体称为酶原。酶原向酶转化的过程称为酶原激活。

例如，人胰腺细胞分泌的羧肽酶原A1（含有403个氨基酸残基）没有催化活性，进入小肠后由胰蛋白酶催化水解掉N端激活肽（含有94个氨基酸残基），改变构象，形成活性部位，成为具有催化活性的羧肽酶A1。

酶原和酶原激活具有重要的生理意义。

（1）**酶原是酶的安全运输形式** 一些消化酶类如胰蛋白酶都是以无活性的酶原形式合成于胰腺腺泡细胞，经胰管运输到十二指肠，经过激活才成为有活性的酶，发挥消化作用（图5-11），这样可避免在分泌和运输过程中消化组织蛋白。

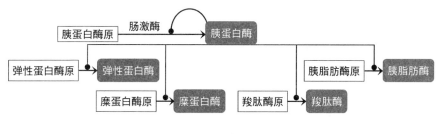

图5-11 酶原激活

（2）**酶原是酶的安全储存形式** 有些凝血因子和纤溶系统以酶原的形式存在于血液循环中（如凝血因子II、纤溶酶原），一旦需要便迅速激活成有活性的酶，发挥对机体的保护作用。

（3）**酶原激活参与发育调控** 例如，蝌蚪变态成青蛙时其尾巴有大量胶原在数日内分解，产妇分娩后子宫有大量胶原分解，上述过程都由胶原酶原激活成胶原酶后完成。

（4）**酶原激活参与细胞凋亡** 在众多凋亡事件中起核心作用的胱天蛋白酶都是以酶原形式存在于细胞内，被凋亡信号通过凋亡途径激活后促进细胞凋亡。

和变构调节、化学修饰调节相比，酶原激活是不可逆调节且可以在细胞外进行。酶原激活可被视为特殊形式的化学修饰调节。

二、酶的水平调节

酶的水平调节是指通过调节酶蛋白的合成和降解速度改变酶蛋白水平，从而改变其总活性，因显效慢，又称迟缓调节。

1. **酶蛋白合成调节** 酶可根据水平是否受到调节分为组成酶、诱导酶和阻遏酶。组成酶含量相对恒定，不受组织组成、代谢物水平和生长条件影响。诱导酶和阻遏酶的合成受某些底物、产物、激素或药物影响，其中使诱导酶合成增加的统称诱导物，多数是诱导酶的底物或上游反应物，例如β-半乳糖苷能诱导大肠杆菌β-半乳糖苷酶的合成，使β-半乳糖苷分解增加；使阻遏酶合成减少的统称辅阻遏物，多数是阻遏酶的产物或下游产物，例如胆固醇能抑制胆固醇合成途径关键酶羟甲基戊二酰辅酶A还原酶的合成，使胆固醇合成减少。一些关键酶是诱导酶或阻遏酶，相应的诱导或辅阻遏物通过调控酶蛋白基因的表达起作用。

NOTE

2. **酶蛋白降解调节** 控制酶蛋白的降解也是调节酶水平的重要方式。酶蛋白可以通过泛素-蛋白酶体途径和溶酶体途径降解：①泛素-蛋白酶体途径：酶蛋白被多聚泛素化后被蛋白酶体降解，消耗 ATP。②溶酶体途径：酶蛋白在溶酶体内被组织蛋白酶降解，不消耗 ATP。其他组织蛋白也可通过这两条途径降解。

第五节 酶与医学的关系

医学的根本任务是保障健康，防病治病，提高人类的健康水平。从生物化学的角度来看，身体健康的表现是能维持代谢稳态。因为代谢是通过酶促反应实现的，所以酶调节机制的正常是代谢稳态的基础。疾病的生化特征就是代谢紊乱引起稳态失调。许多代谢紊乱本身由先天性或继发性的酶异常引起，且又导致其他酶异常。因此，许多疾病的临床表现和治疗最终还是要落实到酶活性的调节上。

随着临床实践和有关酶学研究的发展，酶在医学领域的重要性越来越受到重视。酶不仅与疾病的发生发展直接相关，而且已成为临床诊断的重要指标。随着分子诊断和基因治疗的开展及酶工程的发展，酶也将更多地用于治疗。

一、酶与疾病发生的关系

生物体内的化学反应几乎都是由酶催化进行的，所以先天性或遗传性酶异常或酶活性受到抑制都会导致疾病，反之疾病也会导致酶异常。

1. **酶异常导致疾病** ①先天性或遗传性酶异常：酶基因发生突变，导致酶的合成不足，或结构异常、没有催化活性，从而使代谢发生异常，导致疾病。其中遗传性酶异常引起的疾病属于遗传病，例如酪氨酸酶缺乏引起的白化病，6-磷酸葡萄糖脱氢酶缺乏引起的蚕豆病，苯丙氨酸羟化酶缺乏引起的苯丙酮尿症，胱硫醚合成酶缺乏引起的高同型半胱氨酸血症。②酶活性受到抑制：许多中毒性疾病实际上是由于某些酶活性受到抑制而导致的，例如有机磷抑制乙酰胆碱酯酶，重金属抑制巯基酶，氰化物抑制细胞色素 c 氧化酶，肼抑制谷氨酸脱羧酶，巯基乙酸抑制脂酰辅酶 A 脱氢酶、琥珀酸脱氢酶，都会使代谢发生异常，导致疾病。

2. **疾病导致酶异常** 某些疾病会导致相关酶异常，如胆道梗阻导致血清碱性磷酸酶（ALP）升高，肝脏疾病（如肝炎）导致血清谷丙转氨酶（GPT）升高，急性心肌梗死导致血清肌酸激酶 CK_2 升高。

二、酶在疾病诊断中的应用

酶既可作为诊断指标，又可作为诊断工具。

1. **酶作为诊断指标** 酶异常与疾病互为因果关系，这是酶诊断的理论基础，以此可进行疾病诊断、病程追踪、疗效评价、预后及预防。目前，酶诊断占临床化学检验总量的 25%，由此可见其在临床诊断中非常重要。

酶诊断所用标本多为血清，故其检测的酶被称为血清酶。酶诊断的特点是取材方便、分析规范，但特异性受限，主要作为辅助诊断指标。例如，碱性磷酸酶同工酶和 γ-谷氨酰转肽酶可以辅助诊断原发性肝癌，酸性磷酸酶是前列腺癌的标志物，检测其血清水平可以筛查高危个体，诊断肿瘤复发。

2. 酶作为诊断工具　酶法分析灵敏、准确、方便和迅速，因而广泛应用于临床检验和科学研究。酶法分析是指用酶作为分析试剂，对一些酶、底物、激活剂和抑制剂等进行定量分析，例如用葡萄糖氧化酶测定血糖。酶法分析常用酶偶联法，其原理是利用某种酶的底物或产物可直接、简便分析的特点，把该酶作为指示酶与不易直接分析的反应相偶联，组成可以分析的反应体系。

三、酶在疾病治疗中的应用

酶作为医药最早用于助消化。公元前六世纪，我们的祖先就用富含消化酶（包括淀粉酶和蛋白酶）的麦曲治疗胃肠病，并称之为神曲。常用药用酶见表5-5。

表5-5　常用药用酶

分类	酶制剂
（1）助消化酶	胃蛋白酶、胰蛋白酶、胰脂肪酶、淀粉酶
（2）清创和抗炎酶	木瓜蛋白酶、菠萝蛋白酶、胰蛋白酶、糜蛋白酶、链激酶、尿激酶、纤溶酶
（3）抗栓酶	尿激酶、链激酶、纤溶酶、组织型纤溶酶原激活物
（4）抗氧化酶	超氧化物歧化酶、过氧化氢酶
（5）抗肿瘤酶	天冬酰胺酶、谷氨酰胺酶、神经氨酸酶
（6）溶酶体贮积症酶	β-葡萄糖苷酶、α-葡萄糖苷酶、α-半乳糖苷酶、β-葡萄糖醛酸酶

第六章　维生素

　　维生素是维持生命正常代谢所必需的一类小分子有机化合物，是人体重要的营养物质之一。与糖、脂肪、蛋白质等营养物质相比，维生素具有以下特点：①维生素既不是机体组织结构材料，也不是供能物质，它们大多数参与构成酶的辅助因子，在代谢过程中起重要作用。②维生素种类多，化学结构各异，本质上都属于小分子有机化合物。③维生素的机体需要量很少，但多数不能在人体和其他脊椎动物体内合成，或合成不足，必须从消化道获取。④维生素摄入不足会引起代谢障碍，但长期过量摄入也会引起中毒。

　　维生素通常根据溶解性分为水溶性维生素和脂溶性维生素。水溶性维生素包括维生素 C 和 B 族维生素（硫胺素、核黄素、烟酰胺、吡哆醛、泛酸、生物素、叶酸和钴胺素），脂溶性维生素包括维生素 A、维生素 D、维生素 E 和维生素 K，其中维生素 A 和维生素 D 是激素前体。肠道细菌可以利用肠道内较简单的物质合成 B 族维生素和维生素 K，供人体吸收利用。

　　由维生素缺乏引起的疾病称为维生素缺乏症。引起维生素缺乏的原因有饮食中缺乏、吸收障碍、机体需要量增加、服用某些药物、慢性肝肾疾病和特异性缺陷等。

第一节　水溶性维生素

　　水溶性维生素的特点是：①易溶于水，不溶或微溶于有机溶剂。②维生素 B_1、维生素 B_2、维生素 PP、泛酸、维生素 B_6 和生物素在食物中以辅助因子的形式存在，消化后才能吸收，吸收机制有继发性主动转运、载体介导的易化扩散和内吞。③机体储存量很少，必须经常摄入。④吸收过多部分可直接经肾脏排泄，一般不会积累而引起中毒。

　　B 族维生素虽然生理功能各异，但通常都通过构成酶的辅助因子起作用。

一、维生素 C

　　维生素 C（VitC，抗坏血酸）是酸性多羟基化合物，具有强还原性。维生素 C 在中性和碱性条件下稳定性差，加热并有重金属催化时会被氧化分解。

　　1. 来源　维生素 C 广泛存在于新鲜水果和蔬菜中（特别是柑橘类水果、胡椒、番茄、土豆、西兰花）。食物维生素 C 在干燥、研磨和烹制等过程中会被破坏。干菜几乎不含维生素 C，但种芽可以合成维生素 C，因此各种豆芽也是维生素 C 的来源。

　　2. 生理功能、缺乏症和毒性　维生素 C 既是含铜羟化酶和依赖 α-酮戊二酸的含铁羟化酶的辅助因子，又是一种非特异性抗氧化剂、氧自由基清除剂，参与体内各种氧化还原反应。维生素 C 参与反应时被氧化成脱氢维生素 C，而脱氢维生素 C 又可以被还原型谷胱甘肽还原成维生素 C，血浆维生素 C 与脱氢维生素 C 浓度比是 14：1。

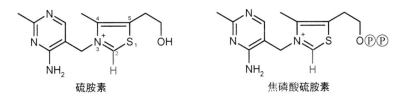

$$2GSH + \text{脱氢维生素C} \rightleftharpoons \text{维生素C} + GSSG$$

（1）维生素 C 是依赖 α-酮戊二酸的含铁羟化酶的辅助因子　其中 Fe^{2+} 作为辅助因子激活 O_2，但 Fe^{2+} 会被氧化成 Fe^{3+}，一部分需由维生素 C 还原再生。①在胶原的翻译后修饰过程中参与脯氨酸和赖氨酸残基的羟化（由胶原脯氨酸羟化酶、赖氨酸羟化酶催化），促进成熟胶原的合成。胶原是骨、毛细血管等结缔组织的重要组分，占人体总蛋白的 25%。维生素 C 缺乏会引起胶原翻译后修饰发生障碍，引起坏血病。②参与肉碱合成，肉碱缺乏会出现疲倦乏力。

（2）维生素 C 是含铜羟化酶的辅助因子　其中 Cu^+ 会被氧化成 Cu^{2+}，需由维生素 C 还原再生。①参与多巴胺-β-羟化酶催化多巴胺生成去甲肾上腺素。②参与肽酰甘氨酸-α-酰胺化单加氧酶催化的肽类激素 C 端酰胺化。

（3）维生素 C 参与其他代谢　①维持巯基酶活性部位巯基的还原态，保护巯基酶。②把高铁血红蛋白还原成血红蛋白，恢复其携氧能力。③在十二指肠把 Fe^{3+} 还原成 Fe^{2+}，有利于非血红素铁的吸收。④作为氧自由基清除剂保护脂蛋白不被氧化。⑤保护叶酸不被氧化。⑥高浓度维生素 C 可防止食物硝酸盐和亚硝酸盐在胃肠道生成亚硝胺类致癌物。

维生素 C 吸收过多导致胃肠功能紊乱、腹泻、高草酸尿（高钙尿患者形成草酸钙结石）。

二、维生素 B_1

维生素 B_1（硫胺素、抗神经炎素、抗脚气病维生素）在酸性溶液中比较稳定，但在碱性溶液中加热极易分解。

硫胺素　　　　　　　　　　　焦磷酸硫胺素

1. 来源　酵母、瘦猪肉、豆类、稻谷外皮富含维生素 B_1。

2. 生理功能、缺乏症　维生素 B_1 的活性形式主要是焦磷酸硫胺素（TPP），占维生素 B_1 总量（约 30mg）的 80%，它们参与以下代谢：①焦磷酸硫胺素是 α-酮酸脱氢酶复合体的辅助因子，参与 α-酮酸氧化脱羧。②焦磷酸硫胺素是转酮酶（与丙酮酸脱氢酶复合体 E_1 同源，第八章，75 页）的辅助因子，在磷酸戊糖途径中参与转活性乙醇醛（第八章，78 页）。③维生素 B_1 与神经递质乙酰胆碱水平呈正相关。一方面焦磷酸硫胺素促进丙酮酸氧化脱羧，生成的乙酰辅酶 A 用于合成乙酰胆碱；另一方面维生素 B_1 抑制乙酰胆碱酯酶水解乙酰胆碱。

维生素 B_1 缺乏引起多种综合征，如脚气病、急性恶性脚气、Wernicke-Korsakoff 综合征、乙酰胆碱不足。

三、维生素 B₂

维生素 B₂（核黄素）及其活性形式耐热，光照下分解。

1. **来源** 奶类、肝、酵母、蛋、肉、谷物富含维生素 B₂。

2. **生理功能、缺乏症** 维生素 B₂ 的活性形式统称黄素辅酶，包括氧化型黄素单核苷酸（FMN）、还原型黄素单核苷酸（FMNH₂）、氧化型黄素腺嘌呤二核苷酸（FAD）、还原型黄素腺嘌呤二核苷酸（FADH₂）。它们是多种需氧脱氢酶（如单胺氧化酶）和不需氧脱氢酶（如琥珀酸脱氢酶）的辅助因子，主要作为递氢体在生物氧化过程中发挥递氢作用。

维生素 B₂ 缺乏（核黄素缺乏）通常与其他维生素缺乏共同发生，常由嗜酒引起，症状有舌炎、唇炎、口角炎、咽炎、（阴囊、鼻）脂溢性皮炎等，并发生正细胞正色素性贫血。蓝光治疗新生儿黄疸时，核黄素会被破坏，导致新生儿维生素 B₂ 缺乏。

四、维生素 PP

维生素 PP（维生素 B₃）包括烟酸和烟酰胺，性质稳定，耐热耐酸碱。

1. **来源** 酵母、肉、肝、花生、豆类、谷物富含维生素 PP。多数人体内可由色氨酸代谢生成一部分维生素 PP。

2. 生理功能、缺乏症和毒性 维生素 PP 的活性形式主要是辅酶Ⅰ和辅酶Ⅱ。辅酶Ⅰ（NAD）包括氧化型烟酰胺腺嘌呤二核苷酸（NAD^+）和还原型烟酰胺腺嘌呤二核苷酸（NADH），是不需氧脱氢酶的辅助因子，主要作为递氢体在生物氧化过程中发挥递氢作用。辅酶Ⅱ（NADP）包括氧化型烟酰胺腺嘌呤二核苷酸磷酸（$NADP^+$）和还原型烟酰胺腺嘌呤二核苷酸磷酸（NADPH），主要在还原性合成代谢和生物转化过程中发挥递氢作用。

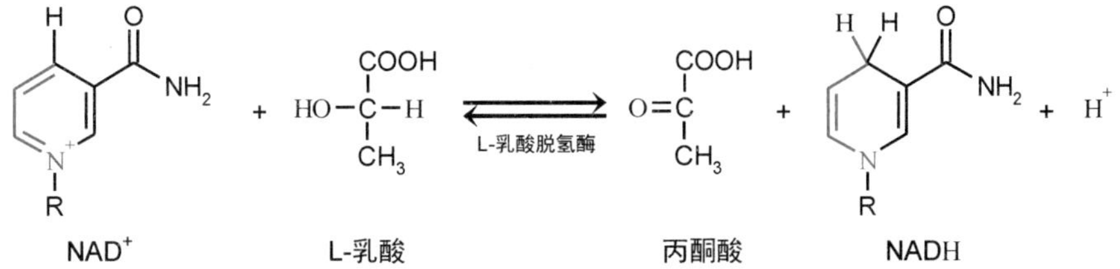

维生素 PP 和色氨酸缺乏可引起糙皮病。糙皮病早期症状有无力、疲乏、厌食、消化不良、舌炎，重度症状有光敏性皮炎、腹泻、痴呆。

虽然糙皮病病因是维生素 PP 和色氨酸缺乏，补充两者之一即可防治，但维生素 B_2、维生素 B_6 等也很重要，因为它们是色氨酸代谢生成维生素 PP 所必需的。糙皮病患者中女性约占 2/3，这可能是雌激素代谢物抑制色氨酸代谢的结果。

某些遗传病影响色氨酸代谢，也会引起糙皮病，如类癌综合征。

五、泛酸

泛酸（遍多酸、维生素 B_5）在中性溶液中耐热和抗氧化。

1. 来源 泛酸广泛存在于各种食物，特别是蛋、肝、豆类、谷物、蘑菇和酵母中。

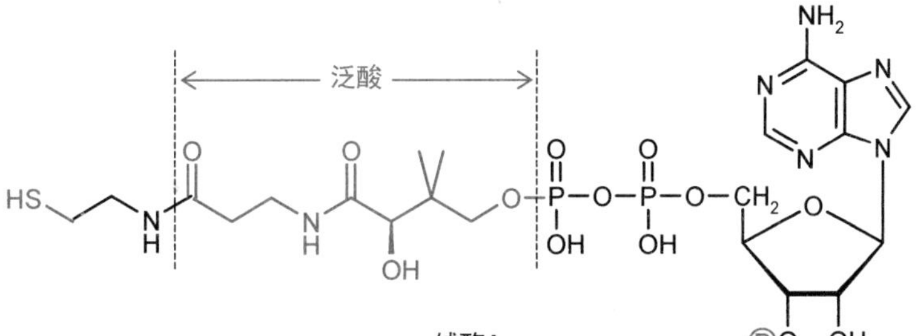

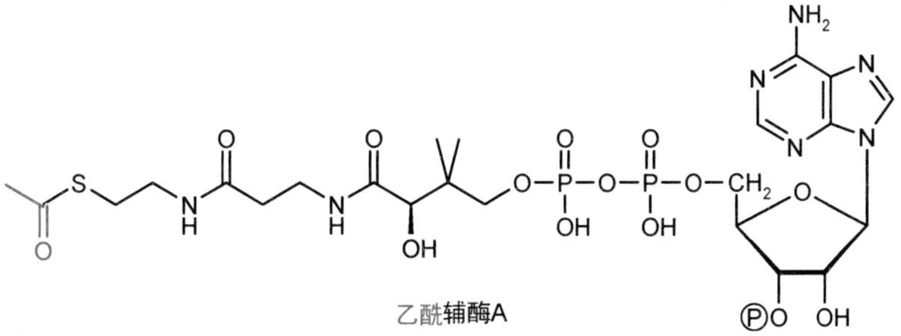

2. 生理功能、缺乏症 泛酸的活性形式是辅酶 A（CoA，CoASH，HSCoA）和酰基载体蛋白（ACP），它们是酰基转移酶的辅助因子，其中辅酶 A 参与酰基转移，酰基载体蛋白参与脂肪酸合成。因此，泛酸与糖、脂肪和蛋白质代谢关系密切。

泛酸缺乏可能影响肾上腺功能，从而影响生殖能力，但在人类未见泛酸缺乏。

六、维生素 B₆

维生素 B₆（抗皮炎维生素）是吡哆醇、吡哆醛、吡哆胺及其磷酸酯的统称，对光和碱敏感，高温下分解。

1. 来源　肝、鱼、蛋黄、谷物、坚果、豆类、酵母富含维生素 B₆。

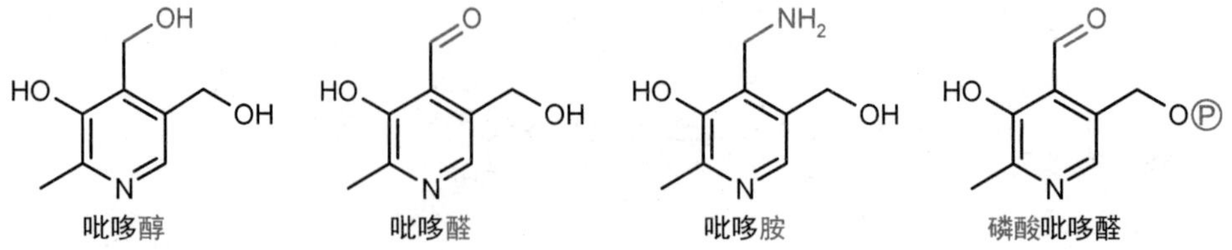

吡哆醇　　　　吡哆醛　　　　吡哆胺　　　　磷酸吡哆醛

2. 生理功能、缺乏症和毒性　维生素 B₆ 的活性形式是磷酸吡哆醛和磷酸吡哆胺。①磷酸吡哆醛是氨基酸转氨酶、氨基酸脱羧酶、糖原磷酸化酶、δ-氨基-γ-酮戊酸合成酶的辅助因子，因而参与氨基酸代谢、糖原分解、血红素合成。②磷酸吡哆醛还抑制类固醇激素效应，维生素 B₆ 缺乏时雌激素、雄激素、皮质醇、钙三醇效应增强，乳腺癌、子宫癌、前列腺癌等激素依赖性肿瘤发展加快，且影响预后。③维生素 B₆ 缺乏还会引起色氨酸和蛋氨酸代谢障碍。

维生素 B₆ 中度缺乏多见，主要见于嗜酒者。某些药物（如抗结核药异烟肼）能与磷酸吡哆醛发生非酶促反应，引起维生素 B₆ 缺乏。

维生素 B₆ 重度缺乏罕见。缺乏会引起铁粒幼细胞性贫血、周围神经痛、皮炎、口腔炎、舌炎、易怒、精神症状、抽搐、（儿童）癫痫。其中某些精神错乱可能由谷氨酸脱羧酶活性低下导致抑制性神经递质 γ-氨基丁酸生成不足引起（第十章，112 页）。

维生素 B₆ 毒性：每日进食超过 500mg 吡哆醇（如每日服用 2～7g 治疗经前期综合征），持续数月，会引起外周感觉神经异常。每日服用 100～150mg 可治疗腕管综合征（鼠标手），但可能引起神经损伤。

七、生物素

生物素（维生素 B₇、维生素 H）包括 α 生物素和 β 生物素，常温下稳定，但高温下易被氧化。

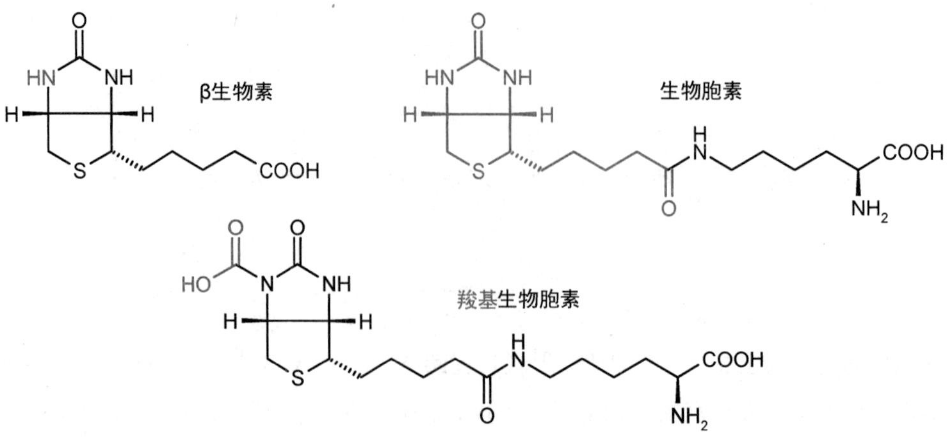

β生物素　　　　　　生物胞素

羧基生物胞素

1. 来源　酵母、肝、蛋、奶、鱼类、花生、巧克力富含生物素，肠道细菌合成的生物素也可满足人体需要。

2. 生理功能、缺乏症 生物素与酶活性部位赖氨酸共价结合生成的 ε-氨基生物素赖氨酸称为生物胞素，是生物素的活性形式。生物胞素是依赖 ATP 的羧化酶的辅助因子，作为羧基载体参与羧化反应，在糖、脂肪和蛋白质代谢中起重要作用。此外，生物素还通过参与核蛋白生物素化调节细胞周期。

人类罕见生物素缺乏。长期服用抗生素抑制肠道细菌代谢，会引起生物素缺乏。依赖 ATP 的羧化酶蛋白水解得到生物胞素，由生物素酶催化水解得到生物素并回收利用。因此，生物素酶缺乏导致非食物性生物素缺乏，表现为肌张力减退、抽搐、视神经萎缩、皮炎、结膜炎，可服用生物素治疗。

八、叶酸

叶酸（维生素 B_9、蝶酰谷氨酸）对热敏感（食物烹制时所含叶酸会被破坏）。

1. 来源 酵母、肝、某些水果、绿叶蔬菜富含叶酸。肠道细菌也合成叶酸。

2. 生理功能、缺乏症 5,6,7,8-四氢叶酸（四氢叶酸）是叶酸的活性形式，是一碳单位转移酶类的辅助因子，参与一碳单位代谢（第十章，113 页）。

酒精中毒、肠道吸收不良综合征会引起叶酸缺乏。叶酸缺乏时，脱氧胸苷酸合成不足，DNA复制及细胞分裂特别是骨髓红细胞成熟受阻，表现为幼红细胞分裂减慢，细胞体积增大，直接进入血液，发生巨幼细胞性贫血。妊娠后期孕妇常见血浆叶酸水平低下，会发生巨幼细胞性贫血。

在各种出生缺陷中神经管畸形（神经管缺陷）最多，发生率高达 1 : 1000~1 : 400，表现为无脑畸形、脊柱裂，虽然机制不明，已确定适量补充叶酸可有效预防。目前推荐育龄妇女怀孕前开始每日补充叶酸至少 400μg，这一措施已将胎儿脊柱裂和其他神经管畸形的发生率降低了 46%~70%。

九、维生素 B_{12}

维生素 B_{12}（钴胺素、抗恶性贫血维生素）是唯一含金属元素的维生素，在体内有多种存在形式。维生素 B_{12} 在弱酸性条件下稳定，可被强酸、强碱、日光、氧化剂、还原剂破坏。

1. 来源 肉、鱼、贝、蛋、奶等动物性食物富含维生素 B_{12}。植物性食物不含维生素 B_{12}。仅部分微生物可以合成维生素 B_{12}。

2. 生理功能、缺乏症 维生素 B_{12} 的活性形式是甲钴胺素和 5'-脱氧腺苷钴胺素（辅酶 B_{12}）：①甲钴胺素参与一碳单位代谢，维生素 B_{12} 缺乏会发生恶性贫血。用叶酸治疗巨幼细胞性贫血，需同时服用维生素 B_{12}。②5'-脱氧腺苷钴胺素参与丙酰辅酶 A（脂肪酸和氨基酸分解代谢中间产物）代谢，维生素 B_{12} 缺乏会引起甲基丙二酰辅酶 A 积累和甲基丙二酸血症。

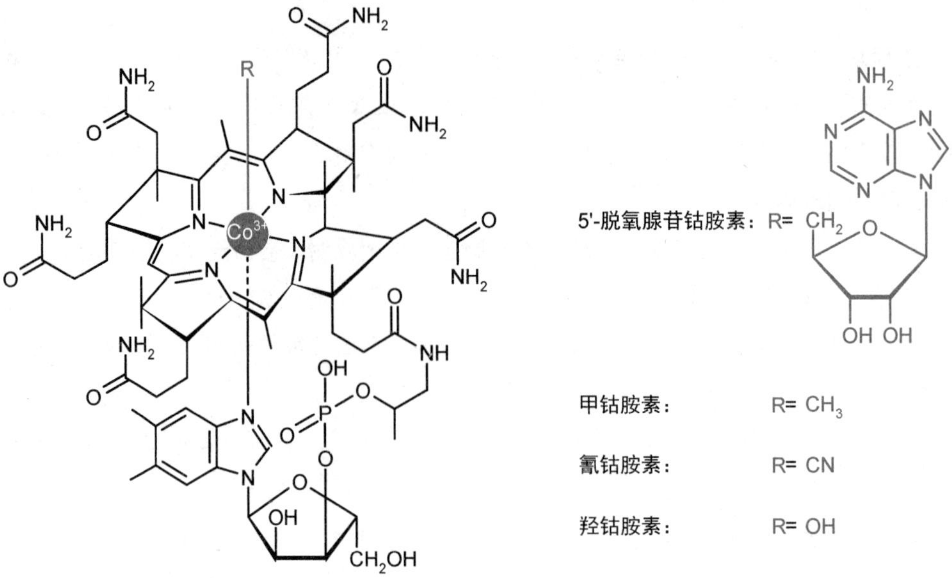

5'-脱氧腺苷钴胺素：R= CH₂

甲钴胺素：   R= CH₃

氰钴胺素：   R= CN

羟钴胺素：   R= OH

第二节   脂溶性维生素

脂溶性维生素的特点是：①都是异戊二烯类化合物，易溶于脂肪，不溶于水。②维生素A和E在食物中以酯的形式与其他脂质或蛋白质共存。③与其他脂质一同消化并形成微团（胶束）而吸收，吸收机制是自由扩散（维生素A、D和K）和载体介导的易化扩散（维生素E和β胡萝卜素）。④在血浆中与脂蛋白或特异的结合蛋白结合运输。⑤可在脂肪细胞、肝细胞内储存。⑥不能直接排泄，需先转化，因此吸收过多会积累甚至引起中毒。⑦以下因素可引起吸收不足，甚至引起缺乏症：食物中脂溶性维生素含量不足，食物中其他脂质缺乏、吸收障碍，维生素活化不足，服用消胆胺、奥利司他，减肥手术。

一、维生素A

维生素A（抗干眼病维生素）包括维生素A₁（视黄醇）和维生素A₂（3-脱氢视黄醇）。维生素A化学性质活泼，接触空气会被氧化分解，且对紫外线敏感，所以应避光保存。

1. 来源   维生素A最早发现于鱼肝油中，只存在于动物性食物（故称维生素A）。奶类、肝、鱼肝油、蛋黄富含维生素A。胡萝卜、菠菜、南瓜、芒果、杏、番木瓜等蔬菜和水果富含类胡萝卜素，特别是β胡萝卜素，被小肠吸收后一部分在小肠上皮细胞内代谢生成维生素A（所以类胡萝卜素又称维生素A原）。

2. 生理功能、缺乏症和毒性   视黄醇在细胞内被氧化成视黄醛、视黄酸（维甲酸）。视黄醇、视黄醛、视黄酸都是维生素A的活性形式。视黄醛和视黄醇参与视觉传导，视黄酸是信号分子，维持上皮细胞完整性，调节生长发育、生殖能力、免疫功能。

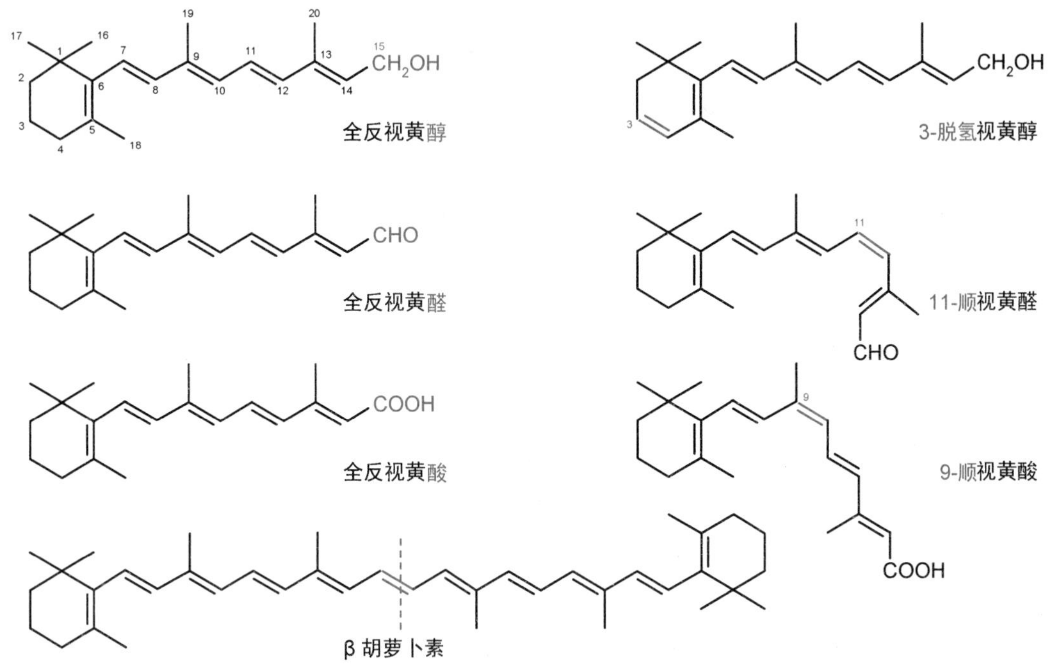

全反视黄醇

3-脱氢视黄醇

全反视黄醛

11-顺视黄醛

全反视黄酸

9-顺视黄酸

β胡萝卜素

（1）视黄醛和视黄醇参与视觉传导 11-顺视黄醛与视蛋白形成光感受器（感光色素、光受体），位于视网膜感光细胞内。维生素 A 缺乏的早期症状是绿视觉丧失，之后是暗视觉受损、夜盲。运输维生素 A 的视黄醇结合蛋白由肝细胞合成分泌，因此肝病导致血液维生素 A 减少，进而影响视紫红质合成，也会出现夜盲。

（2）视黄酸调控基因表达 从而诱导细胞分化，维持上皮完整性，调节生长发育、生殖能力和免疫功能。①维持上皮形态与生长。长期缺乏维生素 A 会引起上皮变化，上皮黏液细胞减少、黏液分泌减少，引起上皮干燥、增生并角化，呼吸道、胃肠道损伤。覆盖角膜的液态膜被破坏，角膜角化，引起干眼症（干眼病）。干眼症常并发细菌或衣原体感染，会导致角膜穿孔甚至失明。②诱导细胞分化、抑制细胞癌变、促进肿瘤细胞凋亡。维生素 A 是调节免疫细胞分化的重要因子，因此轻度缺乏引起机体免疫力下降，易感染。③维生素 A 缺乏引起以下非特异性后果：生长发育迟缓，生殖能力下降，患病率、死亡率和贫血（小细胞性贫血）风险增加。

视黄酸在胚胎发育早期即参与基因表达调控，因此维生素 A 缺乏或过量都会引起胚胎发育异常。

（3）维生素 A 和胡萝卜素是抗氧化剂 参与清除自由基，抗脂质过氧化，保护细胞膜的完整性。

维生素 A 中毒：因为维生素 A 在体内有储存，所以一次性吸收超过 200mg 维生素 A，或长期日吸收量超过 40mg，超过细胞内储存能力时，游离维生素 A 会引起细胞裂解、组织损伤，涉及神经系统（脑脊液压力增高导致头痛、恶心、运动失调、厌食、呕吐、腹泻）、肝脏（肝大）、血液（高脂血症）、皮肤（过度干燥、脱屑、脱发）、钙稳态（长骨增厚、高钙血症、软组织钙化）。

二、维生素 D

维生素 D（抗佝偻病维生素）包括维生素 $D_2 \sim D_7$ 六种，以维生素 D_3（胆骨化醇、胆钙化醇）和维生素 D_2（骨化醇、钙化醇）为主。维生素 D 结构稳定，不易破坏。

7-脱氢胆固醇 　紫外线　 维生素D_3　25-羟化酶、1α-羟化酶　 钙三醇

1. 来源　肝、蛋黄、鱼肝油等动物性食物富含维生素 D_3，其他食物含量很少。酵母麦角固醇经过紫外线照射后可转化为能被吸收的维生素 D_2，所以麦角固醇称为维生素 D_2 原。维生素 D_2 活性同维生素 D_3，所以常用作食品添加剂。

机体自身合成是维生素 D_3 的主要来源：①胆固醇合成中间产物 7-脱氢胆固醇积累于皮下，在紫外线照射下转化为维生素 D_3（所以 7-脱氢胆固醇称为维生素 D_3 原）。②维生素 D_3 在肝细胞羟化成 25-羟维生素 D_3（$25\text{-OH-}D_3$）。③$25\text{-OH-}D_3$ 在肾或其他组织羟化成 $1,25\,(OH)_2D_3$，即钙三醇。

2. 生理功能、缺乏症和毒性　钙三醇是维生素 D_3 的主要活性形式，起激素作用，功能是调节钙磷代谢和细胞分化，作用机制是由维生素 D 结合蛋白通过血液运到靶细胞，进入细胞核，激活维生素 D 受体（VDR），调控基因表达。VDR 靶基因有 200 多种，表达产物功能包括调节钙磷代谢以维持钙稳态、调节细胞增殖和细胞分化等。

（1）主要功能是维持钙稳态　促进小肠钙磷吸收，促进新骨钙化，维持骨质更新，促进肾脏钙磷重吸收。维生素 D 缺乏时，儿童会患佝偻病、生长发育受损，成人会引起骨软化。

（2）调节细胞增殖和细胞分化　皮肤、大肠、前列腺、乳腺、心、脑、骨骼肌、胰岛 β 细胞、单核细胞、淋巴细胞等细胞核内都有维生素 D 受体，这些细胞的分化受维生素 D 调节。例如，①维生素 D 促进胰岛素、甲状旁腺激素和甲状腺激素合成分泌。②维生素 D 促进肿瘤细胞分化，抑制其增殖，降低肿瘤发生率。光照不足与结肠癌、乳腺癌的发生率和死亡率有一定相关性。③维生素 D 还能防止心血管疾病、自身免疫性疾病（自身免疫性糖尿病）。

（3）其他功能　维生素 D 调节肌细胞多种代谢，净效应是增强肌肉功能。

长期过量吸收（每日超过 50μg）维生素 D 会引起中毒，称为维生素 D 过多症，表现为高钙血症、高钙尿症，进而血管收缩、高血压、钙质沉着，可引起头痛、恶心，软组织和肾钙化。

三、维生素 E

维生素 E（生育酚）包括生育酚类和生育三烯酚类，各有 α、β、γ 和 δ 四种，以 D-α 生

育酚为主。维生素 E 在无氧条件下较稳定，但接触空气时极易被氧化。

1. 来源　植物油、油性种子、麦芽富含维生素 E。

2. 生理功能、缺乏症　维生素 E 是细胞膜和血浆脂蛋白中主要的脂溶性抗氧化剂、自由基清除剂，可以清除其脂质过氧化自由基，但其特异功能尚未阐明。

生育酚　　　　　　　　　　　　　　生育三烯酚

（1）维生素 E 是脂溶性抗氧化剂和自由基清除剂　清除羟自由基等活性氧，避免其通过氧化膜脂不饱和脂肪酸损伤细胞结构。早产儿维生素 E 缺乏时会发生轻度溶血性贫血。

（2）维生素 E 与生殖功能有关　动物维生素 E 缺乏累及生殖器官发育（如睾丸萎缩），甚至不孕不育（如胚胎吸收），但在人类未见报道。

（3）维生素 E 与酶活性有关　能提高血红素合成途径关键酶 δ-氨基-γ-酮戊酸合成酶和 δ-氨基-γ-酮戊酸脱水酶的活性，促进血红素合成。新生儿维生素 E 缺乏会发生贫血。

（4）维生素 E 可能参与基因表达调控　上调或下调维生素 E 摄取和分解相关基因、脂质摄取和动脉粥样硬化相关基因、某些细胞外基质蛋白基因、细胞黏附与炎症相关基因、信号转导相关基因，因而具有抗炎、维持免疫功能、抑制细胞增殖作用，可以降低血浆低密度脂蛋白水平，在防治冠心病（冠状动脉粥样硬化性心脏病）和肿瘤、延缓衰老方面有一定作用。

维生素 E 缺乏会引起精子生成障碍、神经病变和肌肉病变。不过人类罕见维生素 E 缺乏。脂质吸收不良、囊性纤维化、某些慢性肝病患者维生素 E 吸收或运输障碍，因而表现维生素 E 缺乏，特征是神经细胞和肌细胞膜受损。早产儿维生素储量不足，脂质过氧化导致红细胞脆性增加，发生溶血性贫血。重度维生素 E 缺乏可见于无 β 脂蛋白血症，患者除溶血外，还发生神经病变和肌肉病变。

四、维生素 K

维生素 K（凝血维生素）包括维生素 K_1、维生素 K_2 和维生素 K_3。维生素 K 热稳定性好，但对光和碱敏感。

维生素K_1　　　　　　　　　　维生素K_2　　　　　　　　　　维生素K_3

1. 来源　维生素 K_1（叶绿醌）在绿叶植物及动物肝内含量丰富，维生素 K_2（甲基萘醌）是肠道细菌的代谢产物，维生素 K_3（甲萘醌）是人工合成物。

2. 生理功能、缺乏症　维生素 K 是内质网膜 γ-谷氨酰羧化酶的辅助因子。γ-谷氨酰羧化酶最适 pH 7.0，其功能是在翻译后修饰环节催化一类钙结合蛋白（统称维生素 K 依赖性蛋白）

特定谷氨酸进行 γ-羧化，从而产生以下效应：

（1）参与凝血因子合成   促进肝脏合成的凝血因子 II、VII、IX、X 和抗凝物质蛋白 C、S 等的翻译后修饰，维持正常凝血功能。维生素 K 缺乏会引起继发性凝血酶缺乏，导致凝血功能障碍，表现为凝血时间延长，严重时发生皮下、肌肉和消化道出血。

（2）促进骨代谢   骨钙素（含有 3 个 γ-羧基谷氨酸）占骨蛋白 1%~2%，与磷灰石及钙结合。女性股骨颈、脊柱的骨盐密度与其维生素 K 摄入量呈正相关。

（3）抗动脉钙化   降低动脉粥样硬化风险。骨基质维生素 K 依赖性蛋白（含有 5 个 γ-羧基谷氨酸）是骨和软骨基质蛋白，功能是抑制骨形成。骨基质维生素 K 依赖性蛋白也存在于血管壁，其作用可能是抑制动脉钙化。

影响脂质吸收的以下因素会引起维生素 K 缺乏：食物中缺乏脂质、脂质吸收不良、胆汁淤积、服用头孢菌素类抗生素、胆瘘。

维生素 K 缺乏主要见于新生儿，新生儿出生后 2~3 天依赖维生素 K 的凝血因子会减少，1/400 新生儿会有异常出血倾向，称为新生儿出血病，这是最常见的新生儿营养不良，会导致颅内出血及神经系统后遗症。成人维生素 K 缺乏多由脂质吸收不良引起，因此胆道梗阻患者术前常先补充维生素 K。

第七章　生物氧化

生物体通过代谢维持生命活动。代谢是生命现象的化学本质，是物质代谢与能量代谢的有机整合。从物质代谢的角度来看，生物体一方面获取和合成它所需要的物质，这是一个同化过程；另一方面又分解和排泄它不需要和不再需要的物质，这是一个异化过程。从能量代谢的角度来看，生命活动是一个获得能量、利用能量的过程，任何代谢都伴随着能量的传递和转换。

生物氧化研究的核心内容是从能量代谢角度阐述生命现象，重点阐明生命活动需要何种形式的能量？这些能量从何而来？如何获得、利用和储存？

第一节　概　　述

生命活动所需的能量来自生物氧化。生物氧化是指糖、脂肪和蛋白质等营养物质在体内氧化分解，最终生成二氧化碳和水，释放能量推动合成高能化合物 ATP，满足生命活动需要的过程。由于这一过程是在组织细胞内进行的，而且通过呼吸系统吸入的氧主要消耗于生物氧化，呼出的二氧化碳也主要产生于生物氧化，所以生物氧化又称细胞呼吸（组织呼吸）。细胞呼吸包括无氧呼吸和有氧呼吸（第八章，75 页）。

生物氧化的意义是为生命活动提供能量。

一、生物氧化特点

营养物质在体内氧化分解与在体外氧化分解的化学本质是相同的，表现在两者都符合氧化还原反应的一般规律，耗氧量相同，终产物相同，释放的能量（即反应的自由能变化）也相同；但生物氧化还有自己的特点。

1. 生物氧化过程在细胞内进行，表现为在生理状态下发生的一系列酶促反应。

2. 营养物质在生物氧化过程中逐步释放能量，并尽可能多地以化学能形式储存于高能化合物（主要是 ATP）中，利用率高。

3. 生物氧化的产物二氧化碳是由营养物质中的碳原子氧化成羧基之后发生脱羧反应生成的，并非如体外氧化时碳原子直接与氧反应生成。脱羧反应既可根据是否伴有氧化反应分为单纯脱羧和氧化脱羧，又可根据脱掉的羧基在底物分子结构中的位置分为 α-脱羧和 β-脱羧。

4. 生物氧化的产物水主要是由营养物质中的氢原子间接与氧反应生成的，并非如体外氧化时氢原子直接与氧反应生成。

NOTE

二、生物氧化过程

生物氧化过程可分为三个阶段（图7-1）。

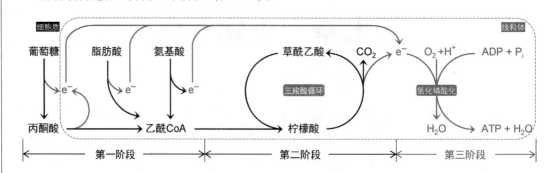

图7-1 生物氧化三个阶段

1. 糖、脂肪和蛋白质水解产物葡萄糖、脂肪酸和氨基酸等通过各自的代谢途径氧化成乙酰辅酶A（乙酰CoA），并释放氢原子，反应在细胞质中和线粒体内进行。其中葡萄糖在这一阶段发生底物磷酸化反应，推动合成少量高能化合物ATP。

营养物质氧化释放的氢原子和电子由一系列电子载体传递。这些氢原子和电子统称还原当量。有些电子载体只传递电子，所以氢原子传递过程中会解离成氢离子和电子（$H = H^+ + e^-$）。如果还原当量最终传递给氧，只有电子是通过电子载体直接传递给氧的。

2. 乙酰辅酶A的乙酰基通过三羧酸循环氧化成二氧化碳，并释放大量还原当量，反应在线粒体内进行。这一阶段通过底物磷酸化推动合成少量ATP。

3. 前两个阶段释放的还原当量经呼吸链传递给氧生成水，同时推动合成大量ATP，这是一个氧化磷酸化反应过程，反应在线粒体内进行。

可见，葡萄糖、脂肪酸和氨基酸等的氧化分解过程在第二、第三阶段都是相同的，只是在第一阶段通过不同的代谢途径氧化成乙酰辅酶A。乙酰辅酶A是葡萄糖、脂肪酸和氨基酸代谢的汇合点。

第二节 呼吸链

呼吸链是指位于真核生物线粒体内膜或原核生物细胞膜上的一组电子载体（电子传递体）有序排列形成的代谢途径，其作用是接收营养物质氧化释放的还原当量，并将其电子传递给氧，生成水。这是一个通过连续反应有序传递电子的途径，所以呼吸链又称电子传递链。其中传递氢的电子载体又称递氢体（氢载体）。

一、呼吸链电子载体

呼吸链电子载体包括辅酶Q、细胞色素c和四种呼吸链复合物（图7-2），其中细胞色素c是周边蛋白，四种呼吸链复合物是整合蛋白（内在蛋白）。呼吸链复合物由黄素蛋白、铁硫蛋白、细胞色素和铜原子等组成（表7-1）。

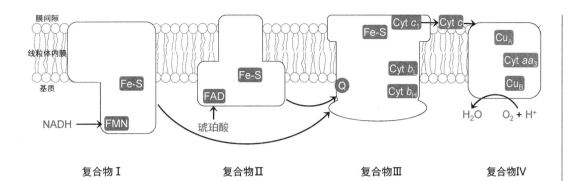

图7-2　呼吸链组成

表7-1　人呼吸链复合物

成分	名称	蛋白组成（含辅基）	肽链数
复合物 I	NADH 脱氢酶	黄素蛋白（FMN），铁硫蛋白（Fe-S）	43
复合物 II	琥珀酸脱氢酶	黄素蛋白（FAD），铁硫蛋白（Fe-S），Cyt b（血红素 b）	4
复合物 III	细胞色素 c 还原酶	铁硫蛋白（Fe-S），Cyt b（血红素 b_H、b_L）、c_1（血红素 c_1）	11
复合物 IV	细胞色素 c 氧化酶	Cytaa_3（血红素 a、a_3，Cu_A，Cu_B）	13

1. 黄素蛋白　复合物 I 和复合物 II 都是脱氢酶，含黄素蛋白。复合物 I 所含的黄素蛋白以黄素单核苷酸（FMN）为辅基，参与催化 NADH 脱氢。复合物 II 所含的黄素蛋白以黄素腺嘌呤二核苷酸（FAD）为辅基，参与催化琥珀酸脱氢。

2. 辅酶 Q（Q）　又称泛醌（广义），包括氧化型 Q（狭义泛醌）和还原型 QH_2（泛醇），都是线粒体内膜成分，统称 Q 库。辅酶 Q 带有疏水性聚异戊二烯侧链，可以在线粒体内膜中自由移动。不同辅酶 Q 侧链异戊二烯单位的数目不同，人体辅酶 Q 侧链有 10 个异戊二烯单位。

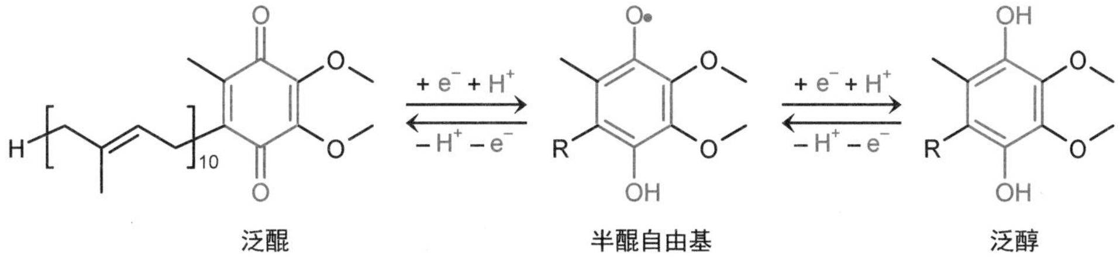

泛醌　　　　　　　　　　半醌自由基　　　　　　　　　　泛醇

泛醌可被 1 个电子和 1 个 H^+ 还原成半醌自由基（$\cdot QH$）。半醌自由基可被 1 个电子和 1 个 H^+ 还原成泛醇（QH_2，二氢泛醌）。泛醇可被氧化成泛醌，释放电子和 H^+。

3. 铁硫蛋白（铁硫蛋白质）　是一类结合蛋白质，其辅基称为铁硫中心。铁硫中心由非血红素铁和无机硫构成，主要有［2Fe-2S］（见于复合物 I、II、III）和［4Fe-4S］（见于复合物 I、II）两种形式，都通过铁与半胱氨酸硫螯合（图7-3）。

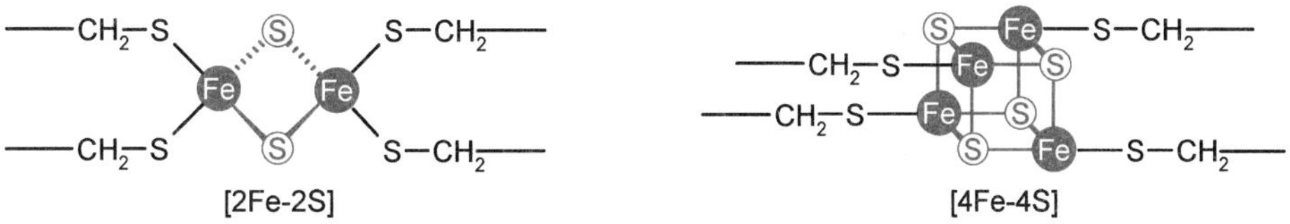

[2Fe-2S]　　　　　　　　　　　　　　[4Fe-4S]

图7-3　铁硫中心结构

NOTE

铁硫中心所含铁通过以下反应传递电子：

$$铁硫蛋白（Fe^{3+}）+ e^- \rightleftharpoons 铁硫蛋白（Fe^{2+}）$$

4. **细胞色素（Cyt）** 是一类含有血红素辅基的蛋白质，参与呼吸链电子传递及其他氧化还原过程。其血红素（铁卟啉）铁通过以下反应传递电子：

$$细胞色素（Fe^{3+}）+ e^- \rightleftharpoons 细胞色素（Fe^{2+}）$$

细胞色素因含血红素而具有特征性可见光吸收光谱，并可根据吸收光谱的不同分为细胞色素 a、b、c 等，所含血红素辅基相应分为血红素 a、b、c 等（表7-2）。

血红素a　　血红素b　　血红素c

表 7－2　人呼吸链细胞色素

复合物	细胞色素	血红素
II	细胞色素 b	血红素 b_{560}
III	细胞色素 b，细胞色素 c_1	血红素 b_H、b_L，血红素 c_1
	细胞色素 c	血红素 c
IV	细胞色素 aa_3	血红素 a、a_3

5. **Cu^{2+}/Cu^+** 复合物IV的亚基II含有两个铜（Cu_A/Cu_A），亚基I含有一个铜（Cu_B）。它们通过以下反应传递电子：

$$复合物IV（Cu^{2+}）+ e^- \rightleftharpoons 复合物IV（Cu^+）$$

二、电子载体排列顺序

营养物质的还原当量主要通过以下两条呼吸链传递给氧（图7-4）。

1. **NADH 氧化呼吸链** 线粒体内 NADH 通过以下途径把电子传递给氧生成水：

$$NADH \rightarrow 复合物I \rightarrow 辅酶Q \rightarrow 复合物III \rightarrow Cyt\ c \rightarrow 复合物IV \rightarrow O_2$$

这一传递途径称为 NADH 氧化呼吸链。参与生物氧化的大多数脱氢酶都是以 NAD^+ 为辅酶把还原当量送入该呼吸链的，例如苹果酸脱氢酶、β-羟丁酸脱氢酶、谷氨酸脱氢酶。

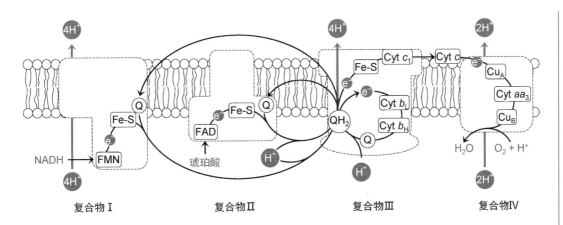

图 7-4 呼吸链组分排列顺序及电子传递

2. 琥珀酸氧化呼吸链 线粒体内琥珀酸通过以下途径把电子传递给氧生成水：

$$琥珀酸 \rightarrow 复合物 II \rightarrow 辅酶 Q \rightarrow 复合物 III \rightarrow Cyt\ c \rightarrow 复合物 IV \rightarrow O_2$$

这一传递途径称为琥珀酸氧化呼吸链。参与生物氧化的一部分脱氢酶以与琥珀酸脱氢酶类似的方式把还原当量通过 FAD 传递给辅酶 Q，例如脂酰辅酶 A 脱氢酶、3-磷酸甘油脱氢酶。

第三节 生物氧化与能量代谢

营养物质在生物氧化过程中所释放的能量有一部分（约 60%）以热能形式散失，其余（约 40%）则以化学能形式储存到一些特殊的高能化合物中，这些高能化合物可直接为生命活动如运动、主动转运、分泌和吸收、神经传导和生物合成等供能。

一、高能化合物的种类

传统生物化学把在标准条件下水解时释放大量自由能（$\Delta G^{\circ\prime}$）的化学键称为高能键，可用波浪号"~"表示。生物分子的高能键主要是高能磷酸键和高能硫酯键。含有高能键的化合物称为高能化合物，包括高能磷酸化合物和高能硫酯化合物（表 7-3）。高能磷酸化合物中以高能键结合的磷酸基团称为高能磷酸基团。实际上，高能化合物水解时所释放的能量应当理解为来自整个分子，不是被水解的高能键含有特别多的能量。不过为了叙述方便，目前仍保留"高能键"这一术语。

表 7-3 部分高能化合物水解 $\Delta G^{\circ\prime}$（pH 7.0，25℃）

高能化合物	$\Delta G^{\circ\prime}$（kJ/mol）	（kcal/mol）	高能化合物	$\Delta G^{\circ\prime}$（kJ/mol）	（kcal/mol）
磷酸烯醇式丙酮酸	-61.9	-14.8	磷酸肌酸	-43.1	-10.3
氨甲酰磷酸	-51.4	-12.3	乙酰辅酶 A	-31.4	-7.5
1,3-二磷酸甘油酸	-49.4	-11.8	ATP	-30.5	-7.3

ATP 有两个高能磷酸基团，被喻为能量"通货"，是含量最高的核苷酸（10^{-3} mol/L）、应用最广的高能化合物、消耗最多的直接供能物质。人体约 95% 的 ATP 都来自线粒体，线粒体

是生物氧化的主要区室。

二、ATP 的合成

ATP 有两种合成方式：底物磷酸化和氧化磷酸化，以氧化磷酸化为主。

1. 底物磷酸化 又称底物水平磷酸化，是指由营养物质通过分解代谢生成其他高能化合物，通过高能基团转移合成 ATP。例如葡萄糖有氧氧化途径有三步底物磷酸化反应，其中磷酸甘油酸激酶、丙酮酸激酶催化的底物磷酸化反应在细胞质中进行（第八章，73 页），琥珀酰辅酶 A 合成酶催化的底物磷酸化反应在线粒体内进行（第八章，76 页）。

2. 氧化磷酸化 是指由营养物质氧化分解释放能量推动 ADP 与磷酸缩合成 ATP：$ADP+P_i \rightarrow ATP+H_2O$。氧化磷酸化在线粒体内进行。

三、氧化磷酸化机制

呼吸链传递电子过程属于生物氧化合成 ATP 的第三阶段，它是如何与 ADP 磷酸化生成 ATP 相偶联的？化学渗透学说可以较好地阐述其偶联机制。化学渗透学说最早由英国学者 Mitchell 于 1961 年作为假说提出，并得到较多的研究支持。

1. 化学渗透学说 电子传递和 ATP 合成是通过跨线粒体内膜的质子动力偶联的。

（1）呼吸链传递电子同时将 H^+ 从线粒体基质泵至膜间隙。研究发现，复合物 I、III、IV 都具有质子泵功能，在呼吸链传递电子时向膜间隙泵出 H^+。标准条件下每传递一对电子，分别泵出 4、4、2 个 H^+。因此，NADH 氧化呼吸链每传递一对电子泵出 10 个 H^+，琥珀酸氧化呼吸链每传递一对电子泵出 6 个 H^+。

（2）线粒体内膜不允许 H^+ 自由通过，所以泵出 H^+ 的结果造成 H^+ 分布不平衡，膜间隙 H^+ 高于线粒体基质。这种不平衡称为质子动力（电化学梯度）。质子动力包含两个内容：化学梯度（pH 梯度）即 H^+ 浓度差（外高内低），电位梯度即膜电位（外正内负）。

（3）线粒体内膜上嵌有 ATP 合成酶（复合物 V，是线粒体内膜标志酶），其结构包括 F_o 和 F_1 两部分：F_o 含有 H^+ 通道，允许 H^+ 通过；F_1 则催化合成 ATP。膜间隙 H^+ 通过 F_o 通道流回线粒体基质时驱动 F_1 催化 ADP 与磷酸缩合成 ATP（图 7-5）。

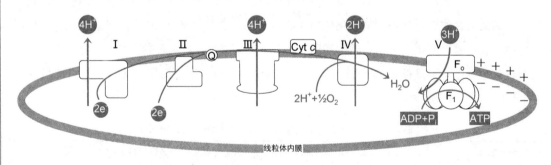

图 7-5 化学渗透学说

2. 磷/氧比（P/O ratio） 是指氧化磷酸化过程中每消耗 1 摩尔氧原子（0.5 摩尔氧分子）所消耗磷酸的摩尔数或合成 ATP 的摩尔数。标准条件下 NADH 和琥珀酸传递 1 对电子给 1 个氧原子生成水，可以推动合成约 2.5 和 1.5 个 ATP，磷/氧比分别约为 2.5 和 1.5。

四、氧化磷酸化的影响因素

高能化合物为机体各种活动提供能量，例如肌肉运动、精神活动、体温维持等，其中肌肉运动是最经常的活动。肌肉总量很大（占体重的 40%~50%），运动耗能量最多，耗氧量占总耗氧量的 30%（静息时）~90%（运动时），所以肌肉运动对能量代谢影响最大。

氧化磷酸化是生物氧化的核心，在分子水平受内源因素和外源因素影响。

1. **内源因素**　包括 ADP、甲状腺激素、ATP 合成酶抑制因子 1、解偶联蛋白、线粒体 DNA 突变等。

（1）ADP　氧化磷酸化速度取决于机体对 ATP 的需要，因而主要受 ADP 调节。静息状态下机体耗能较少，ATP 较多（4mmol/L），ADP 很少（0.013mmol/L），氧化磷酸化速度较慢；运动状态下机体耗能较多，大量消耗 ATP，ADP 增加，转入线粒体促进氧化磷酸化。ADP 水平对氧化磷酸化的调节称为呼吸控制。这种调节作用可使 ATP 的合成速度适应生理需要。ADP 通过影响呼吸链的电子传递速度影响 $FADH_2$、NADH 的水平，进而影响三羧酸循环的速度。

（2）甲状腺激素　生命活动需要由钠泵（钠钾 ATP 酶）维持细胞内高钾低钠状态，为此会消耗静息状态下 ATP 总消耗量的 1/4 以上（神经元甚至高达 2/3），能量利用率约为 74%。甲状腺激素能诱导许多组织（脑组织除外）合成钠泵，从而加快消耗 ATP，产生大量 ADP 转入线粒体，使氧化磷酸化加快。甲状腺激素还能诱导合成解偶联蛋白。上述两种调节使机体基础代谢率增高，即耗氧量和产热量增加，故甲状腺功能亢进患者常出现怕热和易出汗等症状。

（3）ATP 合成酶抑制因子 1　一种线粒体基质蛋白，pH>7.0 时是无活性同四聚体，pH<6.5 时是有活性同二聚体，可抑制 ATP 合成酶，避免缺氧时水解 ATP。许多肿瘤存在 ATP 合成酶抑制因子 1 过表达，诱导 Warburg 效应（第八章，75 页）。

（4）解偶联蛋白　人（特别是新生儿）及冬眠动物体内存在棕色脂肪组织，这种组织可以通过代谢产热。这是因为其细胞内含有大量线粒体，线粒体内膜 ATP 合成酶活性低，但含有大量解偶联蛋白（产热蛋白），在线粒体内膜上形成 H^+ 通道，使 H^+ 流回线粒体基质，从而将以质子动力形式储存的自由能转化为热能，用于维持体温、抵御严寒。肌肉、肝脏和肾脏等的线粒体内膜上也有解偶联蛋白，在调节代谢方面起重要作用。

（5）线粒体 DNA 突变　哺乳动物线粒体 DNA 编码复合物Ⅰ、Ⅲ、Ⅳ和 ATP 合成酶的 13 种组分。线粒体 DNA 突变率 5~10 倍于染色体 DNA，突变影响氧化磷酸化。

2. **外源因素**　包括呼吸链抑制剂、解偶联剂、ATP 合成酶抑制剂、ADP-ATP 载体抑制剂等。

（1）呼吸链抑制剂　能选择性抑制呼吸链中某些电子载体的电子传递，从而抑制 ATP 合成，引起代谢障碍，甚至危及生命（表 7-4）。

表 7-4　氧化磷酸化抑制剂

氧化磷酸化成分	复合物Ⅰ	复合物Ⅱ	复合物Ⅲ	复合物Ⅳ	ATP 合成酶
抑制剂	粉蝶霉素 A	萎锈灵	抗霉素 A	CO	寡霉素
	阿米妥	丙二酸	二巯基丙醇	CN^-	二环己基碳二亚胺
	鱼藤酮	2-噻吩甲酰三氟丙酮	黏噻唑菌醇	H_2S	杀黑星菌素
				N_3^-	

（2）解偶联剂   例如2,4-二硝基苯酚、羰氰三氟甲氧苯腙，它们能解除呼吸链传递电子与ATP合成酶合成ATP的偶联。其解偶联机制是使H^+不经ATP合成酶的F_o通道直接流回线粒体基质，使以质子动力形式储存的自由能转化为热能散失，不能驱动ATP合成。

（3）ATP合成酶抑制剂   例如寡霉素和二环己基碳二亚胺，它们与F_o的c亚基的羧基结合，抑制H^+回流，抑制ATP合成，导致呼吸链电子传递停止。

（4）ADP-ATP载体抑制剂   例如苍术苷和米酵菌酸，它们分别从线粒体内膜膜间隙侧和基质侧抑制ADP-ATP载体，从而抑制氧化磷酸化。

五、ATP的消耗

生物氧化合成ATP，生命活动消耗ATP，ATP的合成和消耗形成ATP循环。ATP循环是能量代谢的核心（图7-6）。

图7-6   ATP循环

细胞质中和线粒体内膜外表面存在由肌酸激酶催化的以下可逆反应：

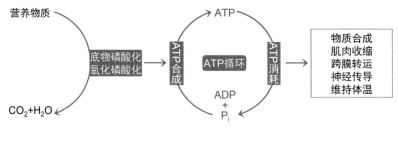

磷酸肌酸是高能磷酸化合物。因此，当ATP充足时，通过该反应可以储存高能磷酸基团；当ATP缺乏时，可以通过该反应的逆反应补充ATP。该反应主要发生在消耗ATP迅速的组织细胞，特别是骨骼肌（磷酸肌酸可达10~30mmol/L）、心肌、精子、脑、平滑肌、感光细胞、内耳毛细胞等。磷酸肌酸是高能磷酸基团的储存形式和运输形式，用于维持ATP水平。

第四节   细胞质 NADH 的氧化

大多数小分子和离子可扩散通过线粒体外膜，进入膜间隙，但几乎所有离子和极性分子都不能扩散通过线粒体内膜。呼吸链的入口在线粒体内，营养物质的某些脱氢反应发生在线粒体外，产生的NADH不能自由通过线粒体内膜，其还原当量可通过3-磷酸甘油穿梭进入呼吸链，或通过苹果酸-天冬氨酸穿梭转入线粒体，再进入NADH氧化呼吸链。

一、3-磷酸甘油穿梭

3-磷酸甘油穿梭每传递1对还原当量最终推动合成1.5个ATP，主要在脑细胞和骨骼肌之快肌纤维（白肌纤维）等细胞内进行（图 7-7）。

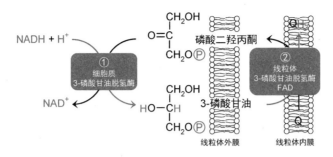

图 7-7　3-磷酸甘油穿梭

二、苹果酸-天冬氨酸穿梭

苹果酸-天冬氨酸穿梭每传递 1 对还原当量最终推动合成 2.5 个 ATP，主要在肝、心和肾细胞内进行（图 7-8）。

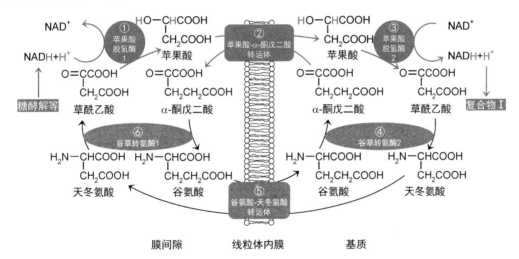

图 7-8　苹果酸-天冬氨酸穿梭

第八章 糖代谢

机体在生命活动过程中必须从体外获取营养物质，通过代谢释放能量供给生命活动，或提供原料合成生命物质；同时，一些生命物质也要经过分解和转化，产生的代谢物最终排出体外。因此，生物体与环境不断进行物质交换，这种物质交换过程是通过代谢实现的，这种代谢称为物质代谢。物质代谢包括分解代谢和合成代谢。分解代谢是指生物体分解营养物质，释放能量供给生命活动，或者获得简单小分子供给合成其他生物分子的过程。合成代谢是指生物体用简单小分子合成复杂生物分子的过程。物质代谢与能量代谢密不可分，是代谢的两个方面。因此，物质代谢既研究生命物质的转化，又研究生命物质转化过程中高能化合物的合成和消耗，还涉及代谢紊乱与疾病的关系。

第一节 概 述

糖是重要的生命物质，约占人体重的 1.5%。糖是食物主要成分，消化吸收后通过代谢支持各种生命活动。2012 年我国人均每日摄入碳水化合物 301g，营养学会推荐每日摄入 424g。

一、糖的功能

糖具有多种生理功能，包括作为供能物质、结构成分、合成原料，参与细胞识别等。

1. **供能物质**　糖是生命活动的主要供能物质，绝大多数非光合生物通过氧化糖类获得能量，人体每日代谢消耗的葡萄糖约有 90% 用于氧化供能，提供生命活动所需能量的 45%~65%（WHO 推荐 55%~75%）。人体内用于供能的糖是糖原和葡萄糖。糖原是糖的储存形式，葡萄糖是糖的运输形式和利用形式。葡萄糖是脑和其他神经组织、睾丸、肾髓质、胚胎组织的主要供能物质，是红细胞的唯一供能物质。

2. **结构成分**　不溶性多糖是动物结缔组织及细菌和植物细胞壁的结构成分。糖蛋白和糖脂是神经元和其他组织细胞膜组分。蛋白多糖构成结缔组织的基质。

3. **合成原料**　糖代谢为脂肪酸、氨基酸、核苷酸、辅助因子合成提供原料。

4. **细胞识别**　一些复合糖类参与细胞识别和细胞粘连。

二、糖的消化

糖是人体摄入量仅次于水的营养物质。食物糖主要是淀粉（45%~60%），此外还有寡糖（30%~40%）、单糖（5%~10%）和少量糖原。在消化道不同部位（以小肠为主），由不同来源的消化酶（以胰 α 淀粉酶为主）消化。多糖水解成寡糖，寡糖水解成单糖（表 8-1）。

表 8 - 1　糖的消化

部位	酶	来源	底物	产物
口腔	唾液 α 淀粉酶	唾液腺	淀粉，糖原	糊精，麦芽糖，麦芽三糖
胃	唾液 α 淀粉酶	唾液腺	淀粉，糖原，糊精	麦芽糖
小肠	胰 α 淀粉酶	胰腺	淀粉，糖原，糊精	麦芽糖，麦芽三糖，α 极限糊精
	麦芽糖酶	刷状缘膜	麦芽糖，麦芽三糖	葡萄糖
	α 糊精酶	刷状缘膜	α 极限糊精	葡萄糖
	蔗糖酶	刷状缘膜	蔗糖，异麦芽糖	葡萄糖，果糖
	乳糖酶	刷状缘膜	乳糖	葡萄糖，半乳糖
	海藻糖酶	刷状缘膜	海藻糖	葡萄糖

　　人体消化酶中没有纤维素酶，所以不能消化食物纤维素。不过，纤维素等食物纤维有刺激胃肠蠕动、防止便秘的作用。WHO 推荐每日摄入膳食纤维 25g 以上。

　　乳糖不耐受（乳糖酶缺乏症）　是指各种原因导致乳糖酶缺乏，如许多婴儿断奶后肠乳糖酶活性降至出生时水平的 5%~10%（青春后期几乎不表达），因而摄入较多乳糖时消化吸收障碍，未被消化吸收的乳糖被肠道细菌发酵成乳酸、甲烷和氢气。甲烷和氢气导致腹胀，乳酸和未消化的乳糖导致腹泻，严重时影响脂质和蛋白质的消化吸收。

三、糖消化产物的吸收

　　食物多糖消化成单糖才能被吸收。大部分消化产物是在十二指肠和空肠通过刷状缘吸收，进入毛细血管，经肝门静脉运到肝脏，再经肝静脉进入体循环，分配到全身各组织利用，其中 85% 被肌组织利用。虽然各种单糖都可以被吸收，但吸收率不同。几种主要单糖的吸收率从高到低依次是半乳糖、葡萄糖、果糖。

　　单糖的吸收率不同是因为其吸收机制不同：葡萄糖和半乳糖是由刷状缘膜 Na^+ 依赖型葡萄糖转运蛋白 1（SGLT1，图 8-1）以继发性主动转运方式吸收的，所以吸收率较高。果糖等单糖及糖醇是由刷状缘膜葡萄糖转运蛋白 5（GLUT5）以载体介导的易化扩散方式吸收的，所以吸收率较低（因此大量摄入导致渗透性腹泻）。

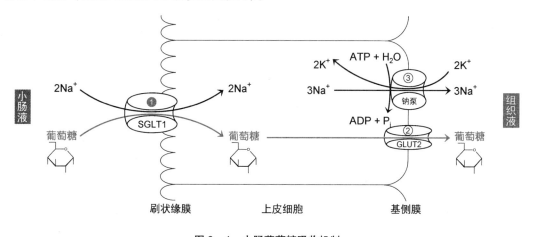

图 8 - 1　小肠葡萄糖吸收机制

四、糖代谢一览

　　代谢主要在细胞内进行，由众多化学反应共同完成。这些反应相互联系，形成代谢网络。

　　一种代谢物可以通过代谢网络中的一组连续反应转化为其他代谢物，并产生生理效应，这样一组连续反应称为一条代谢途径。例如发生在生物氧化第三阶段的呼吸链电子传递、3-磷酸甘油穿梭、苹果酸-天冬氨酸穿梭等都是代谢途径。代谢途径可分为分解代谢途径（如糖酵解）、合成代谢途径（如胆固醇合成）和两用代谢途径（如三羧酸循环）。值得注意的是，代谢网络是统一的，代谢途径只是代谢网络的局部，因而各代谢途径相互联系、密不可分。

　　糖代谢是代谢网络中的重要内容（表8-2，图8-2）。

表8-2　糖代谢一览

分类	代谢途径	反应物	产物	主要生理意义
消化吸收		食物糖	单糖	消化吸收
分解代谢	糖酵解	葡萄糖	丙酮酸	供能，提供合成原料
	无氧酵解	葡萄糖	乳酸	无氧供能
	糖的有氧氧化途径	葡萄糖	CO_2、H_2O	有氧供能，提供合成原料
	磷酸戊糖途径	葡萄糖	5-磷酸核糖、NADPH	提供合成原料，生物转化
	糖醛酸途径	葡萄糖	UDP-葡萄糖醛酸	提供合成原料，生物转化
	糖原分解	糖原	葡萄糖	维持血糖（肝），分解供能（肌）
合成代谢	糖原合成	葡萄糖	糖原	营养储存，控制血糖
	糖异生	乳酸等	葡萄糖	维持血糖，营养转化
两用代谢	三羧酸循环	乙酰辅酶A	CO_2等	生物氧化第二阶段，营养物质相互转化

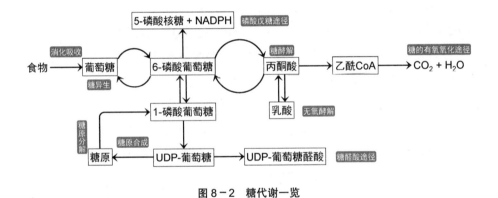

图8-2　糖代谢一览

　　从图8-2中可以看出：①各糖代谢途径相互联系，6-磷酸葡萄糖是这些途径共同的中间产物。②有些反应是可逆反应（通常以双箭头表示），其正反应和逆反应在细胞内都会发生，实际反应方向取决于生理状态；有些反应是不可逆反应（通常以单箭头表示），其逆反应在细胞内不会发生。

第二节　葡萄糖分解代谢

　　人体各组织细胞都能从血中摄取葡萄糖，摄取机制是 GLUT 载体介导的易化扩散。葡萄糖的分解代谢途径主要有无氧酵解、有氧氧化途径、磷酸戊糖途径、糖醛酸途径。葡萄糖通过这些分解途径为生命活动提供合成原料、还原当量和高能化合物。

一、无氧酵解途径

　　无氧酵解（乳酸发酵）是指许多高等生物及微生物把葡萄糖分解成乳酸的过程。无氧酵解在细胞质中分两个阶段进行：①葡萄糖分解成 NADH 和丙酮酸，称为糖酵解途径（糖酵解）。②在无氧条件下，NADH 把丙酮酸还原成乳酸，并再生 NAD⁺。无氧酵解的反应方程式如下：

$$葡萄糖+2(P_i+ADP)\rightarrow 2乳酸+2(ATP+H_2O)$$

（一）糖酵解过程

糖酵解途径不耗氧，在无氧或有氧条件下都可以进行。一分子葡萄糖可通过该途径分解成两分子丙酮酸，所释放的化学能有一部分用于合成两分子 ATP，以供给生命活动。糖酵解的反应方程式如下：

$$葡萄糖+2NAD^++2(P_i+ADP)\rightarrow 2丙酮酸+2(NADH+H^+)+2(ATP+H_2O)$$

糖酵解在细胞质中进行，包括 10 步连续反应，依次由己糖激酶（或肝葡萄糖激酶）、磷酸己糖异构酶、磷酸果糖激酶 1、醛缩酶、磷酸丙糖异构酶、3-磷酸甘油醛脱氢酶、磷酸甘油酸激酶、磷酸甘油酸变位酶、烯醇化酶、丙酮酸激酶催化（图 8-3）。其中，磷酸甘油酸激酶和丙酮酸激酶催化的反应是底物磷酸化反应，各生成两分子 ATP。

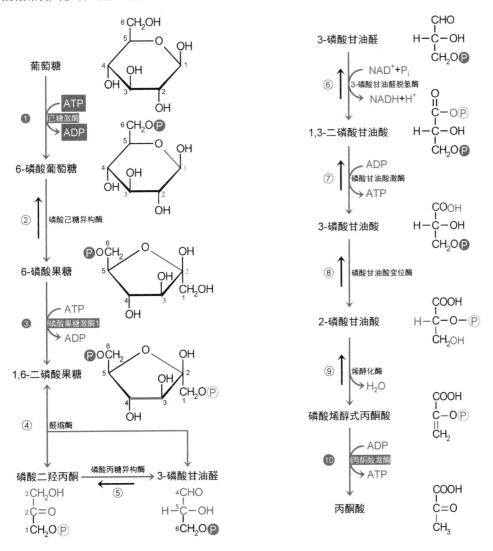

图 8-3　糖酵解

NOTE

（二）　乳酸生成

在无氧条件下，许多高等生物及微生物糖酵解生成的 NADH 把丙酮酸还原成乳酸（L-乳酸），并再生 NAD$^+$，反应由乳酸脱氢酶催化：

丙酮酸还原成乳酸的意义是使 NAD$^+$ 再生：①NAD$^+$ 作为辅助因子参与 3-磷酸甘油醛脱氢，必须及时把氢传递出去。②在供氧不足时，NADH 主要由无氧酵解中间产物消耗。③丙酮酸是 3-磷酸甘油醛之后唯一可以消耗 NADH 的无氧酵解中间产物。

丙酮酸还原成乳酸的反应是可逆的。在供氧充足时，乳酸与 NAD$^+$ 反应生成丙酮酸和 NADH。NADH 还原当量可通过 3-磷酸甘油穿梭或苹果酸-天冬氨酸穿梭进入呼吸链。

（三）　无氧酵解生理意义

葡萄糖通过无氧酵解分解，既为生命活动提供能量（ATP），又为生物合成提供原料。

1. **无氧酵解是组织细胞在相对缺氧时快速补充能量的一种有效方式**　①高强度运动时机体消耗大量 ATP，但肌细胞内 ATP 含量很低，仅 4~10mmol/L，数秒钟内即被耗尽。ATP 的消耗促进葡萄糖分解供能，需大量供氧。机体通过增加呼吸频率和血液循环速度来加快供氧，但仍不能满足需要，因而骨骼肌相对缺氧。无氧酵解不依赖供氧，因而缺氧时无氧酵解增加，以保证 ATP 供应。②人从平原初到高原时，组织细胞也会通过无氧酵解来适应高原缺氧。③感染性休克时乳酸生成增加。肝、肾、心可摄取并氧化乳酸，但在缺氧时也进行无氧酵解生成乳酸。

2. **某些组织在有氧时也通过无氧酵解供能**　红细胞不含线粒体，只能通过无氧酵解合成 ATP。脑、胃肠道、肾髓质、视网膜、皮肤、睾丸、骨髓、白细胞和其他神经细胞即使在有氧时也要通过无氧酵解合成 ATP。

3. **无氧酵解的中间产物是其他生物分子的合成原料**　①磷酸二羟丙酮是 3-磷酸甘油的合成原料。②3-磷酸甘油酸是丝氨酸、甘氨酸和半胱氨酸的合成原料。③丙酮酸是丙氨酸和草酰乙酸的合成原料。

（四）　无氧酵解调节

无氧酵解等代谢途径因生理需要而进行，所以受到调节。除了乳酸生成受 NADH 水平控制外，无氧酵解调节主要是调节糖酵解。肌细胞糖酵解是为了满足肌肉收缩对 ATP 的需要，因而受能荷控制。肝细胞糖代谢意义广泛，因而其糖酵解调节也更复杂，部分调节机制与肌细胞一致。

糖酵解途径的己糖激酶（或肝葡萄糖激酶）、磷酸果糖激酶 1、丙酮酸激酶是关键酶，催化的反应都不可逆，是控制糖酵解的关键反应（表 8-3），其活性受变构调节和化学修饰调节，酶蛋白水平也在转录水平受到调节。这些调节分别在数毫秒、数秒、数小时后产生效应。

表 8-3　糖酵解关键酶结构调节

酶	变构激活剂	变构抑制剂	磷酸化
①己糖激酶		6-磷酸葡萄糖	
②磷酸果糖激酶 1	AMP、2,6-二磷酸果糖、ADP	ATP、柠檬酸	
③丙酮酸激酶	1,6-二磷酸果糖	ATP、丙氨酸、乙酰辅酶 A、长链脂肪酸	抑制（肝）

NOTE

糖酵解关键酶水平调节：胰岛素促进己糖激酶Ⅱ、葡萄糖激酶、磷酸果糖激酶1、丙酮酸激酶、磷酸果糖激酶2（催化合成2,6-二磷酸果糖）的合成。

心肌、骨骼肌、脂肪细胞等肝外细胞通过葡萄糖转运蛋白GLUT4摄取血糖，摄取速度慢，且GLUT4水平受胰岛素调节，因此摄取血糖也是这些组织糖酵解的限速步骤。

（五）无氧酵解异常

在某些病理状态下，如严重贫血、大量失血、呼吸障碍和循环障碍等，供氧不足导致无氧酵解增加甚至过度，导致乳酸积累，会引起酸中毒。此外，和正常细胞相比，无论供氧是否充足，大多数肿瘤细胞主要通过无氧酵解合成ATP，并且产生大量乳酸，导致乳酸积累，这一现象称为Warburg效应（瓦博格效应，有氧酵解）。

（六）其他单糖代谢

从食物消化吸收的糖除葡萄糖外还有少量果糖、半乳糖和甘露糖等。它们可以先转化为葡萄糖代谢途径中间产物，然后进一步代谢。

二、有氧氧化途径

葡萄糖的有氧氧化属于有氧呼吸，是指有氧条件下，葡萄糖在细胞质中酵解生成丙酮酸，转入线粒体后氧化成CO_2和H_2O，并释放大量能量推动合成ATP供给生命活动。有氧氧化途径的反应方程式如下：

$$葡萄糖+6O_2+30或32(P_i+ADP)\longrightarrow 6CO_2+6H_2O+30或32(ATP+H_2O)$$

有氧氧化途径是葡萄糖氧化供能的主要途径，可分为三个阶段：①葡萄糖在细胞质中氧化分解，生成丙酮酸。②丙酮酸转入线粒体，氧化脱羧生成乙酰辅酶A。③乙酰基通过三羧酸循环氧化成CO_2和H_2O，释放的还原当量通过氧化磷酸化推动合成ATP。

（一）葡萄糖分解成丙酮酸

有氧氧化途径的第一阶段就是糖酵解途径。

（二）丙酮酸氧化脱羧生成乙酰辅酶A

丙酮酸由线粒体丙酮酸载体转入线粒体，氧化脱羧生成乙酰辅酶A，反应由丙酮酸脱氢酶复合体催化：

$$丙酮酸+CoA+NAD^+\longrightarrow 乙酰CoA+CO_2+NADH+H^+$$

这是一个不可逆的关键反应，是糖酵解和三羧酸循环的结合点。催化反应的丙酮酸脱氢酶复合体是一种多酶复合体（比核糖体还大），由三种酶和五种辅助因子等构成（表8-4），催化效率较高，是糖有氧氧化途径的关键酶之一。

表8-4 人丙酮酸脱氢酶复合体

组成酶	符号	数目	组成	辅基数/亚基（维生素）	辅酶（维生素）
丙酮酸脱氢酶	E_1	20~30	$\alpha_2\beta_2$四聚体	2TPP（硫胺素）	
二氢硫辛酰胺乙酰转移酶	E_2	48	单体	2硫辛酰胺	CoA（泛酸）
二氢硫辛酰胺脱氢酶	E_3	6	同二聚体	1FAD（核黄素）	NAD^+（烟酰胺）
E_3结合蛋白	E_3-BP	12	单体		

（三）三羧酸循环和氧化磷酸化

在线粒体内，乙酰辅酶 A 与草酰乙酸缩合成柠檬酸，柠檬酸经过一系列酶促反应最终又生成草酰乙酸，形成一个循环。该循环第一步反应的产物是柠檬酸，它有三个羧基，所以该循环称为柠檬酸循环（三羧酸循环）。该循环由 Krebs 于 1937 年阐明，所以又称 Krebs 循环。

1. **三羧酸循环过程**　三羧酸循环的反应方程式如下：

$$乙酰CoA+2H_2O+3NAD^++FAD+ADP+P_i \rightarrow 2CO_2+CoA+3(NADH+H^+)+FADH_2+ATP$$

三羧酸循环在线粒体内进行，包括 8 步连续反应，从草酰乙酸开始，依次由柠檬酸合成酶、顺乌头酸酶、异柠檬酸脱氢酶、α-酮戊二酸脱氢酶复合体、琥珀酰辅酶 A 合成酶、琥珀酸脱氢酶（呼吸链复合物Ⅱ）、延胡索酸酶、苹果酸脱氢酶催化（图 8-4）。

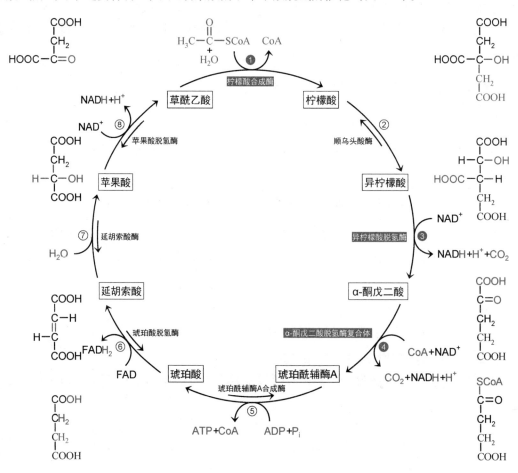

图 8-4　三羧酸循环

每次循环氧化 1 个乙酰基，通过两次脱羧生成两个 CO_2，通过 4 次脱氢给出 4 对还原当量（3 对由 NAD^+ 传递，1 对由 FAD 传递）。4 对还原当量通过氧化磷酸化推动合成 9 个 ATP。另外还通过琥珀酰辅酶 A 合成酶催化的底物磷酸化反应合成 1 个 ATP，因此有氧氧化第三阶段每氧化 1 个乙酰基推动合成 10 个 ATP。

2. **控制三羧酸循环的关键酶**　三羧酸循环有三种关键酶，即柠檬酸合成酶、异柠檬酸脱氢酶和 α-酮戊二酸脱氢酶复合体，其中异柠檬酸脱氢酶最重要。三种关键酶所催化的三步反应（图 8-4①③④）在生理状态下不可逆，所以整个循环不可逆。

3. **三羧酸循环中间产物的补充**　三羧酸循环过程本身不会改变中间产物的总量，但某些中间产物会被其他代谢消耗，例如 α-酮戊二酸用于合成谷氨酸、精氨酸。三羧酸循环中间产物可以通过回补反应补充，最基本的补充方式是在线粒体内由丙酮酸羧化酶催化丙酮酸羧化成草酰乙酸（第 83 页）。丙酮酸羧化酶缺乏会导致有氧氧化障碍，引起乳酸酸中毒。

4. **三羧酸循环生理意义**　三羧酸循环是最重要的两用代谢途径。

（1）三羧酸循环是糖、脂肪和蛋白质分解代谢的共同途径　①葡萄糖分解成丙酮酸，进一步氧化成乙酰辅酶 A 进入三羧酸循环。②脂肪动员释放甘油和脂肪酸。甘油转化为磷酸二羟丙酮，进一步氧化成乙酰辅酶 A 进入三羧酸循环；脂肪酸通过 β 氧化分解成乙酰辅酶 A 进入三羧酸循环（第九章，93 页）。③蛋白质水解成氨基酸。氨基酸脱氨基生成 α-酮酸，进一步氧化成乙酰辅酶 A 进入三羧酸循环（第十章，111 页）。

（2）三羧酸循环是糖、脂肪和氨基酸代谢联系的枢纽　①葡萄糖分解成乙酰辅酶 A，通过三羧酸循环合成柠檬酸，转到细胞质，用于合成脂肪酸，并进一步合成脂肪（第九章，94 页）。②葡萄糖和甘油代谢生成草酰乙酸等三羧酸循环中间产物，可用于合成非必需氨基酸。③氨基酸分解成 α-酮戊二酸等三羧酸循环中间产物，必要时可用于合成葡萄糖或甘油。

（四）有氧氧化效率

有氧氧化生成大量高能化合物 ATP。在有氧条件下，1 分子葡萄糖经过 19 步酶促反应（包括 3 步脱羧反应和 6 步脱氢反应）氧化成 CO_2 和 H_2O，释放的能量通过底物磷酸化反应推动合成 6 分子 ATP，给出的 12 对还原当量（10 对由 NAD^+ 传递，2 对由 FAD 传递）通过氧化磷酸化推动合成 26 或 28 分子 ATP（有氧氧化的第一阶段发生在细胞质中，3-磷酸甘油醛脱氢给出的 2 对还原当量通过 3-磷酸甘油穿梭或苹果酸-天冬氨酸穿梭进入呼吸链，推动合成 3 或 5 分子 ATP）。因此，标准条件下 1 分子葡萄糖完全氧化推动合成 32 或 34 分子 ATP。因为在有氧氧化第一阶段消耗 2 分子 ATP，所以净合成 30 或 32 分子 ATP（表 8-5），是无氧酵解（净合成 2 分子 ATP）的 15 或 16 倍。人体代谢所需的能量主要来自糖的有氧氧化，生理状态下能量利用率高达 58%。

表 8-5　葡萄糖有氧氧化效率

反应	还原当量数	消耗 ATP 数	底物磷酸化生成 ATP 数	氧化磷酸化生成 ATP 数
第一阶段				
葡萄糖→6-磷酸葡萄糖		1		
6-磷酸果糖→1,6-二磷酸果糖		1		
3-磷酸甘油醛→1,3-二磷酸甘油酸	（NADH+H$^+$）×2			1.5（或 2.5）×2
1,3-二磷酸甘油酸→3-磷酸甘油酸			1×2	
磷酸烯醇式丙酮酸→丙酮酸			1×2	
第二阶段				
丙酮酸→乙酰辅酶 A	（NADH+H$^+$）×2			2.5×2
第三阶段				
异柠檬酸→α-酮戊二酸	（NADH+H$^+$）×2			2.5×2
α-酮戊二酸→琥珀酰辅酶 A	（NADH+H$^+$）×2			2.5×2
琥珀酰辅酶 A→琥珀酸			1×2	
琥珀酸→延胡索酸	FADH$_2$×2			1.5×2
苹果酸→草酰乙酸	（NADH+H$^+$）×2			2.5×2
净生成 ATP 数		30（或 32）		

NOTE

（五） 有氧氧化调节

当细胞内大量消耗 ATP 导致 ATP 不足、ADP 和 AMP 积累时，磷酸果糖激酶 1、丙酮酸激酶、丙酮酸脱氢酶复合体、柠檬酸合成酶、异柠檬酸脱氢酶和 α-酮戊二酸脱氢酶复合体等都被激活，从而使有氧氧化增加，补充 ATP。反之，当细胞内 ATP 含量丰富时，上述酶活性降低，有氧氧化减少（表 8-6）。

表 8-6   哺乳动物丙酮酸氧化脱羧和三羧酸循环调节

酶	变构激活剂	变构抑制剂	反馈抑制	化学修饰
丙酮酸脱氢酶复合体	AMP、CoA、NAD⁺	ATP	乙酰辅酶 A、NADH、脂肪酸	磷酸化抑制
柠檬酸合成酶	ADP	ATP	柠檬酸	
异柠檬酸脱氢酶	ADP	ATP	NADH	磷酸化抑制
α-酮戊二酸脱氢酶复合体			琥珀酰辅酶 A、NADH	磷酸化抑制

（六） 巴斯德效应

巴斯德效应是指有氧条件下酵母的酒精发酵受到抑制，表现为葡萄糖消耗量减少、消耗速度减慢，并维持细胞内各种代谢物浓度基本稳定。其他生物也是如此。机制：①细胞质 ADP 和磷酸转入线粒体，消耗于氧化磷酸化，细胞质无氧酵解底物磷酸化受阻。②要获得等量的 ATP，有氧氧化葡萄糖消耗量仅为无氧酵解的 1/15 或 1/16。

三、磷酸戊糖途径

磷酸戊糖途径是磷酸己糖转化为磷酸戊糖的途径，其特点是葡萄糖在磷酸化生成 6-磷酸葡萄糖之后直接发生脱氢和脱羧等反应，生成 5-磷酸核糖和 NADPH，作为生物分子的合成原料。

（一） 磷酸戊糖途径反应过程

磷酸戊糖途径在各组织细胞质中进行，反应过程可分为两个阶段（图 8-5）：

1. 不可逆的氧化阶段   葡萄糖发生磷酸化（①）、脱氢（②）、水解（③）、脱羧（④）反应生成 5-磷酸核酮糖和 NADPH。

2. 可逆的非氧化阶段   5-磷酸核酮糖可异构成 5-磷酸核糖，或转化为 6-磷酸葡萄糖（⑤~⑦）。6-磷酸葡萄糖也可逆此阶段转化为 5-磷酸核酮糖，进而异构成 5-磷酸核糖。5-磷酸核糖可用于合成核苷酸。

（二） 磷酸戊糖途径生理意义

磷酸戊糖途径位于各组织的细胞质中，主要是肝脏（合成脂肪酸、胆固醇，生物转化）、脂肪组织（合成脂肪酸）、肾上腺皮质（合成类固醇）、红细胞（还原氧化型谷胱甘肽）、泌乳期乳腺（合成脂肪酸）、睾丸和卵巢（合成类固醇）等。

5-磷酸核糖和 NADPH 是重要的生命物质。磷酸戊糖途径是各组织 5-磷酸核糖的唯一来源、NADPH 的主要来源、红细胞 NADPH 的唯一来源。

1. 5-磷酸核糖是核苷酸的合成原料   核苷酸是核酸和辅助因子的合成原料。因为磷酸戊糖途径是 5-磷酸核糖的唯一来源，所以在增殖旺盛的细胞（如骨髓、皮肤、肠黏膜）和损伤后修复再生作用强的组织中（如心脏和肝脏等）很活跃。

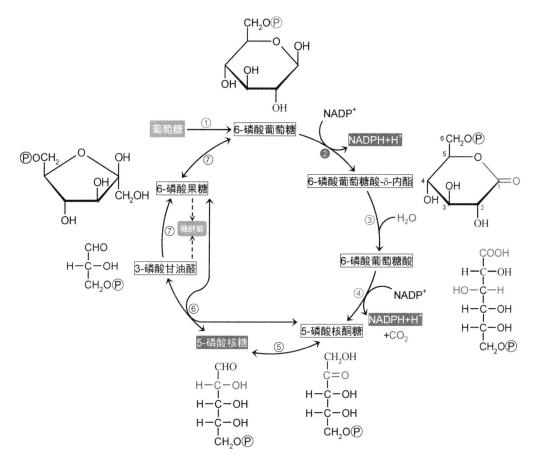

图8-5　磷酸戊糖途径

2. **NADPH 为还原性合成代谢提供还原当量**　磷酸戊糖途径在脂质合成旺盛的组织中（肝脏、脂肪组织、肾上腺、性腺、泌乳期乳腺）很活跃。

3. **NADPH 参与羟化反应**　肝细胞内质网存在以 NADPH 为递氢体的细胞色素 P450 酶系，该酶系既参与类固醇代谢，又参与药物及毒物的生物转化（第十六章，155 页）。

4. **维持细胞内高水平 GSH**　NADPH 作为谷胱甘肽还原酶的辅助因子，参与氧化型谷胱甘肽（GSSG）还原成还原型谷胱甘肽（GSH）的反应（GSSG+NADPH+H$^+$→2GSH+NADP$^+$），维持细胞内高水平 GSH，支持其他代谢。

（三）　**磷酸戊糖途径调节**

磷酸戊糖途径速度受相关代谢物浓度影响。

6-磷酸葡萄糖脱氢酶催化的反应基本上不可逆，是氧化阶段的关键步骤，NADP$^+$是氧化阶段最重要的调节因素。此外，6-磷酸葡萄糖脱氢酶、6-磷酸葡萄糖酸脱氢酶的合成受激素和营养水平等因素的调节，例如胰岛素诱导其合成。

非氧化阶段主要受底物控制。

（四）　**磷酸戊糖途径异常**

蚕豆病是指 6-磷酸葡萄糖脱氢酶缺乏患者进食蚕豆甚至吸入其花粉会发生溶血。蚕豆含有蚕豆嘧啶，是一种氧化剂，会产生过氧化氢损伤细胞膜及其他生物大分子。过氧化氢通常由谷胱甘肽过氧化物酶清除，需要消耗 GSH。蚕豆病患者 6-磷酸葡萄糖脱氢酶基因异常（X 连锁），6-磷酸葡萄糖脱氢酶活性低下，红细胞内仅为正常人的 1/10，磷酸戊糖途径障碍，导致 NADPH 缺乏，GSH 水平低下，过氧化氢持续损伤红细胞膜，容易发生急性溶血，引起溶血性贫血，并且常在进食蚕豆 24～48 小时出现溶血症状，有时还会出现黄疸甚至肾损伤。此外，服用扑疟母星、磺胺类药物会引起药物性溶血性贫血。

四、糖醛酸途径

糖醛酸途径是葡萄糖先活化成尿苷二磷酸葡萄糖（UDP-葡萄糖），再氧化成 UDP-葡萄糖醛酸的途径：

葡萄糖→6-磷酸葡萄糖→1-磷酸葡萄糖→UDP-葡萄糖→UDP-葡萄糖醛酸

该途径位于细胞质中，前三步反应与糖原合成过程一致（图 8-6，81 页），第四步反应由 UDP-葡萄糖脱氢酶催化：

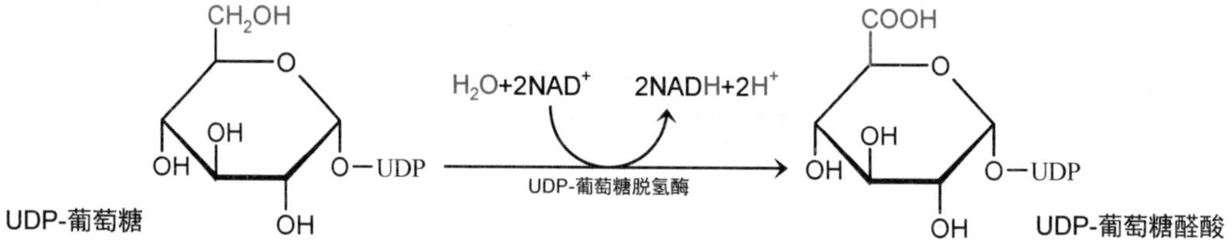

UDP-葡萄糖醛酸（活性葡萄糖醛酸）既为透明质酸、硫酸软骨素和肝素等黏多糖合成提供葡萄糖醛酸，又参与生物转化（第十六章，156 页）。

第三节　糖原代谢

糖原代谢是指葡萄糖与糖原的相互转化过程，其中葡萄糖合成糖原的过程称为糖原合成，糖原分解成 6-磷酸葡萄糖及葡萄糖的过程称为糖原分解。

糖原是糖的储存形式。当血糖升高时，大多数组织细胞可以摄取葡萄糖合成并储存糖原，其中肝细胞和快肌纤维合成储存的糖原最多，其糖原分别称为肝糖原和肌糖原。正常成人肝糖原总量 65～150g，占肝重（1.8kg）的 5%～10%；肌糖原 120～400g，占骨骼肌重（占体重的 40%～50%）的 0.7%～3%。当血糖下降及细胞需要葡萄糖时，糖原被分解利用。肝糖原分解可生成葡萄糖，释放入血，对维持血糖稳定并供给组织代谢（特别是脑细胞和红细胞）非常重要。肌糖原分解主要为肌肉收缩供能。

一、糖原代谢过程

糖原合成和糖原分解主要在肌肉和肝脏的细胞质中进行，反应发生在糖原的非还原端。

葡萄糖合成糖原的过程依次由肝葡萄糖激酶（或肌己糖激酶）、磷酸葡萄糖变位酶、UDP-葡萄糖焦磷酸化酶、糖原合酶、糖原分支酶催化（图 8-6），每连接一个葡萄糖消耗两个高能化合物，包括一个 ATP 和一个 UTP。糖原合成的反应方程式如下：

$Glc_n + Glc + ATP + UTP \rightarrow Glc_{n+1} + ADP + UDP + PP_i$

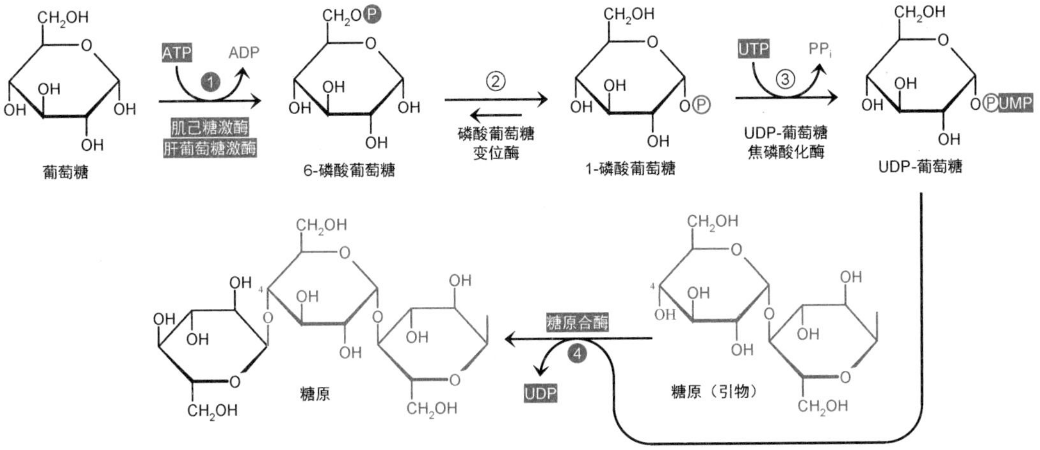

图 8-6 糖原合成

糖原分解成葡萄糖的过程依次由糖原磷酸化酶、磷酸葡萄糖变位酶、葡萄糖-6-磷酸酶、脱支酶催化进行（图 8-7）。糖原分解的反应方程式如下：

$$Glc_{n+1}+H_2O \rightarrow Glc_n+Glc$$

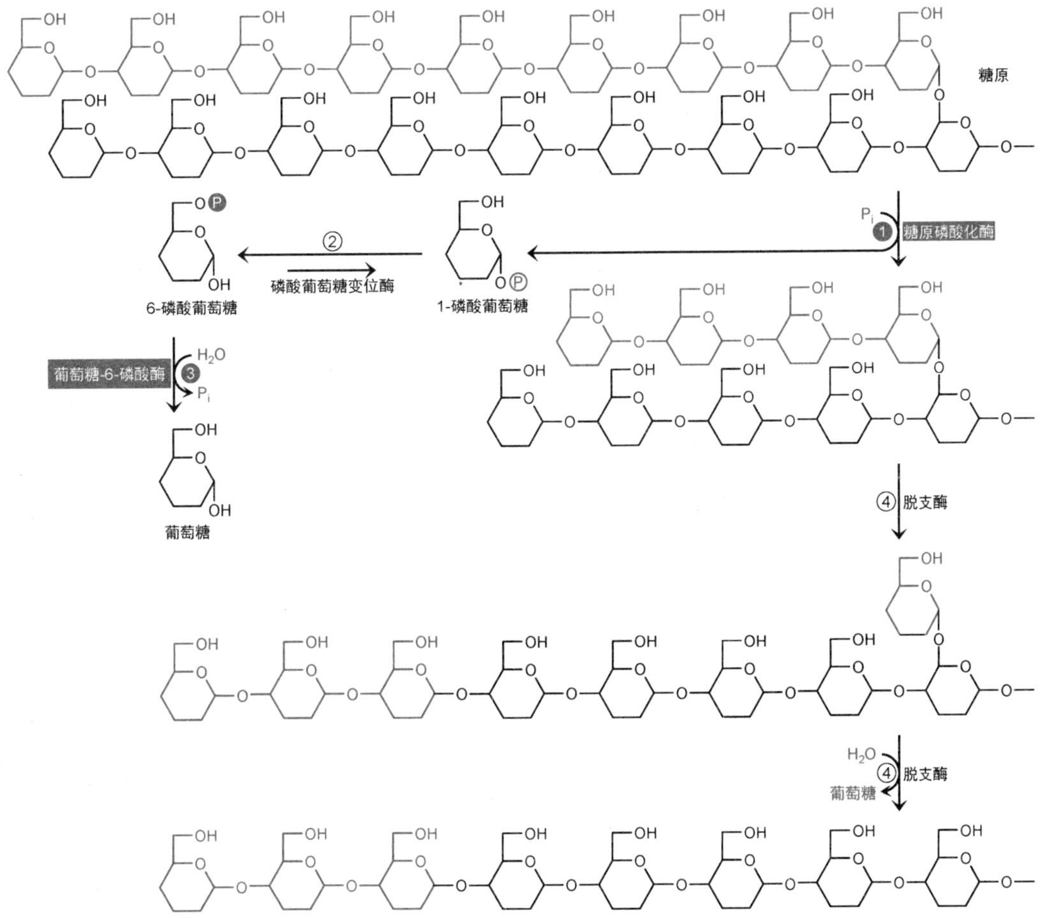

图 8-7 糖原分解

二、糖原代谢生理意义

糖原代谢主要是为了维持合适的血糖水平，缓冲饮食、禁食和高强度运动等对血糖的影响。

进食时血糖升高，肝细胞和肌细胞加快摄取葡萄糖，主要用于合成糖原，使血糖回落到正常水平；餐后 6~8 小时或高强度运动时血糖下降，肝糖原分解加快，生成的葡萄糖释放入血，使血糖回升到正常水平。

肝糖原分解是空腹即餐后 12~24 小时内补充血糖的主要来源。葡萄糖-6-磷酸酶主要存在于肝细胞（和肾皮质细胞）内，所以肝糖原分解可生成葡萄糖，直接补充血糖。

肌细胞没有葡萄糖-6-磷酸酶。肌糖原分解产生的 6-磷酸葡萄糖主要通过糖酵解途径代谢，释放能量推动合成 ATP 供给肌肉收缩。不过，肌糖原分解和无氧酵解生成的乳酸运到肝脏，可通过糖异生间接补充血糖（第 82 页）。

三、糖原代谢调节

肝糖原代谢和肌糖原代谢意义不同，其调节机制也不尽相同。糖原代谢的关键酶是糖原合酶和糖原磷酸化酶。肝细胞和肌细胞有各自的糖原合酶和糖原磷酸化酶同工酶，它们都受化学修饰调节和变构调节（表 8-7）。

表 8-7　糖原代谢调节

酶	磷酸化状态	去磷酸化状态	变构激活剂	变构抑制剂
糖原合酶	低活性（b 型）	高活性（a 型）	6-磷酸葡萄糖（b 型）	
糖原磷酸化酶	高活性（a 型）	低活性（b 型）	AMP（肌）	ATP、6-磷酸葡萄糖、葡萄糖（肝）

第四节　糖异生

糖异生是指由非糖物质合成葡萄糖的过程。能合成葡萄糖的非糖物质主要有乳酸（来自骨骼肌细胞无氧酵解）、氨基酸（来自食物消化吸收、饥饿时骨骼肌蛋白分解）、甘油（来自脂肪动员）。乳酸和 18 种编码氨基酸（第十章，111 页）可生成三羧酸循环中间产物，因而可合成葡萄糖。正常情况下每日可合成葡萄糖 80~160g。糖异生主要在肝细胞质中（个别反应在线粒体内和内质网中）进行。肾皮质也可进行糖异生，正常情况下每日合成量仅为肝的 10%，空腹时合成量可达肝的 40%，长期禁食时合成量与肝相当，可达 40g。脑、骨骼肌、心肌基本没有糖异生。

一、糖异生过程

在糖酵解途径中，葡萄糖通过 10 步反应生成丙酮酸，其中 3 步是不可逆反应。在糖异生途径中，丙酮酸通过 11 步反应生成葡萄糖，其中由丙酮酸羧化酶、磷酸烯醇式丙酮酸羧激酶、果糖-1,6-二磷酸酶、葡萄糖-6-磷酸酶催化的 4 步是不可逆反应，绕过了糖酵解途径的 3 步不可逆反应（图8-8）。糖异生途径的反应方程式如下：

$$2乳酸+4ATP+2GTP+6H_2O \rightarrow 葡萄糖+4ADP+2GDP+6P_i$$

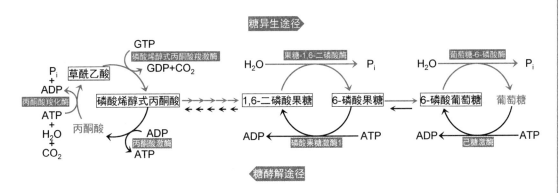

图8-8　糖异生和糖酵解的不可逆反应

二、糖异生生理意义

糖异生主要在饥饿时、高蛋白饮食时和高强度运动后进行。

1. **饥饿时维持血糖稳定**　成人机体储存葡萄糖约210g（糖原可提供约190g，体液游离葡萄糖约20g），可以满足机体日消耗量160~200g（其中包括脑细胞消耗100~120g，肾髓质、血细胞和视网膜等消耗约40g，肌细胞至少消耗30~40g）。因此，糖异生并非维持血糖所必需。然而，长期禁食（禁食3天以上）或饥饿时必需通过糖异生维持血糖高于2.2mmol/L（40mg/dL），以保证脑细胞等对血糖的利用。此时糖异生的主要原料是氨基酸（来自骨骼肌蛋白分解）和甘油（来自脂肪动员）。

2. **参与食物氨基酸的转化和储存**　大多数氨基酸经过脱氨基等分解代谢产生的 α-酮酸可以通过糖异生途径合成葡萄糖（第十章，111页）。因此，从食物消化吸收的氨基酸可以合成葡萄糖，并进一步合成糖原。

3. **参与乳酸的回收利用**　在某些生理（如高强度运动）和病理（如循环或呼吸功能障碍）状态下，肌糖原分解和无氧酵解生成大量乳酸，释放入血，运到肝脏，再合成葡萄糖（乳酸循环，84页）。这样可以回收乳酸，避免浪费，并防止酸中毒。

4. **肾脏糖异生促进排氨排酸**　氨基酸分解代谢产生的部分氨由谷氨酰胺运到肾脏排泄（第十章，110页）。肾脏糖异生消耗 α-酮戊二酸，促进谷氨酰胺、谷氨酸降解排氨。排至小管液的 NH_3 与 H^+ 结合成 NH_4^+，随尿液排泄，既避免 NH_3 重吸收，又促进排氢保钠，防止酸中毒。

三、糖异生调节

糖异生途径的关键酶是丙酮酸羧化酶、磷酸烯醇式丙酮酸羧激酶、果糖-1,6-二磷酸酶和葡萄糖-6-磷酸酶，糖酵解途径的关键酶是己糖激酶（肌）、葡萄糖激酶（肝）、磷酸果糖激酶1、丙酮酸激酶（表8-8）。糖异生和糖酵解都受能荷和代谢物水平调节，意义是维持血糖稳定，调节机制包括关键酶的结构调节和水平调节。

表 8-8 糖酵解与糖异生变构调节

	酶	变构激活剂	变构抑制剂	竞争性抑制剂
糖酵解	①己糖激酶		6-磷酸葡萄糖	
	②磷酸果糖激酶 1	AMP、2,6-二磷酸果糖、ADP	ATP、柠檬酸	
	③丙酮酸激酶	1,6-二磷酸果糖	ATP、乙酰辅酶 A、丙氨酸、长链脂肪酸	
糖异生	①丙酮酸羧化酶	乙酰辅酶 A	ADP	
	②磷酸烯醇式丙酮酸羧激酶		ADP	
	③果糖-1,6-二磷酸酶	柠檬酸	AMP	2,6-二磷酸果糖

1. 果糖-1,6-二磷酸酶和磷酸果糖激酶 1 所催化的 1,6-二磷酸果糖和 6-磷酸果糖的相互转化最重要。

（1）变构调节 果糖-1,6-二磷酸酶的变构激活剂是柠檬酸，变构抑制剂是 AMP，竞争性抑制剂是 2,6-二磷酸果糖；磷酸果糖激酶 1 的变构激活剂是 AMP、2,6-二磷酸果糖、ADP，变构抑制剂是 ATP、柠檬酸。

（2）化学修饰调节 肝磷酸果糖激酶 1 的 Ser528 被 N-乙酰氨基葡萄糖糖基化抑制。

2. 丙酮酸羧化酶、磷酸烯醇式丙酮酸羧激酶和丙酮酸激酶 所催化的磷酸烯醇式丙酮酸和丙酮酸的相互转化也很重要。

（1）变构调节 丙酮酸羧化酶的变构激活剂是乙酰辅酶 A，变构抑制剂是 ADP；磷酸烯醇式丙酮酸羧激酶的变构抑制剂是 ADP；丙酮酸激酶的变构激活剂是 1,6-二磷酸果糖，变构抑制剂是 ATP、丙氨酸、乙酰辅酶 A、长链脂肪酸。其中乙酰辅酶 A 既是丙酮酸羧化酶必需的变构激活剂，促进糖异生，又是丙酮酸激酶的变构抑制剂，抑制糖酵解。

（2）化学修饰调节 胰高血糖素及肾上腺素通过信号转导激活蛋白激酶 A，蛋白激酶 A 催化肝丙酮酸激酶磷酸化抑制；胰岛素通过信号转导激活一种蛋白磷酸酶，该蛋白磷酸酶催化肝丙酮酸激酶去磷酸化激活。

此外，糖异生和糖酵解关键酶的水平也受到调节。

四、乳酸循环

骨骼肌高强度运动产生的乳酸释放入血，被肝细胞摄取，异生成葡萄糖，释放入血，被肌细胞摄取，分解成乳酸，这一过程称为乳酸循环（Cori 循环）（图 8-9）。

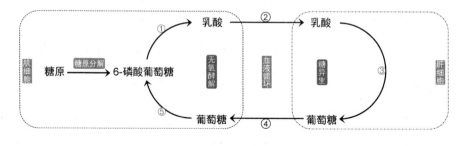

图 8-9 乳酸循环

乳酸循环的形成是因为肝细胞和肌细胞糖代谢特点的不同：肌细胞运动容易缺氧，无氧酵解活跃，会产生大量乳酸；肝细胞糖异生活跃，可以大量摄取乳酸并合成葡萄糖。因此，乳酸循环具有以下意义：①防止酸中毒。②乳酸再利用，避免营养流失。③肝脏通过乳酸循环为骨骼肌供能，不过每运输 2ATP 要付出 4ATP 的代价，因为由乳酸异生 1 分子葡萄糖要消耗 6ATP，而 1 分子葡萄糖无氧酵解只净得 2ATP。

第五节 血糖和糖代谢紊乱

血糖是指血中的游离葡萄糖，占血中全部单糖的 95% 以上。正常人空腹血糖是 4.5 ~ 5mmol/L 或 120mg/dL（临床参考值是 3.9~6.1mmol/L 或 70~110mg/dL）。进食后血糖升至 6.5 ~ 7.2mmol/L，但两小时后回落到正常水平。饥饿时血糖也能维持在 3.3~3.9mmol/L。

一、血糖来源和去路

血糖有多个来源和多条去路，并且受到严格调节，以维持血糖稳定。

1. 血糖来源 ①食物糖消化吸收：是血糖的主要来源。②肝糖原分解：是空腹血糖的主要来源。③糖异生：是饥饿时血糖的重要来源。

2. 血糖去路 ①氧化分解供能：是血糖的主要去路。②合成糖原：包括肝糖原和肌糖原。③转化为其他糖或非糖物质：包括核糖、脱氧核糖、氨基糖、唾液酸和糖醛酸等其他糖，脂肪和非必需氨基酸等非糖物质。

二、血糖调节

肝脏是调节血糖的主要器官，肾脏对维持血糖起重要作用。神经系统和激素通过调节肝脏和肾脏的糖代谢维持血糖稳定。

1. 肝脏调节 肝脏在血糖正常时释放葡萄糖，仅在进食后摄取葡萄糖。进食后肝门静脉血糖可达 20mmol/L，而肝静脉血糖则回落到 8~9mmol/L。

肝脏是通过调节糖原代谢和糖异生维持血糖的。当血糖偏高时，肝糖原合成增加，促进血糖消耗；糖异生减少，限制血糖补充，从而使血糖回落。当血糖偏低时，肝糖原分解增加，糖异生增加，补充血糖，从而使血糖回升。当然，肝脏对血糖的调节是在神经和激素的控制下进行的。

2. 肾脏调节 肾脏对某种物质的重吸收能力通常用肾阈（即该物质在尿中开始出现时的血浆水平）表示。肾小管对葡萄糖虽有很强的重吸收能力，但毕竟有一定限度，其极限值约为 2mmol/min，对应血糖水平是 8.9~10.0mmol/L 或 160~180mg/dL，该水平称为肾糖阈。只要血糖不超过肾糖阈，肾近端小管就能将小管液中的葡萄糖完全重吸收，不会出现糖尿。如果血糖超过肾糖阈，就会出现糖尿。正常人血糖基本低于肾糖阈，所以极少出现糖尿。肾糖阈是可以变化的，长期糖尿病患者肾糖阈升高，而有些孕妇肾糖阈降低。

此外，长期禁食时肾皮质还通过糖异生维持血糖。

3. 神经调节 是指通过反射调节代谢。用电刺激交感神经系统的视丘下部腹内侧核或内脏神经，导致肾上腺素和去甲肾上腺素分泌，促进肝糖原分解，使血糖升高；用电刺激副交感神经系统的视丘下部外侧或迷走神经，导致胰岛素分泌，促进肝糖原合成，使血糖下降。

4. 激素调节　是指激素通过信号转导调节代谢。胰岛 β 细胞分泌的胰岛素在主要激素中是唯一能降血糖的激素，且可以拮抗胰高血糖素和糖皮质激素；而能使血糖升高的激素主要有胰岛 α 细胞分泌的胰高血糖素、肾上腺髓质分泌的肾上腺素、肾上腺皮质分泌的糖皮质激素、垂体前叶分泌的生长激素和甲状腺分泌的甲状腺激素等。这些激素主要通过调节糖代谢途径维持血糖稳定，其中胰岛素和胰高血糖素起核心作用（表 8-9）。

表 8-9　激素对血糖的影响

	激素	效应	
降血糖激素	胰岛素	①促进肌细胞、脂肪细胞摄取血糖	④抑制肝、骨骼肌糖原分解
		②促进肝细胞、脂肪细胞葡萄糖转化为脂肪	⑤抑制糖异生
		③促进肝糖酵解和糖原合成，促进肌糖原合成	
升血糖激素	胰高血糖素	①促进肝糖原分解补充血糖	③抑制肝糖原合成
		②促进肝糖异生	④抑制肝糖酵解
	肾上腺素	①促进肝糖原分解补充血糖	③促进糖异生
		②促进肌糖原分解和糖酵解	
	糖皮质激素	①抑制肝外组织细胞摄取葡萄糖	②促进肝细胞摄取氨基酸，促进糖异生
	生长激素	①抑制肌细胞摄取葡萄糖	②促进糖异生
	甲状腺激素	①促进小肠吸收单糖	③促进糖的氧化分解（降血糖，但效应弱）
		②促进肝糖原分解和糖异生	

各种激素的调节作用并非孤立地各行其是，而是相互协同或相互制约，共同维持血糖稳定。

三、糖代谢紊乱

神经功能紊乱、内分泌紊乱、先天性酶缺乏及肝、肾功能不全都会引起糖代谢紊乱。无论何种原因引起糖代谢紊乱都会影响血糖，但只有血糖持续异常或耐糖曲线异常才可确定为糖代谢紊乱。

（一）低血糖

低血糖是指空腹血糖低于 2.8mmol/L（50mg/dL）。低血糖可由某些生理或病理因素引起：①长期禁食。②持续高强度运动。③胰岛 β 细胞增生或癌变导致胰岛素分泌过多，或胰岛 α 细胞功能低下导致胰高血糖素分泌不足。④垂体前叶或肾上腺皮质功能减退，导致生长激素或糖皮质激素等拮抗胰岛素的激素分泌不足。⑤严重肝病导致肝糖原合成和糖异生作用降低，肝脏不能有效地调节血糖。⑥孕妇胎儿耗糖量多，饮食间隔太长会导致孕妇和胎儿低血糖。早产儿（胎龄<37 周）和低出生体重儿（<2.5kg）几乎没有脂肪组织为糖异生提供甘油，糖异生酶系基因表达也不高，易患低血糖。

哺乳动物脑组织基本没有能量储备，主要依靠血糖供能，因此低血糖会导致脑功能障碍、昏迷甚至危及生命。

（二）高血糖及糖尿

高血糖是指空腹血糖高于 7.0mmol/L（130mg/dL）。高血糖引起体液高渗，影响血液流动性，细胞内酸和超氧阴离子积累，内皮系统、免疫系统、凝血系统受损。血糖超过肾糖阈 8.9～10.0mmol/L 时出现糖尿。

1. **垂体性糖尿**　生长激素分泌过多时，可因血糖升高而出现垂体性糖尿。

2. **肾性糖尿**　肾病（慢性肾炎、肾病综合征等）导致肾小管重吸收葡萄糖的能力减弱，肾糖阈降低，出现糖尿，称为肾性糖尿，可见尿糖阳性不一定有高血糖和糖代谢紊乱。

3. **生理性高血糖和糖尿**　正常人偶尔也会出现高血糖和糖尿，但都是暂时的，空腹血糖正常：①高糖饮食时，由于血糖快速升高，会出现一过性糖尿，称为饮食性糖尿。②情绪激动时，交感神经兴奋，肾上腺素分泌增加，引起血糖快速升高，会出现糖尿，称为情感性糖尿。

（三）糖尿病

糖尿病在中医学中属于"消渴"证，是一类多源性代谢紊乱，特征是持续性高血糖和糖尿，严重时还会引起酮症酸中毒（第九章，此时血糖多数是 16.7～33.3mmol/L）。发病机制是胰岛素分泌不足或应答障碍，引起糖、脂肪、蛋白质代谢紊乱，即血糖来源增多，去路减少，破坏正常状态下的动态平衡。微血管病变是糖尿病特异性并发症，可以造成各种器官的长期损伤和功能障碍（如糖尿病肾病、视网膜病）。目前全球有 3.46 亿糖尿病患者。

1. **糖尿病类型**　可分为 1 型、2 型、特殊类型和妊娠期糖尿病，以 1 型、2 型为主。

（1）1 型糖尿病　发病是由于自身免疫导致胰岛 β 细胞持续性破坏，导致胰岛素分泌不足，主要表现为细胞摄取葡萄糖能力下降、糖异生增加、脂肪动员增加、酮体生成增加。通常在童年期和青少年期即发病，需胰岛素终身治疗。

（2）2 型糖尿病　发病是由于以胰岛素抵抗为主伴 β 细胞功能缺陷，在葡萄糖刺激时，患者的胰岛素水平可稍低、基本正常、高于正常或分泌高峰延迟。通常在成年期发病，与肥胖、缺乏运动、不健康饮食相关，占糖尿病的 90%。治疗方案包括改变生活方式、减肥、口服药物、注射胰岛素。2 型糖尿病与 1 型糖尿病的主要区别是胰岛素基础水平与释放曲线不同。

（3）特殊类型糖尿病　包括已阐明病因的糖尿病和由其他病因所致的继发性糖尿病。例如慢性胰腺炎后期，半数患者因胰腺内分泌功能不全会引起糖尿病。

（4）妊娠期糖尿病　是指孕妇妊娠前未发现，在妊娠期（通常在妊娠中期或后期）才发现的糖尿病。

2. **糖尿病症状**　许多糖尿病患者有"三多一少"的症状，即多食、多饮、多尿和体重减轻：①患者糖氧化供能障碍，饥饿多食。②多食使血糖进一步升高，超过肾糖阈，出现糖尿，导致小管液渗透压升高，引起渗透性利尿，因而多尿。③多尿失水过多，血量减少引起口渴，因而多饮。④由于糖氧化供能障碍，体内脂肪动员增加（同时脂肪合成减少），严重时动员组织蛋白氧化供能，因而身体消瘦，体重减轻。此外，糖尿病最常见的精神症状是抑郁情绪。

3. **糖尿病血液指标**　血糖、果糖胺与糖化血红蛋白都可以用于诊断糖尿病和评价疗效，并指导预防糖尿病并发症。

四、糖耐量试验

葡萄糖耐量简称糖耐量，是指人体处理所给予葡萄糖的能力。糖耐量试验是临床上测定糖耐量的常用方法。

正常人糖代谢调节机制健全，即使摄入大量的糖，血糖水平也只有短暂升高，很快即可回落到正常水平，这是正常的耐糖现象。如果血糖升高不明显甚至不升高，或升高后回落缓慢，都反映血糖调节存在障碍，称为耐糖现象失常。

临床上常用的糖耐量试验是先测定受试者空腹血糖，然后5分钟内口服75g葡萄糖（或1g/kg体重）。之后在0.5、1、1.5、2、3小时时取血，测定血糖，以时间为横坐标，血糖水平为纵坐标绘制曲线，称为耐糖曲线（图8-10）。通过分析耐糖曲线可以诊断糖代谢紊乱疾病。

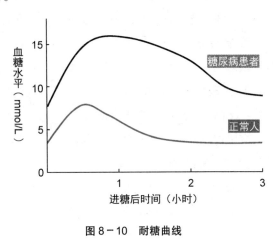

图8-10　耐糖曲线

1. **正常人耐糖曲线特点**　空腹血糖正常；口服葡萄糖后血糖升高，在1小时内达到高峰，但不超过肾糖阈；之后血糖迅速回落，2~3小时内降至正常水平。

2. **糖尿病患者耐糖曲线特点**　空腹血糖高于正常水平；口服葡萄糖后血糖急剧升高，且超过肾糖阈；2~3小时内血糖不能回落到空腹水平。

第九章 脂质代谢

脂质是重要的生命物质。人体脂质以体内合成为主，即使从食物摄入的脂质往往也要经过再加工才被利用。脂质代谢紊乱与心血管疾病、脂肪肝等有关。

第一节 概　述

脂质包括脂肪和类脂。它们的组成和结构不同，在体内的分布和生理功能也不尽相同。

一、脂质的分布

脂肪是脂肪组织的主要成分，占脂肪细胞质量的 80%~95%。脂肪组织包括白色脂肪组织和棕色脂肪组织（极少）。白色脂肪组织主要分布于皮下（皮下脂肪）、腹腔（内脏脂肪）和乳腺等部位，统称脂库，其功能是储存脂肪，所储存的脂肪称为贮脂。肌细胞也储存脂肪，但只为自身供能。贮脂占体重的 13%~40%。贮脂量因人而异，并且受营养状况、运动状态、神经和激素等多种因素影响，所以称为可变脂。可变脂通过合成与分解不断更新。

类脂是生物膜的结构成分，占体重的 2.5%~5%，并且在各组织器官中的含量比较稳定，基本不受营养状况和运动状态的影响，所以称为结构脂（固定脂）。

二、脂质的功能

脂质种类不一，功能多样（表9-1）。

表9-1　脂质主要功能

功能	举例	功能	举例	功能	举例
储能物质	贮脂	膜蛋白锚定	脂酰基、法尼基、磷脂酰肌醇类	辅助因子	维生素 K
维持体温	皮下脂肪	激素	钙三醇、类固醇激素、类花生酸	乳化剂	胆汁酸
生物膜成分	磷脂、糖脂、胆固醇	第二信使前体	磷脂酰肌醇类	视觉成分	视黄醇、视黄醛

三、脂质的消化

食物脂质每日摄入 60~150g，其中 90% 以上是脂肪（甘油三酯，50~100g），5% 是磷脂（4~8g），另有少量胆固醇酯（0.85~0.9g）、胆固醇（0.1~0.15g）、脂溶性维生素等。此外，肠道脱落细胞含有 2~6g 膜脂，每日死亡肠道细菌提供约 10g 膜脂。WHO 建议每日摄入脂肪 15%~30%，其中饱和脂肪酸低于 10%，多不饱和脂肪酸 6%~10%，反式脂肪酸低于 1%（以上都以供能计）。

食物脂质在消化道不同部位（以小肠为主）由不同来源的消化酶消化（多数需要胆汁酸协助），生成甘油一酯、溶血磷脂、胆固醇、脂肪酸。

1. 口腔   新生儿唾液腺分泌一种舌脂酶，可以把乳汁中含有短链脂肪酸、中链脂肪酸的甘油三酯水解成 1,2-甘油二酯，但对成人意义不大。

2. 胃   食物脂肪的 15%（成人）~50%（新生儿）由胃脂肪酶消化成 1,2-甘油二酯。胃脂肪酶由胃主细胞分泌，其最适 pH 4，耐酸、抗胃蛋白酶，消化时不需要胆汁酸协助，但进入小肠后失活。

3. 小肠   脂质主要在十二指肠和空肠部位消化，消化前先被胆汁酸乳化成微团（胶束）。消化由胰腺腺泡细胞分泌的脂酶催化，主要有胰脂肪酶、辅脂酶、磷脂酶 A$_2$ 和胆固醇酯酶等。

（1）甘油三酯   水解成脂肪酸、2-甘油一酯和甘油，由胰脂肪酶催化，需要辅脂酶协助其锚定于微团表面，以免被胆汁酸清除。胆汁分泌障碍会影响胰脂肪酶消化效率。

（2）甘油磷脂   水解成脂肪酸和溶血磷脂，由磷脂酶 A$_2$ 催化。

（3）胆固醇酯   水解成脂肪酸和胆固醇，由胆固醇酯酶催化。

未消化的食物脂质会在结肠被厌氧菌水解。

四、脂质消化产物的吸收

脂质消化产物由小肠刷状缘膜以自由扩散（甘油一酯）和载体介导的易化扩散（脂肪酸和胆固醇）方式摄取，大部分再酯化，装配成脂蛋白，通过血液运到全身各组织利用。

1. 短链脂肪酸、中链脂肪酸和甘油   摄取后直接由基侧膜进入肠系膜静脉、肝门静脉，进入血液循环。

2. 甘油一酯、长链脂肪酸、溶血磷脂、胆固醇和脂溶性维生素等   与胆汁酸形成更小的可溶性微团，由小肠刷状缘膜摄取。在滑面内质网中，2-甘油一酯再酯化成甘油三酯，在粗面内质网中与胆固醇酯（胆固醇再酯化生成）、胆固醇、磷脂、脂溶性维生素、载脂蛋白形成乳糜微粒，胞吐到毛细淋巴管，通过胸导管进入血液循环。

纤维素、果胶和琼脂等能与胆汁酸形成复合物，影响脂质乳化、消化和吸收，所以高纤维食物有助于减少胆固醇吸收。

五、脂质代谢一览

脂质代谢包括食物脂质的消化和吸收、脂肪的储存和动员、磷脂的合成和分解、胆固醇的合成和转化、血浆脂蛋白的形成和运输等。肝脏是脂质代谢中心，通过血浆脂蛋白的运输和代谢与肝外组织相互调配（图 9-1）。

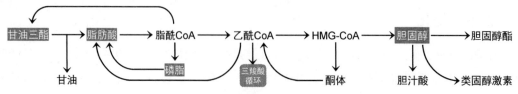

图 9-1 脂质代谢一览

第二节　甘油三酯代谢

甘油三酯代谢包括甘油三酯、脂肪酸和酮体的分解和合成。

一、甘油三酯分解代谢

脂肪组织可为绝大多数组织提供脂肪酸。甘油三酯分解代谢过程可分为三个阶段：①甘油三酯水解成甘油和脂肪酸，并逸出脂肪细胞，通过血液运到其他组织。②甘油被肝脏和肾脏等摄取利用。③脂肪酸被其他组织摄取、活化、转入线粒体，分解成乙酰辅酶 A，通过三羧酸循环氧化供能；肝细胞还可以利用乙酰辅酶 A 合成酮体，供肝外组织利用。

（一）脂肪动员

在静息状态和低强度运动（如散步）时，机体主要由脂肪动员释放的脂肪酸供能。脂肪动员是指脂肪细胞内的甘油三酯水解成甘油和脂肪酸的过程。脂肪动员依次由脂肪组织甘油三酯脂肪酶（ATGL）、激素敏感性脂肪酶（HSL）、甘油一酯脂肪酶（MGL）催化。肌细胞也有脂肪动员，但只是为肌细胞自身供能。

$$R_2\text{-}C\text{-}O\text{-}CH \begin{matrix} CH_2\text{-}O\text{-}C\text{-}R_1 \\ \\ CH_2\text{-}O\text{-}C\text{-}R_3 \end{matrix} + 3H_2O \xrightarrow{\text{ATGL、HSL、MGL}} \begin{matrix} CH_2\text{-}OH \\ HO\text{-}CH \\ CH_2\text{-}OH \end{matrix} + \begin{matrix} R_1\text{-}COOH \\ R_2\text{-}COOH \\ R_3\text{-}COOH \end{matrix}$$

L-甘油三酯　　　　　　　　　　　　　　　　　　　　甘油　　　　脂肪酸

脂肪动员受关键酶激素敏感性脂肪酶（可水解甘油三酯、甘油二酯、甘油一酯、胆固醇酯、视黄醇酯）和脂滴包被蛋白控制，它们则受两类激素调节：①脂解激素：包括胰高血糖素、肾上腺素、去甲肾上腺素、促肾上腺皮质激素、促黑素、促甲状腺激素、生长激素、加压素、糖皮质激素和甲状腺激素等，它们通过信号转导激活蛋白激酶 A，促进脂肪动员。②抗脂解激素：包括胰岛素、前列腺素 E_2、雌二醇（和烟酸）等，它们通过信号转导拮抗蛋白激酶 A，抑制脂肪动员。

（二）甘油代谢

甘油易溶于水，可直接通过血液运输。肝脏、肾脏、睾丸、肠道、棕色脂肪组织、哺乳期乳腺等细胞质中富含甘油激酶。它们可以摄取甘油，并将其磷酸化生成 3-磷酸甘油，然后脱氢生成磷酸二羟丙酮，通过糖酵解途径分解，或通过糖异生途径生糖（在肝脏）。骨骼肌细胞和脂肪细胞内没有甘油激酶或活性极低，所以不能利用甘油。

$$\begin{matrix} CH_2\text{-}OH \\ HO\text{-}C\text{-}H \\ CH_2\text{-}OH \end{matrix} \xrightarrow[\text{甘油激酶}]{ATP \quad ADP} \begin{matrix} CH_2\text{-}OH \\ HO\text{-}C\text{-}H \\ CH_2\text{-}O\,\text{Ⓟ} \end{matrix} \xrightarrow[\text{3-磷酸甘油脱氢酶}]{NAD^+ \quad NADH+H^+} \begin{matrix} CH_2\text{-}OH \\ C\text{=}O \\ CH_2\text{-}O\,\text{Ⓟ} \end{matrix}$$

甘油　　　　　　　　　　　　　　3-磷酸甘油　　　　　　　　　　　　磷酸二羟丙酮

（三）脂肪酸氧化

脂肪动员释放的长链脂肪酸入血后由白蛋白运输（1 分子白蛋白可结合 10 分子长链脂肪酸），被各组织细胞摄取，用于氧化供能（或合成脂质）。除脑细胞和红细胞外，肝脏、心脏、骨骼肌、肾、肺、睾丸、脂肪组织等大多数组织细胞都能摄取并氧化脂肪酸（或合成脂质），其中肝脏、心脏和骨骼肌氧化量最多，分别供给其所需能量的 80%、80% 和 50% 以上（静息状态）。脂肪酸氧化有多条途径，其中主要途径是先活化成脂酰辅酶 A，再通过 β 氧化分解成乙酰辅酶 A，这一分解过程是脂肪酸生物氧化第一阶段。β 氧化在线粒体内进行，长链脂肪酸是先在细胞质中活化再由肉碱转入线粒体。

1. **脂肪酸活化成脂酰辅酶 A** 反应由长链脂酰辅酶 A 合成酶（脂肪酸硫激酶）催化，生成的脂酰辅酶 A（活性脂肪酸）可转入线粒体氧化分解，也可以在细胞质中合成脂质。

$$R-\overset{O}{\overset{\|}{C}}-OH + CoA \xrightarrow[\text{脂酰辅酶A合成酶}]{ATP \quad AMP+PP_i} R-\overset{O}{\overset{\|}{C}}-SCoA$$

脂肪酸 ··· 脂酰辅酶A

脂肪酸活化产生的焦磷酸被焦磷酸酶催化水解：$PP_i+H_2O \rightarrow 2P_i$，因而每活化一分子脂肪酸实际消耗两个高能磷酸键，相当于消耗两分子 ATP。

2. **脂酰辅酶 A 转入线粒体** 以肉碱（L-肉碱）为载体转运，反应依次由线粒体外膜肉碱脂酰转移酶 I、线粒体内膜基质侧肉碱脂酰转移酶 II 催化（图9-2）。

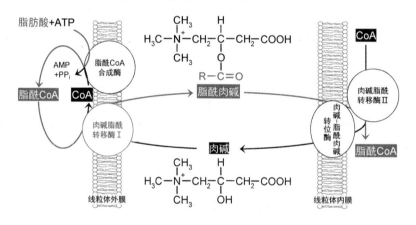

图9-2 脂肪酸转运

3. **脂酰辅酶 A 通过 β 氧化分解** 脂酰辅酶 A 接下来的氧化过程主要发生在 β 碳原子上，包括脱氢、加水、再脱氢和硫解四步反应，依次由脂酰辅酶 A 脱氢酶、α,β-烯脂酰辅酶 A 水化酶、L-β-羟脂酰辅酶 A 脱氢酶、β-酮脂酰辅酶 A 硫解酶催化，最终是 β-碳原子被氧化，所以称为 β 氧化（图9-3）。

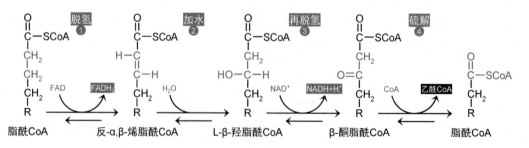

图9-3 脂肪酸 β 氧化

棕榈酰辅酶 A（C_{16}）发生一轮 β 氧化的反应方程式如下：

$$棕榈酰CoA+FAD+H_2O+NAD^++CoA→FADH_2+NADH+H^++豆蔻酰CoA+乙酰CoA$$

豆蔻酰辅酶A（C_{14}）再进行六轮脱氢、加水、再脱氢和硫解反应，最终分解成七分子乙酰辅酶A。棕榈酰辅酶A经过七轮 β 氧化分解的反应方程式如下：

$$棕榈酰CoA+7FAD+7H_2O+7NAD^++7CoA→7FADH_2+7(NADH+H^+)+8乙酰CoA$$

4. 乙酰辅酶A氧化 见第八章，76页。在标准条件下1分子棕榈酸完全氧化推动合成106分子ATP（表9-2），并生成122分子H_2O，反应方程式如下：

$$棕榈酸+23O_2+106(ADP+P_i)→16CO_2+106ATP+122H_2O$$

表9-2 棕榈酸氧化生成的ATP

8乙酰辅酶A	7FADH$_2$	7NADH	活化消耗ATP	净得ATP
10×8	1.5×7	2.5×7	2	106

5. 脂肪酸氧化调节 肉碱脂酰转移酶 I 是控制脂肪酸氧化分解的关键酶。

（四）酮体代谢

酮体包括乙酰乙酸、β-羟丁酸（D-β-羟丁酸）和丙酮，是脂肪酸分解代谢的中间产物。

1. 酮体生成 肝脏是脂肪酸分解最活跃的器官之一，是酮体生成的唯一部位。肝脏通过 β 氧化分解脂肪酸生成大量乙酰辅酶A，一部分乙酰辅酶A在线粒体内合成酮体（图9-4），反应①~④依次由乙酰辅酶A乙酰转移酶、羟甲基戊二酰辅酶A合成酶（HMG-CoA合成酶）、羟甲基戊二酰辅酶A裂解酶、β-羟丁酸脱氢酶催化，反应⑤自发进行，但很慢。

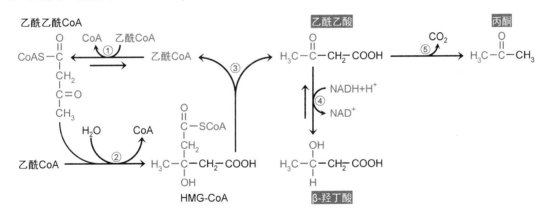

图9-4 酮体生成

2. 酮体氧化 肝脏合成的酮体释放入血后被肝外组织（如心、肾）细胞摄取，在线粒体内被氧化分解，反应依次由 β-羟丁酸脱氢酶、琥珀酰辅酶A转移酶、乙酰辅酶A乙酰转移酶催化（图9-5）。丙酮不能被利用，主要由肺呼出。

3. 酮体代谢生理意义 ①酮体是脂肪酸分解代谢的中间产物，是乙酰辅酶A的运输形式。肝脏的 β 氧化能力最强，生成的乙酰辅酶A可以供给其他组织。不过乙酰辅酶A不能直接通过生物膜，必须转化为可以运输的形式，这就是酮体。酮体是水溶性小分子，容易通过毛细血管壁，被肝外组织特别是心肌、骨骼肌、肾皮质甚至脑细胞摄取利用。空腹状态下心肌和骨骼肌代谢所需能量主要由脂肪酸和酮体提供，脑细胞所需能量的20%也由酮体提供。长期禁食引起血糖下降或长期高脂低糖饮食时，脑组织所需能量的60%~75%由酮体提供。②高水平血酮体抑制脂肪动员。

4. 酮体代谢紊乱 在正常饮食条件下，酮体生成较少，并且很快被肝外组织吸收利用，

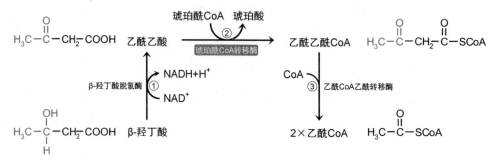

图 9-5　酮体氧化

所以血中仅有少量酮体（<0.3mmol/L 或 3mg/100mL，主要是 β-羟丁酸）。在长期禁食、高脂低糖饮食、1 型糖尿病未经治疗、先天性缺乏琥珀酰辅酶 A 转移酶患者长期低糖饮食时，肝细胞葡萄糖缺乏，草酰乙酸缺乏，三羧酸循环减弱；脂肪动员增加，血浆游离脂肪酸可达 2.0mmol/L；脂肪酸分解增加，酮体生成增加，超过肝外组织利用酮体的能力，造成血酮体升高（多在 4.8mmol/L 以上，甚至达到 9mmol/L 或 90mg/100mL），称为酮血症，此时尿酮体也会升高（日排泄量 500mmol 或 5g，而正常人日排泄量<12mmol 或 125mg，主要是 β-羟丁酸），称为酮尿症。酮血症和酮尿症统称酮症。乙酰乙酸和 β-羟丁酸都是有机酸，所以长期酮症会引起酮症酸中毒，累及组织，特别是中枢神经系统，可出现昏迷，甚至危及生命。

二、甘油三酯合成代谢

甘油三酯的合成部位主要是肝脏、脂肪组织和小肠黏膜，合成原料是脂肪酸和甘油。脂肪酸和甘油可来自食物消化吸收，或用消化吸收的葡萄糖和氨基酸合成。

（一）脂肪酸合成

体内可根据需要合成脂肪酸，或因营养过剩而合成脂肪酸。

1. 合成部位和合成原料　脂肪酸是在肝、脑、肺、肾、乳腺、脂肪组织等的细胞质中合成的。肝脏脂肪酸合成最活跃，其合成能力较脂肪组织大 8~9 倍。

乙酰辅酶 A 和 NADPH 是脂肪酸合成原料：乙酰辅酶 A 主要来自糖的有氧氧化，NADPH 来自磷酸戊糖途径及细胞质异柠檬酸脱氢酶、苹果酸酶催化的反应（图 9-6⑤）。

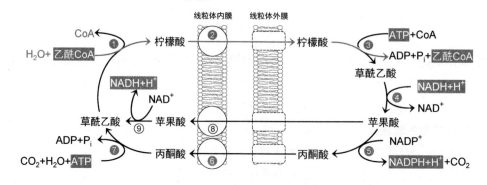

图 9-6　乙酰辅酶 A 转运

此外，脂肪酸合成还需要 ATP、生物素、HCO_3^-（CO_2）和 Mn^{2+}（或 Mg^{2+}）等。

2. **乙酰辅酶 A 转运** 乙酰辅酶 A 在线粒体内生成，而脂肪酸在细胞质中合成。乙酰辅酶 A 不能自由通过线粒体内膜，必须通过柠檬酸-丙酮酸循环或柠檬酸-苹果酸循环转到细胞质中，才能用于合成脂肪酸（图 9-6）。

3. **乙酰辅酶 A 活化** 即乙酰辅酶 A 羧化成丙二酰辅酶 A，反应由乙酰辅酶 A 羧化酶催化。乙酰辅酶 A 羧化酶是一种多功能酶，以生物胞素和 Mn^{2+} 为辅助因子。

$$乙酰CoA+CO_2+H_2O+ATP \rightarrow 丙二酰CoA+ADP+P_i$$

4. **棕榈酸合成** 棕榈酸是人体内从头合成的主要脂肪酸，由一分子乙酰辅酶 A 与七分子丙二酰辅酶 A 合成。棕榈酸合成过程实际上是乙酰辅酶 A 经历七次循环，每次循环从丙二酰辅酶 A 获得两个碳原子，最终被加长成棕榈酸。

棕榈酸是脂肪酸合成酶催化合成的主要产物。人脂肪酸合成酶是一种多功能酶，分子结构中有一个酰基载体蛋白结构域（ACP，ACP-SH）和六个活性部位：①丙二酰辅酶 A/乙酰辅酶 A-ACP 酰基转移酶（MAT）。②β-酮脂酰-ACP 合酶（KS，KS-SH）。③β-酮脂酰-ACP 还原酶（KR）。④β-羟脂酰-ACP 脱水酶（DH）。⑤烯脂酰-ACP 还原酶（ER）。⑥棕榈酰-ACP 水解酶（TE）。

棕榈酸合成是一个复杂的循环过程，可分为缩合（图 9-7①~③）、加氢（图 9-7④）、脱水（图 9-7⑤）、再加氢（图 9-7⑥）四个反应阶段。

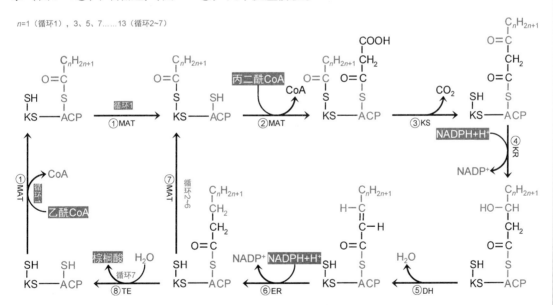

图 9-7 棕榈酸合成

棕榈酸合成的反应方程式如下：

$$乙酰CoA+7丙二酰CoA+14(NADPH+H^+) \rightarrow 棕榈酸+8CoA+7CO_2+14NADP^++6H_2O$$

5. **脂肪酸合成调节** 乙酰辅酶 A 羧化酶是控制脂肪酸合成最重要的关键酶，其活性受变构调节、化学修饰调节及水平调节。

此外，ATP 柠檬酸裂解酶（催化反应见图 9-6③）也是控制脂肪酸合成的关键酶，其活性受变构调节、化学修饰调节。

（二） 3-磷酸甘油合成

合成甘油三酯所需的甘油是其活化形式 3-磷酸甘油，主要由糖代谢中间产物磷酸二羟丙酮还原生成。此外，肝细胞富含甘油激酶，可以利用甘油。

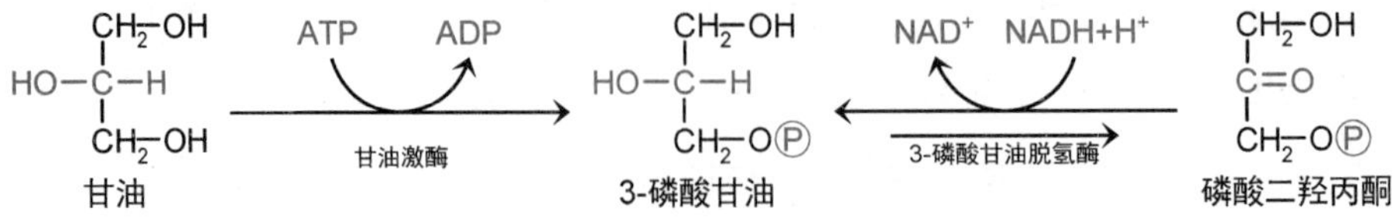

（三） 甘油三酯合成

由脂肪酸和甘油合成 1 分子甘油三酯要消耗 7 分子 ATP，反应方程式如下：

$$3脂肪酸+甘油+7ATP+4H_2O \rightarrow 甘油三酯+7(ADP+P_i)$$

1. 合成过程　脂肪酸先被活化成脂酰辅酶 A，然后由甘油三酯合成酶复合体催化与 3-磷酸甘油合成甘油三酯。甘油三酯合成酶复合体由 3-磷酸甘油酰基转移酶、溶血磷脂酸酰基转移酶、磷脂酸磷酸酶、甘油二酯-O-酰基转移酶 2 组成（图 9-8）。

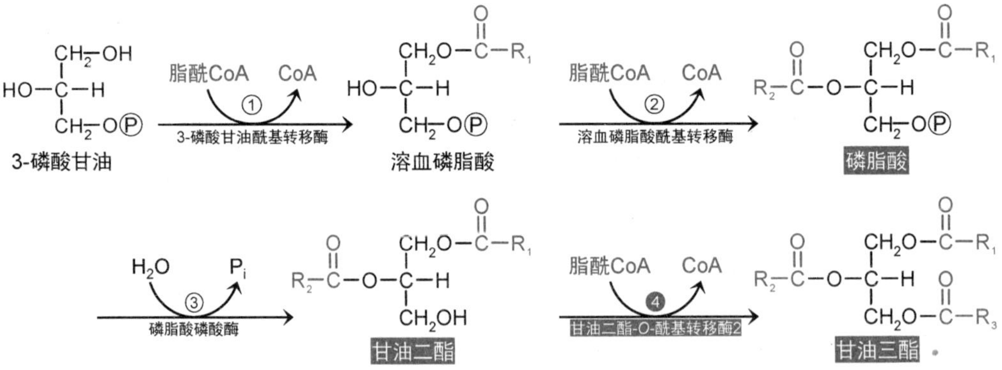

图 9-8　甘油三酯合成

上述合成途径从 3-磷酸甘油开始，有中间产物磷脂酸、甘油二酯生成，所以称为磷酸甘油途径（磷脂酸途径、甘油二酯途径），这是肝细胞和脂肪细胞合成甘油三酯的主要途径。

2. 合成部位和意义　肝脏、脂肪组织和小肠黏膜是合成甘油三酯的主要部位，但合成所需脂肪酸来源不尽相同，意义不同：①肝脏合成甘油三酯最多，但合成后几乎全部输出，合成所需脂肪酸来自食物脂质消化吸收、其他营养物质（特别是葡萄糖）合成和脂肪动员释放。②脂肪组织是甘油三酯的储存部位，合成所需脂肪酸主要来自血浆脂蛋白。③小肠黏膜用消化吸收的甘油一酯和脂肪酸合成甘油三酯（甘油一酯途径），是食物甘油三酯消化吸收的一个环节。

三、激素对甘油三酯代谢的调节

脂肪组织甘油三酯代谢很快，2~3 周更新一次。对甘油三酯代谢影响较大的激素有胰岛素、胰高血糖素、肾上腺素、甲状腺激素、糖皮质激素和生长激素等，其中胰岛素促进甘油三酯合成，其余激素促进甘油三酯分解，以胰岛素、肾上腺素和胰高血糖素最重要。

第三节 甘油磷脂代谢

磷脂包括甘油磷脂和鞘磷脂，合成于各组织内质网和高尔基体，其中90%合成于肝脏。磷脂酰胆碱和磷脂酰乙醇胺是人体内含量最高的甘油磷脂，占血液和各组织磷脂的75%以上。

一、甘油磷脂合成

甘油磷脂可以从食物中获取，也可在体内合成。

1. 合成部位　机体各种组织细胞都能合成甘油磷脂，以肝脏、肾脏和小肠等合成最多，合成主要在滑面内质网胞质面进行。

2. 合成原料　①合成各种甘油磷脂都需要甘油和脂肪酸。②合成不同的甘油磷脂还需要胆碱、乙醇胺、丝氨酸或肌醇等。③ATP 和 CTP 提供能量，ATP 还提供甘油磷脂中的磷酸基。

3. 合成过程　有两条途径分别合成不同的甘油磷脂。甘油二酯途径合成磷脂酰胆碱和磷脂酰乙醇胺（图9-9），CDP-甘油二酯途径合成磷脂酰肌醇和心磷脂（图9-10）。两条途径都消耗 CTP，只是 CTP 的活化对象不同。

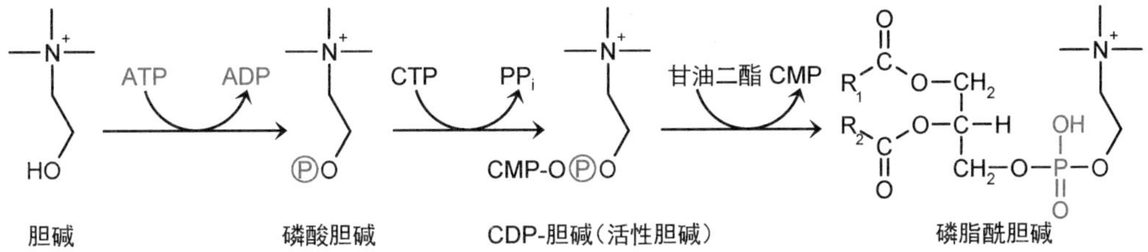

图9-9　甘油二酯途径

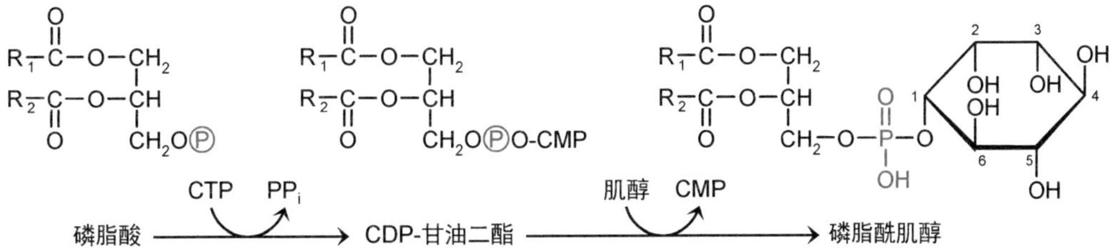

图9-10　CDP-甘油二酯途径

二、甘油磷脂分解

甘油磷脂在溶酶体内水解。水解甘油磷脂的酶主要有磷脂酶 A_1、磷脂酶 A_2、磷脂酶 C 和磷脂酶 D。它们水解甘油磷脂不同的酯键，得到不同的水解产物（图9-11）。

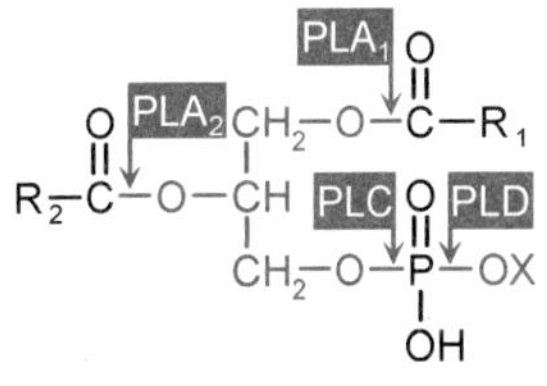

图9-11　磷脂水解

NOTE

第四节 类固醇代谢

机体每日消耗胆固醇约 1.5g，可以通过消化吸收外源性胆固醇（食物胆固醇）和自身合成内源性胆固醇进行补充，以合成为主。胆固醇转化主要在肝内进行，且主要转化为胆汁酸。大部分胆固醇不经转化直接随胆汁排入肠道，随粪便排出。

一、胆固醇合成

机体每日合成胆固醇 0.5~1g，合成量与食物胆固醇摄入量呈负相关。

1. 合成部位　各种有核细胞都能合成胆固醇，其中肝脏合成最多，小肠、肾皮质和生殖系统合成较多。胆固醇合成酶系存在于细胞质中和滑面内质网上。

2. 合成原料　乙酰辅酶 A 和 NADPH 是胆固醇的合成原料：乙酰辅酶 A 主要来自糖的有氧氧化，NADPH 主要来自磷酸戊糖途径。

此外，胆固醇合成还需要 ATP 供能。

3. 合成过程　胆固醇的合成过程比较复杂（图 9-12），可分为三个阶段。①合成甲羟戊酸（$3C_2 \rightarrow C_6$）。②合成鲨烯（$6C_6 \rightarrow C_{30}$）。③合成胆固醇（$C_{30} \rightarrow C_{27}$）。其中第一阶段催化羟甲基戊二酰辅酶 A 还原成甲羟戊酸的 HMG-CoA 还原酶（图 9-12②）是控制胆固醇合成的关键酶。

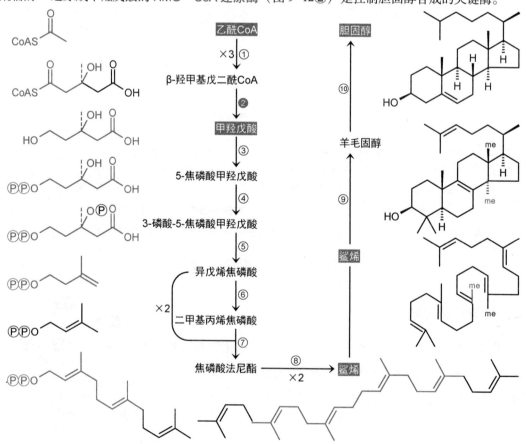

图 9-12　胆固醇合成

二、胆固醇酯化

胆固醇酯是胆固醇的储存形式和运输形式。胆固醇酯化在两个部位进行（图9-13）。

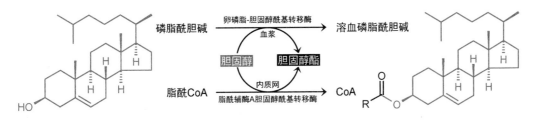

图9-13　胆固醇酯化

三、胆固醇转化和排泄

人体内胆固醇不能完全分解成 CO_2 和 H_2O，但可以转化为具有重要功能的物质，包括胆汁酸（第十六章，157页）和类固醇激素。

人体每日排泄胆固醇约 1.5g：①大部分以原形直接随胆汁（少量通过肠黏膜）排入小肠，随粪便排出（其中一部分在结肠先被肠道细菌还原成粪固醇）。②约 0.5g 在肝细胞转化为胆汁酸后汇入胆汁，排入小肠，随粪便排出。③少量（1%）以原形通过皮脂腺排泄。

四、胆固醇代谢调节

机体每日更新胆固醇约 1.5g，其来源和去路保持平衡。

胆固醇合成是为了维持胆固醇平衡、满足代谢需要。细胞内胆固醇平衡维持机制包括吸收调节和代谢调节，主要调节点是羟甲基戊二酰辅酶 A 还原酶、脂酰辅酶 A 胆固醇酰基转移酶、胆固醇 7α-羟化酶、低密度脂蛋白受体（图9-14）。

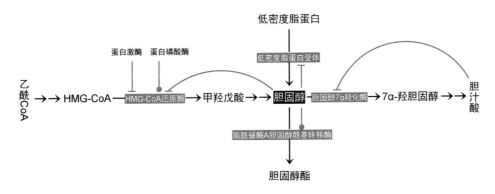

图9-14　胆固醇代谢调节

1. 羟甲基戊二酰辅酶 A 还原酶　简称 HMG-CoA 还原酶，是控制胆固醇合成的关键酶、大多数降胆固醇药物的靶点。既在转录、翻译、降解水平受胆固醇阻遏调节，又在结构上受化学修饰调节。

2. 低密度脂蛋白受体　简称 LDL 受体，位于细胞膜上，参与低密度脂蛋白摄取。其水平受胆固醇反馈调节。

3. 脂酰辅酶 A 胆固醇酰基转移酶　催化胆固醇酯化生成胆固醇酯，被胆固醇激活。

4. **胆固醇 7α-羟化酶**   是控制胆汁酸代谢的关键酶，催化胆固醇羟化成 7α-羟胆固醇（第十六章，158 页）。其水平受胆固醇诱导调节（第十六章，159 页）。

第五节   血脂和脂质代谢紊乱

血脂是血浆中所含脂质的统称。血浆脂蛋白是脂质在血浆中的存在形式和运输形式。脂质不溶于水，所以必须与蛋白质结合才能在血浆中运输。血浆脂蛋白是由脂质和蛋白质非共价结合形成的球形颗粒，其种类不一，结构和功能、来源和去路不尽相同。

一、血脂

血脂包括胆固醇酯、磷脂、甘油三酯、胆固醇和游离脂肪酸等，其来源和去路保持平衡（表 9-3）。禁食 12~14 小时后血脂水平维持在 400~700mg/dL（表 9-4），但受饮食、种族、性别、年龄、职业、运动状态、生理状态和激素水平等因素影响，差异较大，如青年人血胆固醇低于老年人。由于各组织器官之间脂质的交换或运输都通过血液进行，因而血脂水平可以反映其脂质代谢情况。某些疾病影响血脂水平，如糖尿病患者和动脉粥样硬化患者的血脂明显偏高，所以血脂测定具有重要的临床意义。

表 9-3   血脂的来源和去路

来源	食物脂质消化吸收	脂库动员	体内合成	
去路	氧化供能	进入脂库储存	转化为其他物质	构成生物膜

表 9-4   正常成人空腹血脂的组成和含量

组成	含量（均值）		
	mmol/L	mg/dL	%
总脂	–	400~700（500）	100
甘油三酯	0.11~1.69（1.13）	10~160（100）	16
游离脂肪酸	0.7~0.8	5~20（15）	4
总磷脂	48.44~80.73（64.58）	150~250（200）	30
总胆固醇	2.59~6.47（5.17）	150~200（200）	50
胆固醇酯	1.81~5.17（3.75）	70~200（145）	36
游离胆固醇	1.03~1.81（1.42）	40~70（55）	14

二、血浆脂蛋白的分类和命名

血浆脂蛋白是由脂质和蛋白质非共价结合形成的球形颗粒，可根据电泳或离心沉降特征进行分类和命名。

1. **电泳分类法**   各类脂蛋白的颗粒大小和所带电荷量不同，电泳速度也就不同（图 9-15），可分离出四类脂蛋白。①α 脂蛋白：移动最快，占脂蛋白总量的 30%~47%。②前 β 脂蛋白：占脂蛋白总量的 4%~16%，含量低时检不出。③β 脂蛋白：含量最高，占脂蛋白总量的 48%~68%。④乳糜微粒：位于点样处，在正常人空腹血浆中检不出，仅在进食后较多。

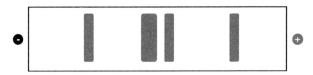

图9-15 血浆脂蛋白电泳图谱

2. 离心分类法 脂蛋白中脂质和蛋白质的比例不同，密度也就不同。脂质含量高蛋白质含量低的脂蛋白密度低，脂质含量低蛋白质含量高的脂蛋白密度高。通过密度梯度离心分离时，各种脂蛋白因密度不同而漂浮或沉降，可以按密度从低到高分出乳糜微粒（CM）、极低密度脂蛋白（VLDL）、低密度脂蛋白（LDL）和高密度脂蛋白（HDL）。

电泳分类法与离心分类法的对应关系是α脂蛋白、前β脂蛋白、β脂蛋白分别对应高密度脂蛋白、极低密度脂蛋白、低密度脂蛋白。

除上述脂蛋白外，血浆中还有中密度脂蛋白和脂蛋白(a)：①中密度脂蛋白（IDL）：是极低密度脂蛋白在血浆中代谢的中间产物，又称极低密度脂蛋白残粒（VLDL残粒）。②脂蛋白(a)：脂质组成与低密度脂蛋白相似，但含有载脂蛋白(a)。脂蛋白(a)来自肝细胞，其水平与患心血管疾病的危险性呈正相关。

三、血浆脂蛋白的组成

血浆脂蛋白由脂质和载脂蛋白组成。

1. 脂质 血浆脂蛋白中的脂质包括甘油三酯、磷脂、胆固醇酯和胆固醇等，其含量和比例在不同脂蛋白中差别极大（表9-5）。

表9-5 血浆脂蛋白一览

离心分类	CM	VLDL	IDL	LDL	HDL
密度（g/cm³）	<0.95	0.95~1.006	1.006~1.019	1.019~1.063	1.063~1.21
直径（nm）	50~1200	28~90	15~35	18~25	5~25
分子量	4×10^8	$1\times10^7 \sim 8\times10^7$	$5\times10^6 \sim 1\times10^7$	2.3×10^6	$1.75\times10^5 \sim 3.6\times10^5$
甘油三酯（%）	84~89	50~65	22~38	7~10	3~10
胆固醇酯（%）	3~5	10~15	30	35~40	12~21
游离胆固醇（%）	1~3	5~10	8	7~10	2~7
磷脂（%）	7~9	15~20	22~23	15~22	19~35
载脂蛋白（%）	1.0~2.5	5~10	11~20	20~25	32~57
主要载脂蛋白	A-Ⅰ、A-Ⅱ、A-Ⅳ B-48 C-Ⅰ、C-Ⅱ、C-Ⅲ E	B-100 C-Ⅰ、C-Ⅱ、C-Ⅲ E	B-100 C-Ⅲ E	B-100	A-Ⅰ、A-Ⅱ、A-Ⅳ C-Ⅰ、C-Ⅱ、C-Ⅲ D E
主要来源	小肠黏膜	肝	血浆VLDL	血浆VLDL/IDL 肝，小肠黏膜	肝，小肠黏膜
功能	运输食物甘油三酯和胆固醇	向肝外运输甘油三酯和胆固醇	LDL前体	向肝外运输胆固醇	向肝内运输胆固醇

2. **载脂蛋白（apo）** 是血浆脂蛋白中的蛋白质成分，由肝脏和小肠合成，主要有 apo A、B、C、D、E 五类。有些载脂蛋白可以在不同脂蛋白之间转移，如 apo A、C、E。载脂蛋白的主要功能是结合及运输脂质，此外各有其特殊功能（表9-6）。

表9-6 载脂蛋白的分布与功能

载脂蛋白	合成部位	主要分布	特殊功能
apo A-Ⅰ	肝脏、小肠	HDL、CM	促进肝外组织释放胆固醇，激活卵磷脂-胆固醇酰基转移酶（LCAT），识别 HDL 受体
apo A-Ⅱ	肝脏、小肠	CM、HDL	稳定 HDL 结构，抑制脂蛋白脂酶（LPL）
apo A-Ⅳ	小肠	HDL、CM	协助 apo C-Ⅱ 激活 LPL，激活 LCAT
apo B-48	小肠	CM	识别 apo B 受体，介导 CM 残粒和 VLDL 残粒内吞
apo B-100	肝脏	VLDL、LDL	识别 apo B、LDL 受体，介导 CM 残粒、VLDL 残粒和 LDL 内吞
apo C-Ⅰ	肝脏、小肠（少量）	VLDL、HDL	抑制脂蛋白与 LDL 受体等结合，与游离脂肪酸结合，抑制其被细胞摄取，抑制血浆胆固醇酯转移蛋白（CETP），激活 LCAT
apo C-Ⅱ	肝脏、小肠	HDL、VLDL、LDL、CM	激活 LPL
apo C-Ⅲ	肝脏	VLDL、HDL、CM	抑制 LPL 和肝脂肪酶
apo D	肝脏、小肠、肾脏等	HDL	与 LCAT 形成复合体
apo E	肝脏、脑、脾脏等	CM、VLDL、HDL	识别 LDL 受体，识别肝 apo E 受体，激活 LCAT

四、血浆脂蛋白的结构

各种血浆脂蛋白的基本结构相似，即近似球形，由疏水性较强的甘油三酯和胆固醇酯形成脂核，表面覆盖由磷脂、胆固醇和载脂蛋白形成的单分子层，其疏水基团与脂核结合，亲水基团朝外（图9-16）。

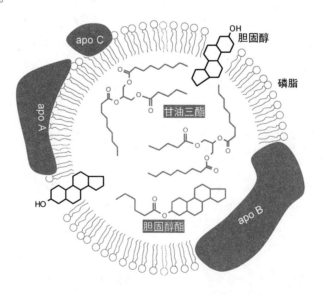

图9-16 乳糜微粒结构

五、血浆脂蛋白的功能

不同血浆脂蛋白的形成部位不同，功能也不同。

1. **乳糜微粒（CM）** 形成于小肠上皮细胞，功能是运输食物甘油三酯和胆固醇。

2. **极低密度脂蛋白（VLDL）** 主要形成于肝细胞，功能是向肝外组织运输甘油三酯和胆固醇。此外有少量形成于小肠上皮细胞。

3. **低密度脂蛋白（LDL）** 极低密度脂蛋白/中密度脂蛋白代谢的中间产物，功能是向肝外组织运输胆固醇。

4. **高密度脂蛋白（HDL）** 主要形成于肝细胞，少量形成于小肠上皮细胞，功能是从肝外组织向肝内运输胆固醇，此外通过 apo C、E 循环参与 CM、VLDL 代谢。

六、脂质代谢紊乱

脂质代谢紊乱导致高脂血症、家族性高胆固醇血症、动脉粥样硬化和冠心病、黄色瘤、肥胖。

1. **高脂血症（脂血症）** 是指空腹血脂持续高于正常水平。临床上高脂血症主要是指血胆固醇或甘油三酯水平超过正常上限的异常状态。血胆固醇和甘油三酯的正常上限因地区、种族、饮食、年龄、职业及测定方法等的不同而异。一般以禁食 12~14 小时后血浆甘油三酯 1.7mmol/L（150mg/dL）、总胆固醇 5.2mmol/L（200mg/dL）为正常上限。脂质在血浆中都以脂蛋白形式存在，所以高脂血症实际上是**高脂蛋白血症（异常脂蛋白血症）**。1970 年，WHO 建议将高脂血症分为六型（表 9-7）。我国高脂血症主要是 Ⅳ 型（占 50% 以上）和 Ⅱ 型（约占 40%）。

表 9-7 高脂血症分型

分型	CM	VLDL	IDL	LDL	甘油三酯	胆固醇	分布（%）
Ⅰ	↑				↑↑↑	↑	<1
Ⅱa				↑		↑↑	10
Ⅱb		↑		↑	↑↑	↑↑	40
Ⅲ			↑		↑↑	↑↑	<1
Ⅳ		↑			↑↑		45
Ⅴ	↑	↑			↑↑↑	↑	5

2. **肥胖** 是指贮脂过多导致体内发生一系列病理生理变化，是内分泌系统疾病的常见症状和体征。目前国际上用**体重指数（BMI）**作为肥胖度的衡量标准：BMI = 体重（kg）/身高^2（m^2），BMI>30 为肥胖。成人脂肪细胞数目稳定，故肥胖导致脂肪细胞体积增大，可达正常脂肪细胞的 1000 倍；生长发育期儿童肥胖则表现为脂肪细胞体积增大，数目也增加。

肥胖（特别是腹部肥胖）是导致冠心病、2 型糖尿病、肿瘤（子宫内膜、乳腺、结肠）、高血压、血脂异常（高胆固醇、高甘油三酯）、中风、肝胆疾病、呼吸异常（睡眠呼吸暂停）、骨关节炎、妇科疾病（月经异常、不育）及其他内分泌紊乱的危险因素。

第十章 蛋白质的分解代谢

蛋白质具有重要的生理功能，并通过合成和分解不断更新。因为基因表达过程是基因指导合成功能产物 RNA 和 mRNA 指导合成蛋白质的过程，所以蛋白质合成是基因表达过程的后期事件，将在第十四章介绍，这里介绍其分解代谢。

第一节 概 述

食物蛋白质是重要的营养成分，在消化道内由消化酶水解成氨基酸。氨基酸由小肠上皮细胞摄取，通过血液供给全身各组织利用。少量未被消化的蛋白质、寡肽和未被吸收的氨基酸被肠道细菌代谢。某些代谢产物对人体有害。

一、蛋白质的营养作用

蛋白质是生命的物质基础，其重要的生理功能是维持组织细胞的结构、代谢、更新、修复。蛋白质是用氨基酸合成的，其中一部分氨基酸必须从食物获取。因此，食物蛋白质对生命活动十分重要。

1. **氮平衡** 是氮摄入量与氮排出量的动态平衡状态，用以评价机体蛋白质代谢状况。摄入氮主要来自食物蛋白质，大部分用于合成组织蛋白。排出氮主要来自组织蛋白分解，约 90% 随尿液、10% 随粪便排出，此外表皮脱落、出汗也丢失部分氮。因此，分析氮摄入量和氮排出量在一定程度上可以评价机体蛋白质的合成和分解状况。氮平衡有以下三种类型：

（1）**总氮平衡** 即氮摄入量等于氮排出量，机体总氮量不变，说明蛋白质的合成与分解保持平衡，多见于正常成人。

（2）**正氮平衡** 即氮摄入量多于氮排出量，机体总氮量增加，说明蛋白质合成多于分解，多见于成长期、怀孕期、康复期。

（3）**负氮平衡** 即氮摄入量少于氮排出量，机体总氮量减少，说明蛋白质合成少于分解，多见于外伤（烧伤、手术等）、晚期肿瘤、恶性营养不良、消瘦、感染。

根据氮平衡状态可分析体内蛋白质代谢状况，还可推荐蛋白质需要量。

2. **食物蛋白质的营养价值** 摄入蛋白质不仅要考虑量，还必须考虑质——蛋白质的营养价值。蛋白质的营养价值主要取决于其所含必需氨基酸的种类、含量和比例。

（1）**必需氨基酸和非必需氨基酸** 20 种编码氨基酸中有 9 种氨基酸（苯丙氨酸、蛋氨酸、组氨酸、缬氨酸、赖氨酸、异亮氨酸、亮氨酸、色氨酸和苏氨酸）不能在人体内合成，需从食物获取，缺乏其中任何一种都会出现负氮平衡。这9种氨基酸称为**必需氨基酸**（营养必需氨基酸）。其余11种氨基酸可以在人体内合成，不依赖食物供给，称为**非必需氨基酸**（营养非必需氨基酸）。人体内合成的精氨酸量可以满足正常成人的代谢需要，但对于生长发育期的个体来说仍然需要从食物中获取，因而有人将精氨酸也归入必需氨基酸。

食物蛋白质营养价值的高低主要取决于其所含必需氨基酸的种类、含量和比例是否与人体需要一致。蛋白质所含必需氨基酸的种类全、含量高且比例与人体需要一致，营养价值就高。和植物蛋白相比，动物蛋白所含必需氨基酸种类全、含量高且比例更符合人体需要，所以牛肉、鸡蛋和牛奶蛋白的营养价值较高。

（2）食物蛋白质的互补作用　将几种营养价值较低的食物蛋白质搭配食用，可使必需氨基酸得到相互补充，营养价值得到提高，称为食物蛋白质的互补作用。例如，谷物蛋白（玉米蛋白质例外）富含蛋氨酸和色氨酸而缺乏赖氨酸和异亮氨酸，豆类蛋白富含赖氨酸和异亮氨酸而缺乏蛋氨酸和色氨酸，这两类蛋白质单独食用营养价值较低，按一定比例搭配食用可提高其营养价值。

二、蛋白质的消化

消化道消化的蛋白质既有食物蛋白质又有内源蛋白质。内源蛋白质包括酶、激素、免疫球蛋白、肠道脱落细胞蛋白质。蛋白质是生物大分子，未经消化很难吸收，而且食物蛋白质有免疫原性，如果不经消化直接吸收会引起过敏反应（如小麦面筋蛋白中的麦醇溶蛋白引起乳糜泻），严重时会因血压下降等引起休克。因此，蛋白质必须水解成氨基酸和寡肽，才能被机体有效吸收和安全利用。

食物蛋白质在消化道不同部位由不同来源的蛋白酶消化，其中小肠是主要消化部位。

1. 口腔　食物蛋白质在口腔内没有酶促消化，因为口腔细胞不分泌蛋白酶。

2. 胃　食物蛋白质在胃内由胃蛋白酶部分消化。胃蛋白酶属于内肽酶，最适 pH 1.8～3.5（pH>5 时失活）。胃蛋白酶专一性较差，但优先水解 R 基较大的疏水性氨基酸形成的肽键。

由于食物在胃内停留时间较短，食物蛋白质在胃内消化程度仅为 10%～20%，消化产物是多肽和寡肽。另外，食物蛋白质在胃内的消化并不是必需的，胃切除或不分泌酸的恶性贫血患者（胃液 pH>7）的食物蛋白质消化不受影响。不过，胃蛋白酶可使乳酪蛋白形成凝块，延长留胃时间，使其消化更充分，这对婴儿较重要。

3. 小肠　食物蛋白质主要在小肠的十二指肠和空肠部位消化，消化产物是氨基酸和部分寡肽，消化过程由胰腺和小肠上皮细胞分泌的多种蛋白酶和肽酶催化。

（1）胰腺分泌的蛋白酶（胰酶）　经胰管分泌到十二指肠，与食糜混合，将食物蛋白质水解成氨基酸（约30%）和寡肽（约70%，主要是二肽和三肽）的混合物。胰酶根据专一性的不同分为内肽酶和外肽酶。①内肽酶：水解肽链非末端肽键，水解产物是寡肽。内肽酶主要有胰蛋白酶、糜蛋白酶和弹性蛋白酶。②外肽酶：水解肽链末端肽键，水解产物是氨基酸。胰腺分泌的外肽酶主要有羧肽酶 A 和羧肽酶 B（表 10-1）。

表 10－1   人体部分蛋白酶专一性

蛋白酶	水解肽键的专一性
激肽释放酶，凝血酶	精氨酸羧基形成的肽键
胃蛋白酶	R 基较大的疏水性氨基酸形成的肽键
胰蛋白酶	R 基较长且带正电荷氨基酸（精氨酸、赖氨酸）羧基形成的肽键
糜蛋白酶	芳香族氨基酸或 R 基较大的疏水性氨基酸羧基形成的肽键
弹性蛋白酶	R 基较小的氨基酸（如丙氨酸、丝氨酸）羧基形成的肽键
羧肽酶 A	C 端氨基酸（精氨酸、赖氨酸、脯氨酸、谷氨酸、天冬氨酸除外）
羧肽酶 B	C 端氨基酸（特别是赖氨酸、精氨酸）

（2）小肠上皮细胞蛋白酶　包括肠激酶和寡肽酶。①肠激酶：位于十二指肠刷状缘膜上，可以激活胰蛋白酶原。②寡肽酶：位于十二指肠和空肠刷状缘膜上和细胞质中，刷状缘寡肽酶主要是氨肽酶 N 和二肽酶，此外还有内肽酶和羧肽酶。氨肽酶 N 可水解寡肽 N 端的肽键，生成氨基酸和 C 端是脯氨酸的二肽。二肽由二肽酶水解。

综上所述，在各种蛋白酶的共同作用下，通常有超过 96% 的食物蛋白质在消化道内被消化，既消除了其免疫原性，又可被机体有效吸收和安全利用。

三、蛋白质消化产物的吸收

食物蛋白质消化产物氨基酸大部分在十二指肠和空肠被吸收，吸收后大部分进入血液循环，少量用于小肠蛋白质合成。氨基酸的吸收机制与葡萄糖类似，即由小肠刷状缘膜同向转运体以继发性主动转运方式摄取，从基侧膜以载体介导的易化扩散方式进入组织液、血液。由于氨基酸种类多，结构各异，因而其转运体有不止一种（表 10-2）。

表 10－2   参与人体氨基酸跨膜转运的部分转运体

转运体	性质	主要转运对象	共转运对象
中性氨基酸转运蛋白 B⁰	同向转运体	中性氨基酸	钠
中性氨基酸转运蛋白 B⁰AT1	同向转运体	中性氨基酸	钠
中性氨基酸转运蛋白 B⁰AT3	同向转运体	中性氨基酸	钠
质子偶联氨基酸转运蛋白	同向转运体	中性氨基酸（小分子量：Gly、Ala、Pro）	氢
氨基酸转运蛋白 b⁰,⁺AT 1	单向转运体	中性氨基酸、碱性氨基酸、胱氨酸	－
兴奋性氨基酸转运蛋白 3	同向转运体	酸性氨基酸、半胱氨酸	钠、氢
亚氨基酸转运蛋白 XTRP3	同向转运体	脯氨酸、甘氨酸	钠、氢
寡肽转运蛋白	同向转运体	二~四肽	氢

食物蛋白质消化吸收部分 99% 是氨基酸，极少量是肽，微量是蛋白原形（这部分有时会引起过敏反应）。

四、腐败

腐败是指少量未被消化的食物蛋白质和未被吸收的消化产物在远端结肠被肠道细菌发酵，

进行分解。腐败产物中既有营养成分如 B 族维生素和短链脂肪酸，又有有害成分如胺类、酚类和氨。

1. 部分腐败产物 ①胺类：氨基酸脱羧产物，例如尸胺。②酚类：酪氨酸的腐败产物，例如苯酚。③氨：氨基酸还原脱氨基产物，尿素水解产物。④硫化氢：含硫氨基酸的腐败产物。⑤吲哚类：色氨酸的腐败产物，例如吲哚和甲基吲哚（粪臭成分，表 10-3）。

表 10-3 腐败产物

氨基酸	腐败产物	氨基酸	腐败产物	氨基酸	腐败产物
组氨酸	组胺	酪氨酸	酪胺、β-羟酪胺、苯酚、对甲酚	半胱氨酸	硫化氢
赖氨酸	尸胺	苯丙氨酸	苯乙胺、苯乙醇胺	色氨酸	吲哚、甲基吲哚
精氨酸	腐胺	氨基酸	氨		

2. 肝性脑病的假神经递质学说 腐败产物也会被吸收。胺类腐败产物大多有毒性，例如组胺会使血压下降，酪胺会使血压升高。它们被吸收后通常会被肝细胞摄取并转化解毒，例如酪胺由单胺氧化酶转化清除。肠梗阻导致腐败产物生成增加，肝功能损害导致肝脏不能及时转化腐败产物，这些疾病都会导致一些胺类进入脑组织。例如，酪胺和苯乙胺进入脑细胞，分别由多巴胺-β-羟化酶转化为 β-羟酪胺和苯乙醇胺，其结构类似于儿茶酚胺类神经递质（多巴胺、去甲肾上腺素、肾上腺素），故称假神经递质。假神经递质并不能传导兴奋，反而竞争性抑制神经递质传导兴奋，引起脑功能障碍，产生深度抑制而昏迷，临床上称为肝性脑病、肝昏迷，这就是肝性脑病的假神经递质学说。

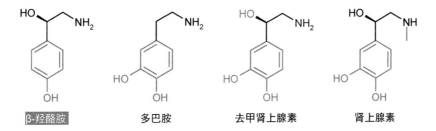

β-羟酪胺　　　多巴胺　　　去甲肾上腺素　　　肾上腺素

五、氨基酸代谢一览

氨基酸代谢库（氨基酸库）是指体液中的全部游离氨基酸，其中超过 50% 位于肌组织，约 10% 位于肝组织、约 4% 位于肾、1%~6% 位于血浆。

1. 氨基酸库的来源 ①食物蛋白质消化吸收。②组织蛋白分解。③机体合成非必需氨基酸。

2. 氨基酸库的去路 ①合成组织蛋白，是主要去路。②脱氨基生成 α-酮酸和氨。③通过脱羧基及其他特殊代谢途径生成胺类和其他活性物质。

氨基酸的来源和去路保持平衡（图 10-1）。

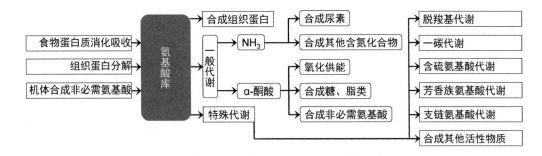

图 10-1　氨基酸库及代谢一览

第二节　氨基酸的一般代谢

氨基酸的一般代谢通常是指氨基酸的脱氨基代谢，即氨基酸脱氨基生成 α-酮酸和氨。生成的氨一部分用于合成含氮化合物，其余排出体外，且大部分先合成尿素，经肾脏排泄。α-酮酸则被进一步代谢利用。氨基酸的一般代谢主要在肝细胞进行，但支链氨基酸（缬氨酸、亮氨酸、异亮氨酸）的一般代谢主要在肌细胞进行。

一、氨基酸脱氨基

氨基酸可以通过转氨基、氧化脱氨基、联合脱氨基及其他脱氨基代谢进行脱氨基，以联合脱氨基为主。

1. **转氨基**　是指氨基酸的 α-氨基转移到 α-酮酸的羰基碳上，生成相应的 α-酮酸和新的 α-氨基酸，反应由转氨酶（氨基转移酶）催化。

$$\text{氨基酸1} + \text{α-酮酸2} \xrightleftharpoons[\text{转氨酶}]{} \text{氨基酸2} + \text{α-酮酸1}$$

转氨反应具有以下特点：①反应过程只发生转氨基，未产生游离氨（NH_3）。②转氨反应是可逆的，通过其逆反应可以合成非必需氨基酸。③转氨酶以磷酸吡哆醛或磷酸吡哆胺为辅助因子。④许多氨基酸都能通过转氨反应脱氨基（甚至鸟氨酸的 δ-氨基也可以），但编码氨基酸中赖氨酸、苏氨酸、脯氨酸例外。

转氨酶广泛存在于各组织细胞质中和线粒体内，特别是在心肌细胞和肝细胞内活性最高，但在血浆中活性很低。重要的转氨酶有谷丙转氨酶 GPT（丙氨酸转氨酶 ALT：丙氨酸+α-酮戊二酸→谷氨酸+丙酮酸）和谷草转氨酶 GOT（天冬氨酸转氨酶 AST：天冬氨酸+α-酮戊二酸→谷氨酸+草酰乙酸）（表 10-4）。

表 10-4　正常成人各组织及血浆中 GOT 和 GPT 活性（单位/每克组织）

组织	心脏	肝脏	骨骼肌	肾脏	胰腺	脾	肺	血浆
GOT	156000	142000	99000	91000	28000	14000	10000	20
GPT	7100	44000	4800	19000	2000	1200	700	16

当组织细胞受损时，细胞膜通透性增加，转氨酶会从细胞内逸出，进入血液，引起血浆转氨酶升高。例如病毒性肝炎、化脓性胆管炎、急性胆囊炎、心肌梗死患者血浆 GPT 活性明显升高，心肌梗死患者血浆 GOT 活性明显升高。临床上常用 GPT 和 GOT 作为这些疾病的诊断和预后指标。

多数转氨酶催化的转氨反应都是把氨基酸的 α-氨基转移给 α-酮戊二酸，生成谷氨酸和相应的 α-酮酸，或其逆反应；但也有例外，例如丝氨酸-丙酮酸转氨酶。

2. **氧化脱氨基** 是指在酶的催化下，氨基酸氧化脱氢、水解脱氨基，生成氨和 α-酮酸，反应在线粒体内进行。催化氧化脱氨基的酶有谷氨酸脱氢酶和氨基酸氧化酶，以谷氨酸脱氢酶为主。

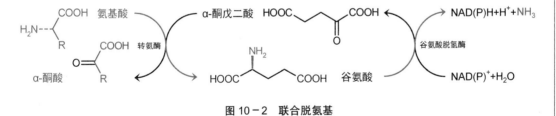

谷氨酸脱氢酶（L-谷氨酸脱氢酶）包括同工酶 1 和 2，具有以下特点：①同工酶 1 分布广、活性高（肌细胞除外），能催化谷氨酸氧化脱氨基，生成氨和 α-酮戊二酸。②是以 NAD^+（或 $NADP^+$）为辅酶的不需氧脱氢酶，所产生的 NADH 可通过氧化磷酸化推动合成 2.5 个 ATP。③所催化的反应可逆（平衡常数约为 1），细胞内通过其逆反应合成谷氨酸。④哺乳动物同工酶 1 是一种变构酶，其活性受 ATP、GTP 变构抑制，受 ADP 变构激活。

3. **联合脱氨基** 是指氨基酸转氨基与谷氨酸氧化脱氨基的联合，即氨基酸将氨基转移给 α-酮戊二酸，生成谷氨酸，谷氨酸再氧化脱氨基生成氨。联合脱氨基由转氨酶和谷氨酸脱氢酶联合催化，两种酶在体内普遍存在，所以联合脱氨基是体内许多氨基酸脱氨基的主要途径。联合脱氨基反应可逆，其逆反应是合成非必需氨基酸的主要途径（图 10-2）。

图 10-2 联合脱氨基

4. **其他非氧化脱氨基** 少数氨基酸可通过其他方式脱氨基：①丝氨酸和苏氨酸脱水脱氨基，生成丙酮酸和 α-酮丁酸。②半胱氨酸脱硫化氢脱氨基，生成丙酮酸。

二、氨的代谢

除氨基酸脱氨基产生氨之外，体内其他代谢也产生一部分氨。它们与消化道吸收的氨汇入血液，统称血氨。血氨一部分用于合成含氮化合物，其余排出体外，并且大部分先在肝脏合成尿素，经肾脏排泄。

1. **氨的来源和去路** 氨的来源：①氨基酸脱氨基，是氨的主要来源。②肠道内腐败和尿素分解产氨，在结肠吸收。③其他含氮物质分解，例如核苷酸分解、胺类氧化。

氨的去路：①在肝脏合成尿素，经肾脏排泄，是氨的主要去路。②合成谷氨酸、谷氨酰胺等非必需氨基酸和嘌呤碱基、嘧啶碱基等含氮化合物。③部分由谷氨酰胺运到肾脏，水解产生 NH_3，与 H^+ 结合成 NH_4^+，排出体外。

2. **氨的运输**　各组织代谢产生的氨以谷氨酰胺的形式通过血液运到肝脏或肾脏，或以丙氨酸的形式运到肝脏。

（1）谷氨酰胺的运氨作用　谷氨酸和氨合成谷氨酰胺，反应由谷氨酰胺合成酶催化，消耗 ATP。

谷氨酰胺无毒、易溶于水，是脑中氨的主要解毒产物，在脑、肌等细胞内合成后可通过血液运到肝脏和肾脏（图 10-3）。①在肝细胞线粒体内，由肝型谷氨酰胺酶催化水解，产物氨用于合成其他含氮化合物（如天冬酰胺），或合成尿素，经肾脏排泄。②在肾近端小管细胞线粒体内，依次由肾型谷氨酰胺酶、谷氨酸脱氢酶 1 催化脱氨基，产物氨自由扩散至小管液中，与 H^+ 结合成 NH_4^+，排出体外。由于肾脏排氨伴随泌氢，所以肾脏排氨量取决于血液 pH。

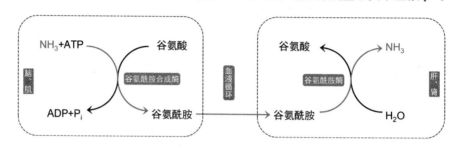

图 10-3　谷氨酰胺运氨作用

新生儿谷氨酰胺合成酶缺乏会引起严重的脑损伤、多器官衰竭，直至死亡。

（2）丙氨酸-葡萄糖循环　空腹状态下骨骼肌细胞释放的丙氨酸多于骨骼肌蛋白分解产生的丙氨酸，多出部分是由丙酮酸通过转氨基生成的。丙酮酸转氨基生成丙氨酸是为了向肝脏运氨，运输过程形成丙氨酸-葡萄糖循环（图 10-4）。丙氨酸-葡萄糖循环既实现了氨的无毒运输，又使肝脏为肌细胞提供能量。

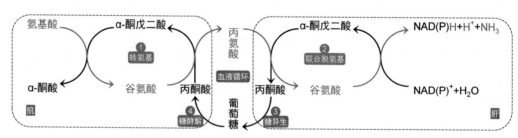

图 10-4　丙氨酸-葡萄糖循环

3. **尿素合成**　在肝细胞内进行，反应方程式如下：

$$CO_2 + NH_3 + 天冬氨酸 + 3H_2O + 3ATP \rightarrow 尿素 + 延胡索酸 + 2ADP + AMP + 4P_i$$

（1）尿素的合成过程　尿素合成过程称为尿素循环（鸟氨酸循环），包括 5 步连续反应，依次由线粒体内的氨甲酰磷酸合成酶Ⅰ、鸟氨酸氨基甲酰转移酶和细胞质中的精氨琥珀酸合成酶、精氨琥珀酸裂解酶、精氨酸酶催化进行（图 10-5）。

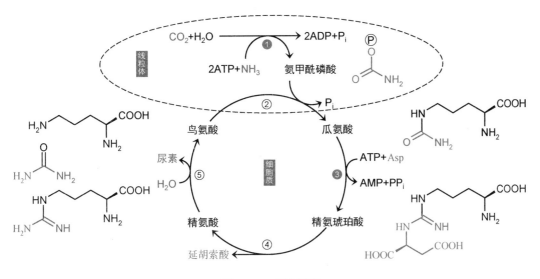

图 10 - 5 尿素循环

（2）尿素合成的生理意义 氨是含氮化合物分解产生的有毒物质，尿素是氨的主要排泄形式。正常人肝脏每日合成尿素约 450mmol（333~500mmol），可排出氨总量的 80%~95%。尿素合成消耗的氨是碱，二氧化碳是酸，因此尿素合成还调节体液酸碱平衡。

（3）尿素合成的调节 尿素合成酶系是诱导酶，饥饿时组织蛋白分解增加，产氨增加，尿素合成酶系的水平可升高 10~20 倍。此外，以下两种关键酶受到结构调节：①氨甲酰磷酸合成酶 I：该酶是一种变构酶，以 N-乙酰谷氨酸为必需变构激活剂。②精氨琥珀酸合成酶：该酶活性最低，控制尿素合成速度，其活性受乙酰化抑制且具有昼夜节律性。

（4）高氨血症和氨中毒 正常生理状态下，血氨的来源和去路保持平衡，并处于低水平（10~20μg/dL）。合成尿素对维持血氨平衡起重要作用。肝脏是合成尿素的唯一部位，是清除血氨的主要器官。当肝功能严重受损时，尿素合成障碍，导致血氨升高，称为高氨血症，临床上称为氨中毒。氨中毒的临床症状包括震颤抽搐、言语不清、视力模糊、呕吐、嗜睡、昏迷等，直至死亡。

三、α- 酮酸的代谢

氨基酸脱氨基生成的 α-酮酸在不同营养状况下经历不同代谢。

1. 氧化供能 α-酮酸可分解成乙酰辅酶 A，并通过三羧酸循环氧化，生成 CO_2 和 H_2O，同时释放能量推动合成 ATP，供给生命活动。因此，蛋白质也是供能物质。成人每日代谢消耗的 ATP 有 10%~15% 来自蛋白质生物氧化，不过蛋白质的供能作用可由糖或脂肪代替。

2. 合成糖和脂质 动物实验发现，如果用各种氨基酸喂养糖尿病犬，大多数氨基酸可使尿糖升高，表明这些氨基酸通过脱氨基等分解代谢生成的 α-酮酸可通过糖异生途径合成葡萄糖，因而被称为生糖氨基酸（Cys、Ala、Gly、Glu、Gln、Met、Arg、Pro、Ser、Thr、Asp、Asn、His、Val）；少数氨基酸可使尿糖和尿酮体同时升高，被称为生糖兼生酮氨基酸（生酮生糖氨基酸，Phe、Tyr、Trp、Ile）；Leu 和 Lys 可使尿酮体升高，被称为生酮氨基酸。

3. 合成非必需氨基酸 α-酮酸可循联合脱氨基逆过程还原氨基化，生成 α-氨基酸。不过以此方式合成非必需氨基酸所需的 α-酮酸主要来自糖代谢，如丙酮酸合成丙氨酸。除酪氨酸

NOTE

外，其他非必需氨基酸都可由糖代谢提供碳骨架合成。用α-酮酸合成非必需氨基酸的意义是可以把体内非蛋白氮（第十五章，150页）转化为蛋白氮。例如临床上可以给慢性肾功能不全（如尿毒症）患者搭配富含必需氨基酸的低蛋白饮食，使机体利用非蛋白氮合成非必需氨基酸，既能满足蛋白质合成需要，避免营养不良，又可降低尿素氮，减轻肾负荷，防止水盐代谢和酸碱平衡紊乱，延缓慢性肾功能不全进程。

第三节　氨基酸的特殊代谢

除一般代谢外，有些氨基酸还通过特殊代谢产生一些具有重要生理功能的含氮化合物（表10-5）。本节主要介绍以下特殊代谢：氨基酸脱羧基代谢、一碳单位代谢、含硫氨基酸代谢、芳香族氨基酸代谢。

表 10-5　氨基酸代谢产生的含氮化合物

活性物质	功能	氨基酸前体	活性物质	功能	氨基酸前体
γ-氨基丁酸	神经递质	谷氨酸	烟酰胺	维生素	色氨酸
乙酰胆碱	神经递质	丝氨酸	肉碱	脂肪酸氧化	赖氨酸
5-羟色胺	神经递质	色氨酸	血红素	合成血红素蛋白	甘氨酸
褪黑素	激素	色氨酸	肌酸	能量储存	甘氨酸、精氨酸、蛋氨酸
儿茶酚胺	神经递质，激素	酪氨酸	嘌呤碱	合成核苷酸、核酸	谷氨酰胺、甘氨酸、天冬氨酸
一氧化氮	激素	精氨酸	嘧啶碱	合成核苷酸、核酸	谷氨酰胺、天冬氨酸
甲状腺激素	激素	酪氨酸	鞘氨醇	合成鞘脂	丝氨酸
组胺	血管扩张剂	组氨酸	牛磺酸	合成结合胆汁酸	半胱氨酸
多胺	促进细胞增殖	鸟氨酸、蛋氨酸	黑色素	皮肤、毛发色素	酪氨酸

一、氨基酸脱羧基

部分氨基酸可以脱羧生成相应的胺。这些产物具有重要的生理功能，因而其水平受到控制，例如可被相应的单胺氧化酶催化氧化成醛和氨而灭活（第十六章，156页）。脱羧反应由特异的氨基酸脱羧酶催化，以磷酸吡哆醛为辅助因子。

1. γ-氨基丁酸　由谷氨酸脱羧生成，反应由谷氨酸脱羧酶催化。

谷氨酸脱羧酶在脑细胞内活性最高，所以脑细胞 γ-氨基丁酸含量最高。γ-氨基丁酸是一种抑制性神经递质，其生成不足会引起中枢神经系统的过度兴奋。磷酸吡哆醛是谷氨酸脱羧酶的辅助因子，因此临床上给妊娠呕吐孕妇和抽搐惊厥小儿补充维生素 B_6，以促进 γ-氨基丁酸生成，抑制中枢兴奋，缓解临床症状。

2. 5-羟色胺（血清素）　由色氨酸通过羟化和脱羧生成。在松果体，5-羟色胺通过乙酰化和甲基化等反应生成褪黑素。

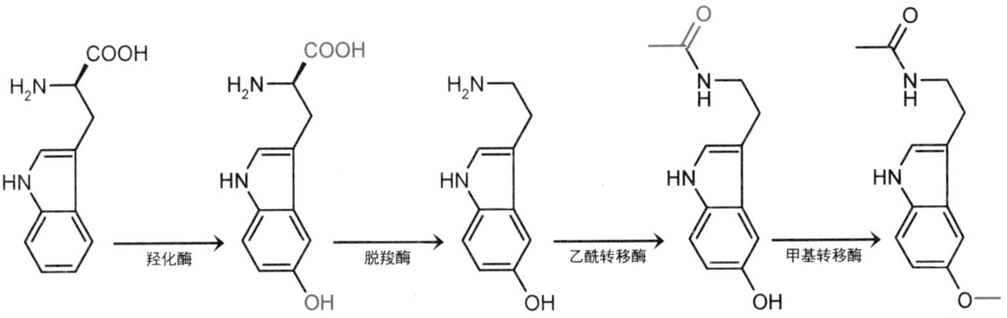

色氨酸　→（羟化酶）　5-羟色氨酸　→（脱羧酶）　5-羟色胺　→（乙酰转移酶）　N-乙酰-5-羟色胺　→（甲基转移酶）　褪黑素

5-羟色胺分布广泛，在神经系统、消化道、血小板和乳腺等细胞都能生成，但约 90% 储存于肠嗜铬细胞。5-羟色胺的生理功能：①在脑组织是一种抑制性神经递质，与调节睡眠、体温和镇痛等有关。②在外周组织是一种血管收缩剂，可刺激（胃、肠、血管、哮喘患者支气管）平滑肌收缩。

3. 组胺　由组氨酸脱羧生成，主要存在于呼吸道、消化道和皮肤等组织的肥大细胞内及血液嗜碱性粒细胞内。

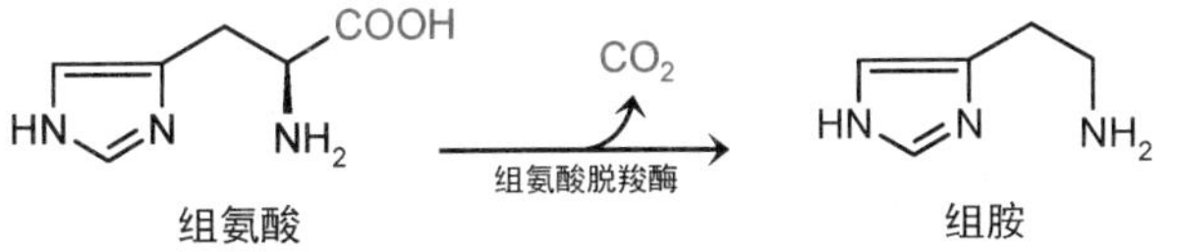

组氨酸　→（组氨酸脱羧酶，CO_2）　组胺

组胺的生理功能：①是一种强烈的血管扩张剂，并能增加毛细血管通透性，引起血压下降。②在变态反应中起关键作用。过敏反应（Ⅰ型超敏反应）时过敏原诱导肥大细胞释放组胺，促进平滑肌收缩，引起支气管痉挛，引起哮喘。③能刺激胃酸和胃蛋白酶原分泌，常用于研究胃功能。④是一种中枢神经递质，与控制觉醒和睡眠、调节情感和记忆等功能有关。

4. 多胺　由鸟氨酸、赖氨酸和蛋氨酸通过脱羧基等反应生成的腐胺、尸胺、亚精胺和精胺含有不止一个氨基，统称多胺。

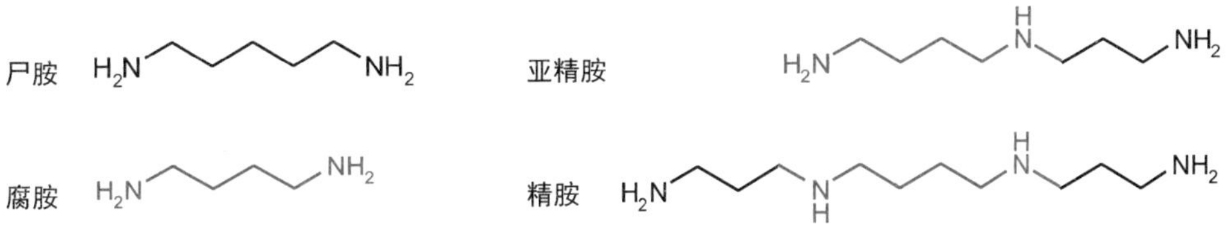

尸胺　H_2N —— NH_2　　　亚精胺　H_2N —— N(H) —— NH_2

腐胺　H_2N —— NH_2　　　精胺　H_2N —— N(H) —— N(H) —— NH_2

多胺通过参与染色质组装促进细胞增殖。生长旺盛的组织（如胚胎、再生肝）及肿瘤组织多胺含量较高。临床上把多胺血检值或尿检值作为肿瘤诊断和预后的辅助指标。

二、一碳单位代谢

一碳单位是部分氨基酸在分解代谢过程中产生的含有一个碳原子的活性基团，其转移或转化过程称为一碳单位代谢（一碳代谢）。

1. 一碳单位的种类和来源　体内重要的一碳单位有甲酰基（-CHO）、亚胺甲基（-CH=NH）、次甲基（-CH=）、亚甲基（-CH_2-）和甲基（-CH_3）（图 10-6），它们主要来自丝氨酸（可用 3-磷酸甘油酸合成），此外还有甘氨酸、组氨酸、色氨酸。

NOTE

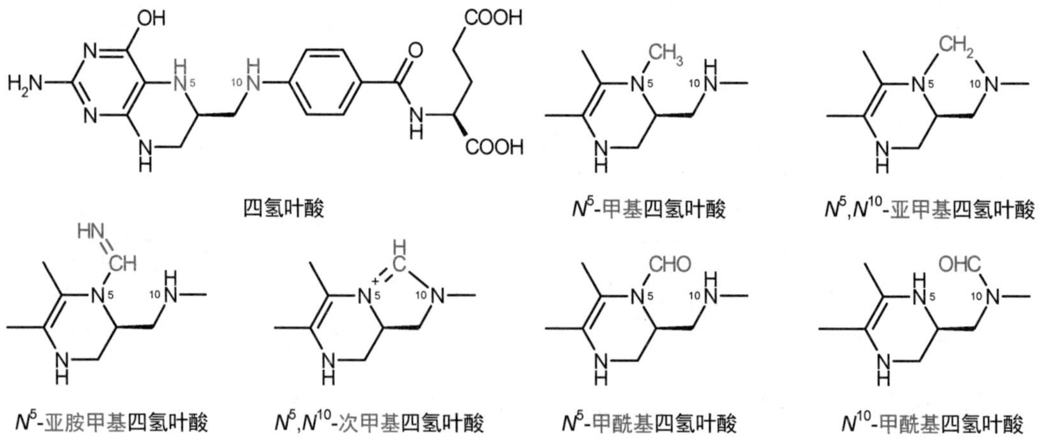

图 10-6 一碳单位

2. 一碳单位的载体 一碳单位是一类活性基团，由四氢叶酸（FH_4，THF）或钴胺素携带传递。

3. 一碳单位的相互转化 一碳单位在一定条件下可以通过氧化还原反应相互转化（图 10-7），但由其他一碳单位还原成甲基（N^5-甲基四氢叶酸）的反应是不可逆的，不过该甲基可通过蛋氨酸循环活化，用于合成甲基化合物（图 10-8）。

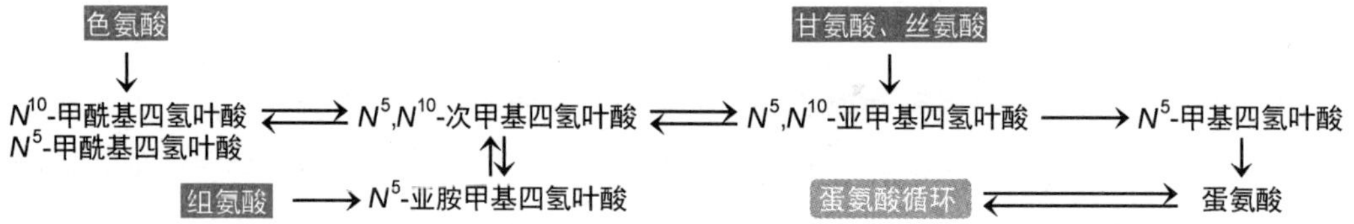

图 10-7 一碳单位的相互转化

4. 一碳单位代谢的生理意义 ①参与核苷酸合成，其中嘌呤环的 C-2 和 C-8 是由 N^{10}-甲酰基四氢叶酸提供的，脱氧胸苷酸的 5-甲基是由 N^5,N^{10}-亚甲基四氢叶酸提供的（第十一章，122 页）。②N^5-甲基四氢叶酸通过蛋氨酸循环传递甲基，合成甲基化合物。

如上所述，一碳单位代谢与核苷酸和核酸代谢关系密切。当一碳单位代谢发生障碍或四氢叶酸缺乏时，核酸代谢会受影响，可发生巨幼细胞性贫血等疾病。磺胺类药物抑菌及甲氨蝶呤类药物抗肿瘤的机制（第十一章，123 页）就是抑制四氢叶酸合成，从而抑制一碳单位代谢，抑制核苷酸和核酸合成，抑制细菌和肿瘤生长。

三、含硫氨基酸代谢

含硫氨基酸包括蛋氨酸、半胱氨酸和胱氨酸。它们的代谢是相互联系的：蛋氨酸为半胱氨酸合成提供硫，半胱氨酸与胱氨酸可以相互转化。不过，半胱氨酸与胱氨酸不能用于合成蛋氨酸。蛋氨酸是必需氨基酸。

（一）蛋氨酸代谢

蛋氨酸除作为蛋白质的合成原料外，还在蛋氨酸循环中传递甲基，用于合成甲基化合物。

1. 蛋氨酸循环过程 蛋氨酸循环是 N^5-甲基四氢叶酸为合成甲基化合物提供活性甲基的必

由之路，需要四氢叶酸和维生素 B$_{12}$ 参与且消耗 ATP，包括 4 步连续反应：①四氢叶酸再生。②蛋氨酸活化成 S-腺苷蛋氨酸（SAM，活性蛋氨酸，其甲基称为活性甲基）。③S-腺苷蛋氨酸转甲基，合成肾上腺素、肌酸、磷脂酰胆碱等甲基化合物。④同型半胱氨酸再生（图 10-8）。

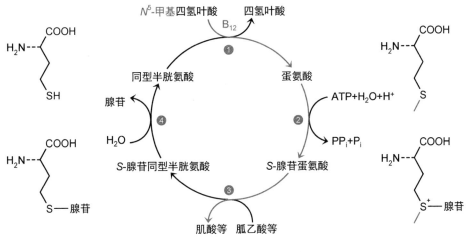

图 10-8　蛋氨酸循环

2. 蛋氨酸循环生理意义　①再生四氢叶酸：用于其他一碳单位代谢。②提供活性甲基：N^5-甲基四氢叶酸的甲基必须通过蛋氨酸循环传递给同型半胱氨酸生成蛋氨酸，进一步活化成 S-腺苷蛋氨酸，才能用于合成甲基化合物。

维生素 B$_{12}$ 是蛋氨酸合成酶（图 10-8①）的辅助因子。当维生素 B$_{12}$ 缺乏时，N^5-甲基四氢叶酸的甲基不能传递出去，既影响甲基化合物的合成，又影响四氢叶酸的再生，进而影响一碳单位代谢、核苷酸合成，导致核苷酸合成减少、蛋白质合成减少，细胞分裂减慢。红细胞成熟受到影响，表现为幼红细胞分裂减慢，红细胞体积增大，发生恶性贫血。

（二）　半胱氨酸和胱氨酸代谢

半胱氨酸与胱氨酸相互转化。半胱氨酸含有巯基，蛋白质或肽中的两个半胱氨酸残基氧化脱氢生成胱氨酸；胱氨酸还原分解生成两个半胱氨酸。此外，半胱氨酸代谢生成其他含硫化合物。

1. 半胱氨酸氧化脱羧生成牛磺酸　①牛磺酸在肝细胞内参与生物转化第二相反应（如结合胆汁酸合成，第十六章，158 页）。②牛磺酸在脑组织中含量较高，可能起抑制性神经递质作用。

2. 半胱氨酸氧化分解产生活性硫酸　半胱氨酸可以氧化脱硫脱氨基，生成丙酮酸、硫酸和氨。一部分硫酸以无机盐形式经肾脏排泄，另一部分与 ATP 反应，生成 3′-磷酸腺苷-5′-磷酰硫酸（PAPS），称为活性硫酸（活性硫酸基）。

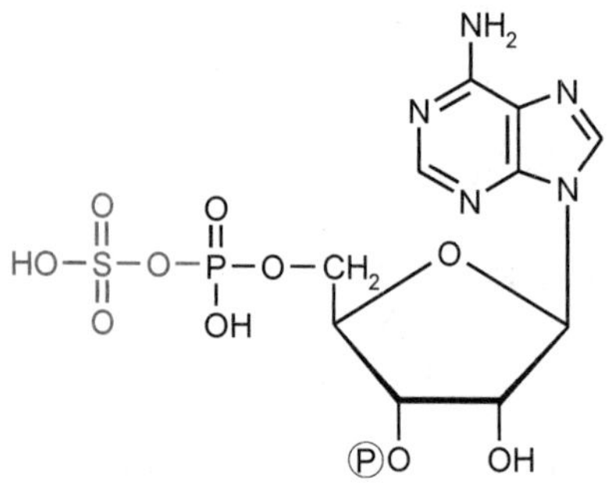

3'-磷酸腺苷-5'-磷酰硫酸（PAPS）

PAPS 性质活泼，为各种代谢提供活性硫酸：①蛋白多糖合成：合成硫酸软骨素、硫酸角质素和肝素等黏多糖，进而合成蛋白多糖。②蛋白质硫酸化：例如结合到蛋白多糖的酪氨酸羟基上。③生物转化第二相反应：与类固醇、酚类物质结合，促使其经肾脏排泄（第十六章，156 页）。

3. **半胱氨酸参与合成还原型谷胱甘肽**　还原型谷胱甘肽（GSH，第三章，20 页）由谷氨酸、半胱氨酸和甘氨酸合成。

GSH 是重要的抗氧化剂：①保护硒蛋白（包括含硒酶）、巯基蛋白（包括巯基酶），从而维持这些蛋白质的结构和功能。②清除活性氧及其他氧化剂，从而抗氧化损伤。③参与生物转化第二相反应，与药物或毒物等结合，抑制这些物质对 DNA、RNA、蛋白质结构的破坏和功能的干扰。

四、芳香族氨基酸代谢

芳香族氨基酸包括苯丙氨酸、酪氨酸和色氨酸，它们主要在肝中分解。这里介绍苯丙氨酸和酪氨酸代谢。

1. **苯丙氨酸羟化成酪氨酸**　反应由苯丙氨酸羟化酶催化，且不可逆，故酪氨酸不能生成苯丙氨酸，但补充酪氨酸可"节省"苯丙氨酸。

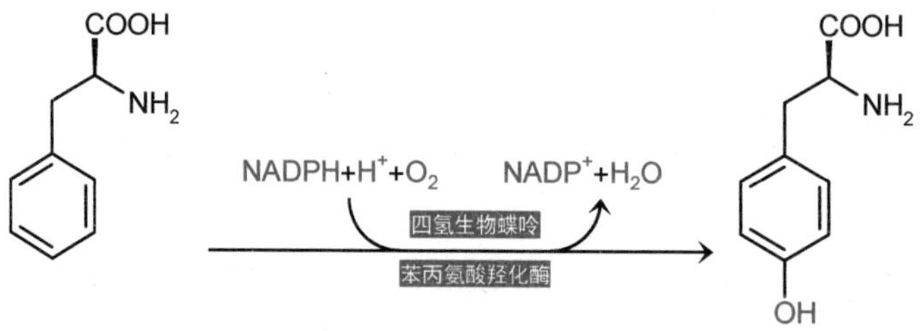

正常人有 1/4 苯丙氨酸用于合成蛋白质，3/4 羟化成酪氨酸，极少量转氨基生成苯丙酮酸。当先天性缺乏苯丙氨酸羟化酶时，苯丙氨酸不能羟化成酪氨酸。一方面血中苯丙氨酸升高，超过 1.2mmol/L（正常水平 0.1mmol/L），对中枢神经系统有毒性作用，会影响幼儿脑发育，造成不可逆转的智力低下；另一方面脱氨基生成苯丙酮酸。过多的苯丙氨酸、苯丙酮酸及其部分代谢产物（苯乳酸、苯乙酸）会经肾脏排泄，故临床上称为**苯丙酮尿症**。对这种患儿的治疗原则是早期诊断，严格控制饮食苯丙氨酸含量，同时补充酪氨酸。

2. **酪氨酸合成甲状腺激素**　甲状腺激素是甲状腺滤泡细胞分泌激素的统称，包括三碘甲状腺原氨酸（T_3）、逆-三碘甲状腺原氨酸（r-T_3，1%，无活性）和四碘甲状腺原氨酸（T_4，甲状腺素）。T_4 合成最多（90%～93%），通常是 T_3（7%～9%）的 7～13 倍，但 T_3 活性最高，

是 T_4 的 4~5 倍。实际上，大部分 T_4 都会脱碘转化为 T_3，最终与甲状腺激素受体结合的 90% 以上都是 T_3。

四碘甲状腺原氨酸　　　　　　　三碘甲状腺原氨酸　　　　　　　逆-三碘甲状腺原氨酸

3. 酪氨酸转化为儿茶酚胺　在神经组织和肾上腺髓质中有一种称为嗜铬细胞的神经内分泌细胞，可从血液循环摄取酪氨酸，依次合成多巴胺、去甲肾上腺素、肾上腺素。三者都是具有儿茶酚结构的胺类物质，故统称儿茶酚胺。肾上腺中儿茶酚胺的 80% 是肾上腺素。

酪氨酸　　　　3,4-二羟苯丙氨酸　　　　　多巴胺　　　　去甲肾上腺素　　　　肾上腺素

儿茶酚胺是重要的活性物质，它们都是神经递质，此外肾上腺素及去甲肾上腺素还是激素。去甲肾上腺素是临床上常用的升压药物。多巴胺缺乏是帕金森病（震颤麻痹）发生的重要原因。多巴胺在临床上可用于收缩皮肤和肌肉小动脉、扩张肾和内脏小动脉。

4. 酪氨酸合成黑色素　在皮肤和毛囊等的黑色素细胞内，在酪氨酸酶等的催化下，酪氨酸通过一系列反应合成黑色素，成为这些组织中色素的来源。酪氨酸酶缺乏导致黑色素合成障碍，毛发、皮肤等发白，称为白化病。患者皮肤对阳光敏感，易患皮肤癌。

酪氨酸　　　　3,4-二羟苯丙氨酸　　　　多巴醌　　　　吲哚-5,6-醌　　　　黑色素

5. 酪氨酸氧化分解　酪氨酸可以完全分解，分解过程生成中间产物尿黑酸等。当先天性缺乏尿黑酸氧化酶时，尿黑酸只能经肾脏排泄，被氧化后呈黑色，故称尿黑酸尿症。患者的骨等结缔组织会有广泛的黑色物质沉积，患关节炎和褐黄病。

芳香族氨基酸及其腐败产物的代谢和转化主要在肝脏进行，所以肝性脑病患者血液芳香族氨基酸水平升高。

酪氨酸 → 对羟苯丙酮酸 → 尿黑酸 —（尿黑酸氧化酶）→ 马来酰乙酰乙酸 → 延胡索酰乙酰乙酸 → 延胡索酸 + 乙酰乙酸

第四节　激素对蛋白质代谢的调节

正常人每日组织蛋白代谢量基本稳定。有许多激素可以调节蛋白质代谢，特别是胰岛素、生长激素、性激素、甲状腺激素、肾上腺素和糖皮质激素等。

1. 胰岛素　是促进组织蛋白合成不可缺少的激素，可通过信号转导使肝细胞等通过易化扩散加快摄取氨基酸，促进组织蛋白合成，抑制组织蛋白分解，抑制氨基酸生糖。

2. 生长激素　可促进各种细胞摄取氨基酸，促进组织蛋白合成。

3. 性激素　可通过不同途径促进组织蛋白合成，抑制氨基酸分解。其中雌激素促进子宫摄取氨基酸，睾酮可使肌肉蛋白增加 30% ~ 50%。

4. 甲状腺激素　调节效应因激素水平而异，正常水平促进组织蛋白合成，高水平（如甲亢）则促进组织蛋白分解，增加血尿素氮（第十五章，150 页）。

5. 肾上腺素和糖皮质激素　可促进组织蛋白分解，糖皮质激素还促进肝细胞摄取氨基酸并生糖。

第十一章　核苷酸代谢

核苷酸可以从食物中获取，但主要由机体自身合成。食物中的核酸以核蛋白形式存在。核蛋白在胃内受胃酸作用，解离成核酸和蛋白质。核酸在小肠内被消化，其消化酶来自胰腺分泌（图 11-1）。

核酸 ——核酸酶——→ 核苷酸 ——核苷酸酶——→ 核苷 + 磷酸 ——核苷磷酸化酶——→ 碱基 + 1-磷酸戊糖

图 11-1　核酸消化

核苷酸及其水解产物都能被吸收，吸收后可进一步分解。

第一节　核苷酸合成代谢

核苷酸可以通过细胞质中的两条途径合成：①从头合成途径，是指机体以 5-磷酸核糖、氨基酸、一碳单位和 CO_2 等简单物质为原料，通过一系列酶促反应合成核苷酸，是机体、特别是肝细胞合成核苷酸的主要途径。②补救途径，是指机体直接利用核苷酸分解生成的中间产物（碱基和核苷），通过简单反应合成核苷酸，是脑细胞合成核苷酸的主要途径，骨髓、中性粒细胞和红细胞的唯一途径。

一、嘌呤核苷酸的从头合成途径

嘌呤核苷酸从头合成途径的主要特点是：嘌呤碱基是在 5-磷酸核糖焦磷酸（PRPP）的基础上逐步合成的，嘌呤碱基的九个杂环原子分别来自谷氨酰胺、天冬氨酸、甘氨酸、一碳单位（甲酰基）和 CO_2（图 11-2）。

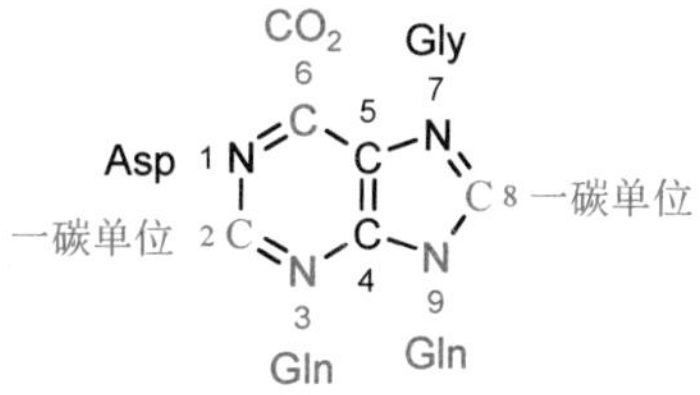

图 11-2　嘌呤碱杂环原子来源

嘌呤核苷酸的从头合成途径可分为两个阶段：第一阶段合成肌苷酸（IMP），第二阶段由 IMP 合成一磷酸腺苷（AMP）和一磷酸鸟苷（GMP）。

1. 合成 IMP　从 5-磷酸核糖（R-5-P，来自磷酸戊糖途径）合成 5-磷酸核糖焦磷酸开始，经过 11 步反应生成 IMP（图 11-3）。其中催化反应②④⑤⑩的酶是药物靶点。

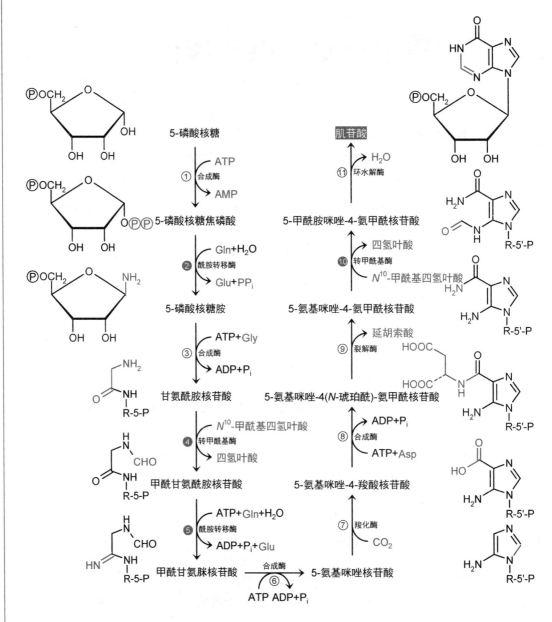

图 11-3　肌苷酸从头合成

2. 合成 AMP 和 GMP　IMP 是嘌呤核苷酸从头合成途径重要的中间产物，是 AMP 和 GMP 的前体：①IMP 从天冬氨酸获得氨基生成 AMP（6-巯基嘌呤靶点），反应消耗 GTP。②IMP 氧化成黄嘌呤核苷酸（XMP）（6-巯基嘌呤靶点），然后从谷氨酰胺获得氨基生成 GMP，反应消耗 ATP（图 11-4）。

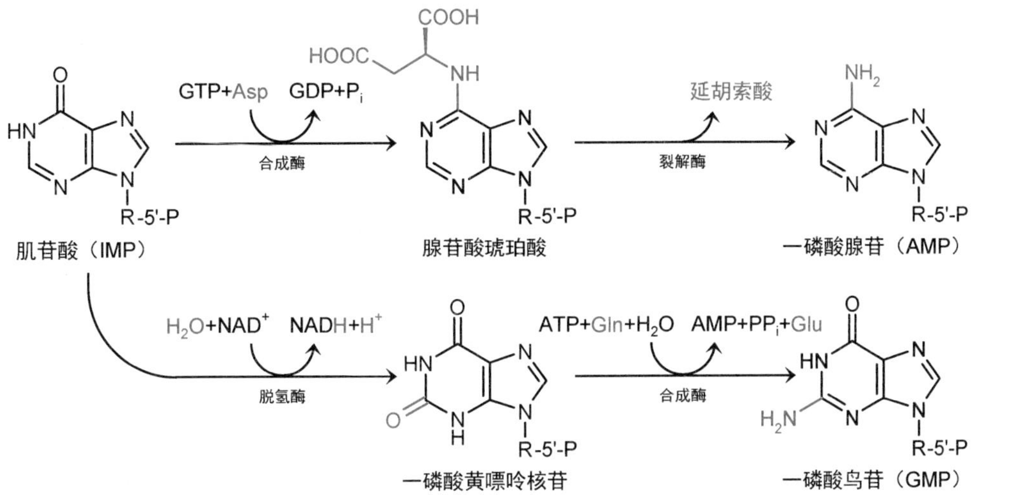

图 11-4　一磷酸腺苷和一磷酸鸟苷合成

二、嘧啶核苷酸的从头合成途径

嘧啶核苷酸从头合成途径的主要特点是：先合成嘧啶碱基，再与 5-磷酸核糖焦磷酸缩合成一磷酸尿苷（UMP）。嘧啶碱基的六个杂环原子分别来自谷氨酰胺、天冬氨酸和 CO_2（图 11-5）。

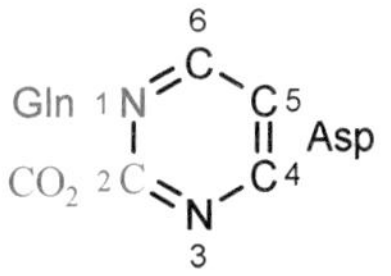

图 11-5　嘧啶碱杂环原子来源

嘧啶核苷酸的从头合成途径可分为两个阶段：第一阶段合成一磷酸尿苷（UMP），第二阶段由 UMP 合成三磷酸胞苷（CTP）。

1. 合成 UMP　在细胞质中，谷氨酰胺和 CO_2 由氨甲酰磷酸合成酶 II 催化合成氨甲酰磷酸，氨甲酰磷酸通过三步反应合成乳清酸，乳清酸与 5-磷酸核糖焦磷酸缩合（氟尿嘧啶靶点）、脱羧生成 UMP（图 11-6）。

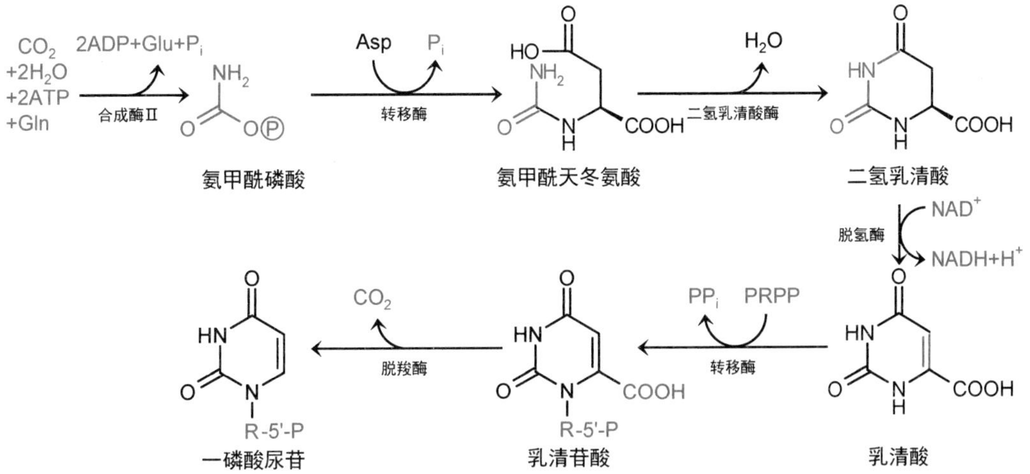

图 11-6　一磷酸尿苷从头合成

值得注意的是，尿素循环中也有氨甲酰磷酸合成，但合成区室（线粒体）、氮源（氨）和催化反应的酶（氨甲酰磷酸合成酶 I）各不相同。

2. 合成 CTP　UMP 磷酸化依次生成 UDP、UTP，UTP 氨基化生成 CTP，反应消耗 ATP。

三磷酸尿苷（UTP）

$$Gln+ATP+H_2O \longrightarrow Glu+ADP+P_i$$

CTP合成酶

三磷酸胞苷（CTP）

三、核苷酸的补救途径

有些组织可以（甚至只能）通过补救途径合成核苷酸，所需碱基、核苷可由肝组织提供。

碱基+5-磷酸核糖焦磷酸→核苷酸+PPᵢ　　　核苷+ATP→核苷酸+ADP

四、核苷三磷酸的合成

核苷一磷酸磷酸化依次生成相应的核苷二磷酸（NDP）、核苷三磷酸（NTP）。ADP 则通过底物磷酸化或氧化磷酸化生成 ATP。

$$NMP \xrightarrow[\text{核苷酸激酶}]{ATP \quad ADP} NDP \xrightarrow[\text{核苷二磷酸激酶}]{ATP \quad ADP} NTP$$

五、脱氧核苷酸的合成

核糖核苷酸在 NDP 水平上还原成 dNDP，dNDP 磷酸化生成 dNTP。

$$NDP \xrightarrow[\text{核苷酸还原酶}]{NADPH+H^+ \quad NADP^++H_2O} dNDP \xrightarrow[\text{核苷二磷酸激酶}]{ATP \quad ADP} dNTP$$

TMP 是由 dUMP（由 dUDP 水解或 dCMP 脱氨基生成）通过一碳单位代谢生成的（一碳单位来自 N^5,N^{10}-亚甲基四氢叶酸），反应由胸苷酸合成酶（甲氨蝶呤靶点）催化。TMP 进一步磷酸化生成 TTP。

核苷酸合成一览见图 11-7。

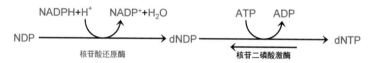

图 11-7　核苷酸合成一览

第二节　核苷酸分解代谢

核苷酸水解成核苷和磷酸，核苷（不包括腺苷）磷酸解生成碱基和1-磷酸（脱氧）核糖，碱基可以进一步代谢。

1. 嘌呤碱基的分解代谢　在人体内，嘌呤碱基分解最终生成尿酸（图11-8），经肾脏排泄。尿酸水溶性较差，如果其浓度超过0.48mmol/L，且持久不降，就会形成尿酸盐晶体。晶体沉积于软骨组织和关节（特别是拇趾关节）会导致痛风和痛风性关节炎，沉积于肾脏会形成肾结石。临床上常用别嘌呤醇治疗痛风，机制是竞争性抑制黄嘌呤氧化酶（XO）。

2. 嘧啶碱基的分解代谢　与嘌呤碱基的分解不同，嘧啶碱基在人体内分解代谢的产物氨、CO_2、β-丙氨酸、β-氨基异丁酸都是开环化合物且易溶于水，可经肾脏排泄（图11-8）。

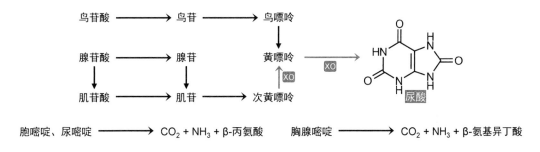

图11-8　核苷酸分解代谢

第三节　核苷酸抗代谢物

抗代谢物又称代谢抑制物，是指能干扰细胞正常代谢过程的物质，多数是正常代谢物的类似物，如酶的竞争性抑制剂和受体的拮抗剂。核苷酸抗代谢物是指能干扰细胞核苷酸正常代谢过程的物质，多数是氨基酸、叶酸、碱基和核苷的类似物（图11-9）。

1. 氨基酸类似物　氮杂丝氨酸和6-重氮-5-氧正亮氨酸是谷氨酰胺类似物，能干扰谷氨酰胺参与的反应，从而抑制核苷酸合成。

2. 叶酸类似物　氨基蝶呤和甲氨蝶呤是二氢叶酸的结构类似物，能竞争性抑制二氢叶酸还原酶，从而抑制二氢叶酸还原成四氢叶酸，抑制一碳单位代谢，抑制核苷酸合成。甲氨蝶呤在临床上用于治疗急性白血病、绒毛膜癌等肿瘤，是治疗脑膜白血病首选药物。

3. 碱基类似物　包括嘌呤碱基类似物和嘧啶碱基类似物。

（1）嘌呤碱基类似物　如6-巯基嘌呤、硫鸟嘌呤和8-氮鸟嘌呤等，其中6-巯基嘌呤在临床上应用较多，用于治疗急性白血病和绒毛膜上皮癌等，其前药硫唑嘌呤作为免疫抑制剂用于器官移植。6-巯基嘌呤的结构与次黄嘌呤相似，可以抑制IMP/GMP从头合成及补救合成。

（2）嘧啶碱基类似物　如氟尿嘧啶，可以抑制TMP合成、UMP补救合成，从而抑制DNA和RNA合成，在临床上用于治疗结肠癌、胃癌、胰腺癌、乳腺癌等。

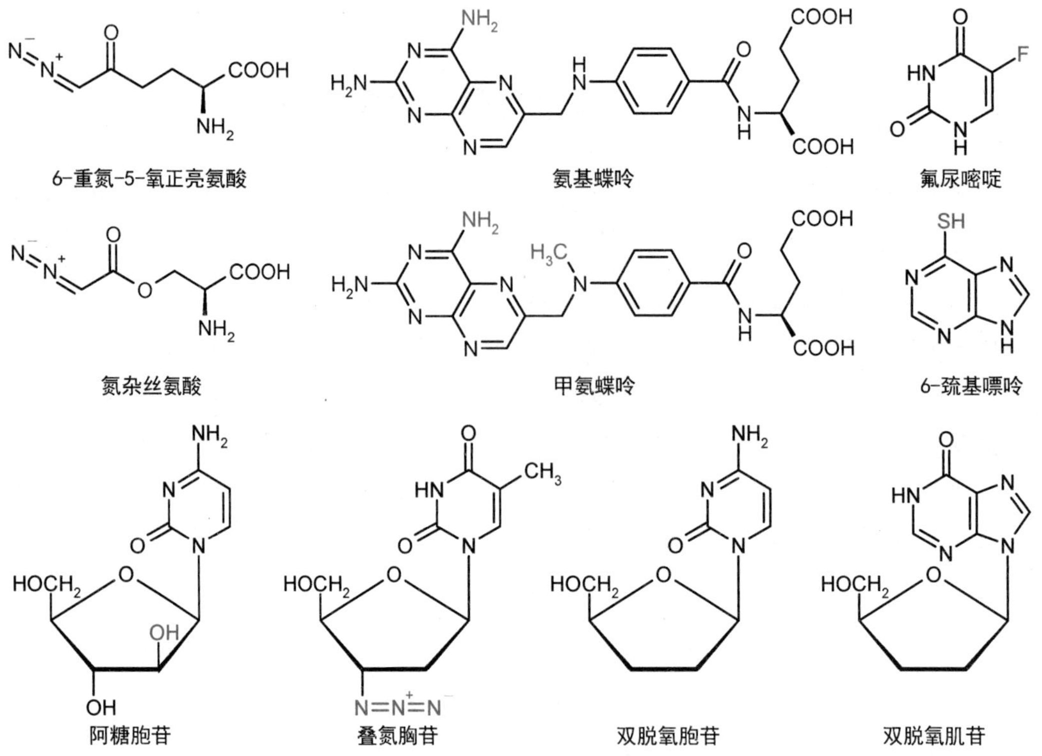

6-重氮-5-氧正亮氨酸   氨基蝶呤   氟尿嘧啶

氮杂丝氨酸   甲氨蝶呤   6-巯基嘌呤

阿糖胞苷   叠氮胸苷   双脱氧胞苷   双脱氧肌苷

图 11-9   核苷酸抗代谢物

4. **核苷类似物**   所含戊糖不是核糖：①阿糖胞苷能直接抑制核苷酸还原酶，也可转化为三磷酸阿糖胞苷后抑制 DNA 聚合酶和 RNA 聚合酶，从而抑制肿瘤细胞 DNA 和 RNA 合成，用于治疗急性白血病。②叠氮胸苷（齐多夫定）、双脱氧胞苷、双脱氧肌苷磷酸化产物可抑制逆转录酶，从而抑制 HIV 复制。

第十二章 DNA 的生物合成

　　不同生物有不同的遗传特征。早在 19 世纪，Mendel 通过豌豆杂交实验发现了遗传规律，并推断控制遗传性状的是细胞内的一对等位"基因"。不过，那时基因还只是一个抽象概念。1944 年，Avery 等通过肺炎链球菌转化实验证明 DNA 是遗传物质。

　　DNA 是遗传物质。基因是 DNA 表达遗传信息的功能单位，以一段或一组特定的碱基序列为载体，通过表达功能产物 RNA 和蛋白质，控制着各种生命活动，从而控制着生物的遗传性状。一个基因除了含有决定功能产物一级结构的编码序列外，还含有表达该编码序列所需的调控元件等非编码序列。一个细胞或一种病毒所含的一套遗传物质称为基因组。

　　DNA 携带的遗传信息既可以通过基因组 DNA 的复制从母细胞（亲代细胞）传递给子细胞，又可以通过转录传递给 RNA，然后通过翻译指导蛋白质合成，从而赋予细胞特定功能，赋予生物特定表型。1956 年，Crick 把遗传信息的上述传递规律归纳为中心法则。1970 年，Baltimore 和 Temin 发现了逆转录现象，对中心法则进行了补充（图 12-1）。

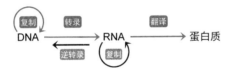

图 12-1　中心法则

第一节　DNA 复制的基本特征

　　DNA 复制是指亲代 DNA 双链解链，每股单链作为模板按照碱基配对原则分别指导合成新的互补链，从而形成两个子代 DNA 的过程，是细胞增殖和多数 DNA 病毒复制时发生的核心事件。因此，DNA 的复制实际上是基因组的复制。

　　无论是原核生物还是真核生物，其 DNA 复制合成过程都需要 DNA 模板、DNA 聚合酶、dNTP 原料、引物和 Mg^{2+}。DNA 聚合酶催化脱氧核苷酸以 $3',5'$-磷酸二酯键连接合成 DNA，合成方向是 $5'\rightarrow 3'$，反应可表示如下：

$$5' \text{(dNMP)}_n\text{-OH } 3' + \text{dNTP} \xrightarrow[\text{DNA聚合酶}]{\text{DNA模板, } Mg^{2+}} 5' \text{(dNMP)}_n\text{-dNMP-OH } 3' + \text{PP}_i$$

DNA 复制的基本特征包括半保留复制、从复制起点双向复制、半不连续复制。

　　1. 半保留复制　是指由亲代 DNA 分子复制得到的两个子代 DNA 分子中，每个子代 DNA

分子都含有一股亲代 DNA 链和一股新生 DNA 链（图 12-2）。

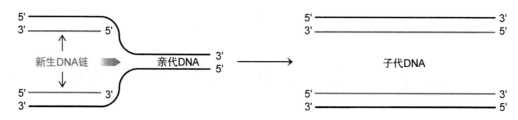

图 12-2　半保留复制

半保留复制是 DNA 复制最重要的特征。DNA 分子独特的双螺旋结构为复制提供了精确的模板，碱基配对原则保证了亲代和子代遗传信息的高度保真。通过半保留复制，新形成的两个子代 DNA 分子的碱基序列都与亲代 DNA 分子相同，保留了亲代 DNA 分子全部的遗传信息，保证了遗传信息传递的保守性与延续性。

2. 从复制起点双向复制　DNA 的复制解链是从特定序列开始的，该序列称为复制起点。由一个复制起点引发复制的全部 DNA 序列是一个复制单位，称为复制子。原核生物的 DNA 分子通常只有一个复制起点，因而构成一个复制子；真核生物的染色体 DNA 有多个复制起点，因而构成多复制子，这些复制起点分别控制一段 DNA 的复制，并共同完成染色体 DNA 的复制（图 12-3）。

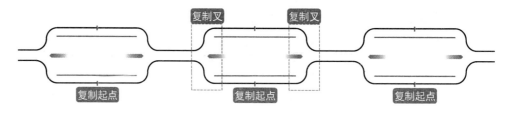

图 12-3　复制起点与双向复制

DNA 复制时先从复制起点解开双链，然后边解链边复制，在解链点形成分叉结构，这种结构称为复制叉。绝大多数生物的 DNA 从复制起点解链时都是双向解链，形成两个复制叉，这种复制方式称为双向复制（图 12-3）。

3. 半不连续复制　DNA 的两股链是反向互补的，但 DNA 新生链的合成是单向的，只能按 5′→3′ 方向合成。因此，在一个复制叉上，一股新生链的合成方向与其模板的解链方向相同，合成与解链可以同步进行，合成是连续的，这股新生链称为前导链；另一股新生链的合成方向与其模板的解链方向相反，只能先解开一段模板，再合成一段新生链，合成是不连续的，这股新生链称为后随链。分段合成的后随链片段称为冈崎片段（图 12-4）。在一个复制叉上进行的这种复制方式称为半不连续复制。

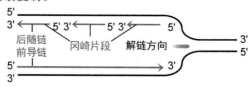

图 12-4　半不连续复制

第二节 大肠杆菌 DNA 的复制

大肠杆菌是原核生物，其基因组 DNA 呈环状，复制过程比真核生物简单。

一、参与 DNA 复制的酶和其他蛋白质

大肠杆菌 DNA 的复制是由 30 多种酶和其他蛋白质共同完成的，主要有 DNA 聚合酶、DNA 解旋酶、DNA 拓扑异构酶、引物酶和 DNA 连接酶等。

（一）DNA 聚合酶

DNA 聚合酶作用是催化以 dNTP 为原料合成 DNA。

1. DNA 聚合酶催化特点　DNA 聚合酶催化的聚合反应有以下特点：

（1）需要模板　DNA 聚合酶催化的聚合反应是 DNA 复制，即合成单链 DNA 的互补链，该单链 DNA 称为模板。

（2）需要引物　DNA 聚合酶不能催化两个 dNTP 形成 $3',5'$-磷酸二酯键，只能催化一个 dNTP 的 $5'$-α-磷酸基与一段（或一股）核酸的 $3'$-羟基形成 $3',5'$-磷酸二酯键，并且这段核酸必须与模板 DNA 互补结合，这段核酸就是引物。引物可以是 DNA，也可以是 RNA。细胞内引导 DNA 复制的引物都是 RNA。

（3）按 $5'\rightarrow3'$ 方向催化合成 DNA　这是由 DNA 聚合酶的催化机制决定的。DNA 合成的基本反应是由引物或新生链的 $3'$-羟基对 dNTP 的 α-磷酸基发动亲核攻击，形成 $3',5'$-磷酸二酯键，并释放出焦磷酸（图 12-5）。

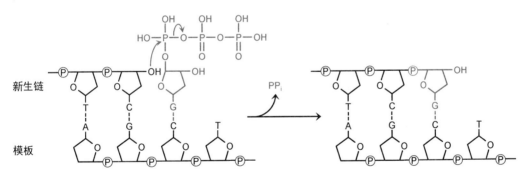

图 12-5　DNA 聚合反应

2. 大肠杆菌 DNA 聚合酶种类　大肠杆菌 DNA 聚合酶有五种，用罗马数字 I ～ V 编号，其中 DNA 聚合酶 I 、II 、III 的结构、特点和功能研究得比较明确（表 12-1）。

表 12-1　大肠杆菌 DNA 聚合酶

DNA 聚合酶	I	II	III
亚基种类	1	≥7	≥10
$3'\rightarrow5'$外切酶活性	+	+	+
$5'\rightarrow3'$外切酶活性	+	-	-
$5'\rightarrow3'$聚合活性	+	+	+
$5'\rightarrow3'$聚合速度（nt/s）	10～20	40	200～1000
功能	引物切除，缺口填补；DNA 修复	DNA 修复	DNA 复制合成

NOTE

3. **大肠杆菌 DNA 聚合酶功能**　大肠杆菌 DNA 聚合酶不同活性部位有不同的功能。

（1）5′→3′聚合酶活性部位与聚合反应　5′→3′聚合酶活性部位催化脱氧核苷酸连接到 DNA 的 3′端。

（2）3′→5′外切酶活性部位与校对功能　DNA 聚合酶的 3′→5′外切酶活性部位可以切除新生链 3′端不能与模板形成 Watson-Crick 碱基配对（错配）的脱氧核苷酸。因此，在 DNA 合成过程中，一旦连接了错配脱氧核苷酸，聚合反应就会中止，错配脱氧核苷酸进入 3′→5′外切酶活性部位并被切除，然后聚合反应继续进行，这一过程称为校对。

（3）5′→3′外切酶活性部位与切口平移　仅 DNA 聚合酶 I 有 5′→3′外切酶活性部位，而且只作用于双链核酸。因此，如果双链 DNA 中存在切口，DNA 聚合酶 I 可在切口处催化两个反应：一个是水解反应，从 5′端切除核苷酸或脱氧核苷酸；另一个是聚合反应，在 3′端连接脱氧核苷酸。结果反应过程像是切口在移动，故称切口平移（图 12-6）。在切口平移过程中被水解的可以是 RNA 引物，也可以是损伤 DNA。

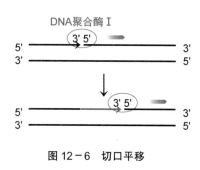

图 12-6　切口平移

DNA 聚合酶 I 的切口平移作用有两个意义：①在 DNA 复制过程中切除冈崎片段的 RNA 引物，并合成 DNA 填补（图 12-9）。②参与 DNA 修复。

（二）解链、解旋酶类

在 DNA 复制时，细胞内的亲代 DNA 需要松弛超螺旋，解开双链，暴露碱基，才能作为模板，按照碱基配对原则指导合成子代 DNA。参与亲代 DNA 双链解链，并将其维持在单链状态的酶和其他蛋白质主要有 DNA 解旋酶、DNA 拓扑异构酶和单链 DNA 结合蛋白。

1. **DNA 解旋酶**　作用是解开 DNA 双链。解链过程需要通过水解 ATP 提供能量，每解开一个碱基对消耗一个 ATP。目前在大肠杆菌中已经鉴定到至少 13 种 DNA 解旋酶，其中解旋酶 DnaB 参与 DNA 复制。

2. **DNA 拓扑异构酶**　通过催化 3′,5′-磷酸二酯键的断裂和形成改变 DNA 超螺旋结构。大肠杆菌 DNA 拓扑异构酶有 I 型和 II 型两类，都参与 DNA 的复制和转录。

（1）I 型 DNA 拓扑异构酶　有 DNA 拓扑异构酶 1、3 两种，能松弛超螺旋，即在双链 DNA 的某一部位将其中一股切断，在松弛超螺旋之后再连接起来，使 DNA 呈松弛状态，反应过程不消耗 ATP。

（2）II 型 DNA 拓扑异构酶　有 DNA 拓扑异构酶 2、4 两种，能在双链 DNA 的某一部位将两股链同时切断，在松弛超螺旋或使连环体解离（或形成，130 页）之后再连接起来，反应过程消耗 ATP。此外，DNA 拓扑异构酶 2 还可以在 DNA 中引入负超螺旋。

3. **单链 DNA 结合蛋白（SSB）**　大肠杆菌 DNA 双链解链时，两股单链 DNA 会被 SSB 结合。SSB 活性形式是同四聚体，其功能有二：①稳定解开的 DNA 单链，防止其重新形成双链结构。②抗核酸内切酶降解。

（三）引物酶

DNA 复制需要 RNA 引物提供 3′-羟基，RNA 引物由引物酶催化合成。大肠杆菌的引物酶是 DnaG，在 DNA 复制时与解旋酶 DnaB 等组装成引发体，在后随链模板的一定部位合成 RNA

引物，合成方向与 DNA 一样，也是 5′→3′。

（四）　DNA 连接酶

DNA 聚合酶催化合成冈崎片段时会形成切口，需要 DNA 连接酶催化切口处的 5′-磷酸基和 3′-羟基缩合，形成磷酸二酯键。

二、DNA 复制过程

在 DNA 复制过程中，各种与复制有关的酶和其他蛋白质结合在复制叉上，形成多酶复合体，称为复制体，催化 DNA 的复制合成。复制过程可分为复制起始、复制延伸和复制终止三个阶段。

（一）　复制起始

在复制起始阶段，一组酶和其他蛋白质从亲代 DNA 复制起点解链、解旋，形成复制叉，组装引发体。

1. 复制起点　大肠杆菌染色体 DNA 的复制起点长度是 245bp，包含两种保守序列（DNA、RNA 或蛋白质一级结构中的一些在进化过程中变化极小的序列）：①五段重复排列的 9bp 序列，是 DnaA 蛋白识别结合区，共有序列（一组 DNA、RNA 或蛋白质的同源序列所含的共有碱基序列或氨基酸序列）是 TTA/TTNCACC（N 是任意碱基，全书同）（图 12-7）。②三段串联重复排列的 13bp 序列，是起始解链区，富含 A 和 T，共有序列是 GATCTNTTNTTTT。

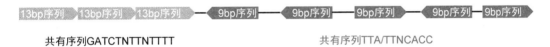

共有序列GATCTNTTNTTTT　　　　　　　　　　　　　　　　共有序列TTA/TTNCACC

图 12-7　大肠杆菌 DNA 复制起点

2. 有关的酶和其他蛋白质　复制起始阶段至少需要 10 种酶和其他蛋白质，例如 DnaA 蛋白（染色体复制起始蛋白，识别复制起点并解链）、DnaC 蛋白（解旋酶加载器，抑制解旋酶 DnaB 活性，协助其结合于复制起点）、HU 类组蛋白（细菌组蛋白，DNA 结合蛋白，促进复制起始）。它们从复制起点解开 DNA 双链，组装引发体前体。

3. 起始过程　①DnaA 蛋白与 ATP 形成DnaA·ATP复合物，6~8 个DnaA·ATP结合于复制起点的 DnaA 蛋白识别结合区，被 DNA 缠绕形成复合物。②HU 蛋白与 DNA 结合，协助 DnaA 蛋白将起始解链区解链（消耗 ATP），成为开放复合物。③两个解旋酶 DnaB 六聚体环在两个 DnaC 六聚体环（每个 DnaC 结合一个 ATP）的协助下结合于解开的起始解链区（DnaC 六聚体水解 ATP 后离去），组装两个引发体前体，形成两个复制叉（图 12-8）。

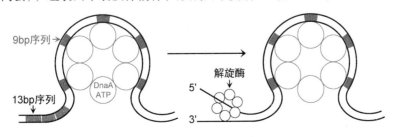

图 12-8　大肠杆菌 DNA 复制起始

接下来，解旋酶 DnaB 因 DnaC 六聚体环的离去而复活，一方面启动解链（并使复制起点的 DnaA 蛋白释放），解开的单链模板募集单链 DNA 结合蛋白结合保护；另一方面募集引物酶 DnaG，组装引发体。随着解链进行，一方面由 DNA 拓扑异构酶 2 松弛亲代 DNA 双链因解链而形成的正超螺旋结构，或引入负超螺旋，以协助解链；另一方面由引发体合成 RNA 引物。

（二）复制延伸

延伸阶段合成前导链和后随链。两股链的合成都由 DNA 聚合酶Ⅲ催化。

1. 前导链的合成　复制启动之后，前导链的合成通常是一个连续过程。先由一个复制叉的引发体在复制起点处催化合成一段 10~12nt 的 RNA 引物，随后对面复制叉 DNA 聚合酶Ⅲ（与解旋酶 DnaB 结合）以 dNTP 为原料在该引物 3′端合成其前导链。前导链的合成与其模板的解链保持同步。注意：引发体合成的第一个引物是引导合成对面复制叉前导链。

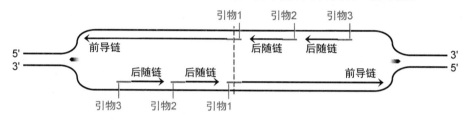

图 12-9　前导链引物

2. 后随链的合成　后随链的合成是分段进行的。当亲代 DNA 解开 1000~2000nt 时，先由引发体催化合成 RNA 引物，再由 DNA 聚合酶Ⅲ在第二段引物 3′端（图 12-9）催化合成冈崎片段。当冈崎片段合成遇到前方 RNA 引物时，DNA 聚合酶Ⅰ替换 DNA 聚合酶Ⅲ，通过切口平移切除前方 RNA 引物，合成 DNA 填补。最后，DNA 连接酶催化连接冈崎片段。如图 12-10 所示。

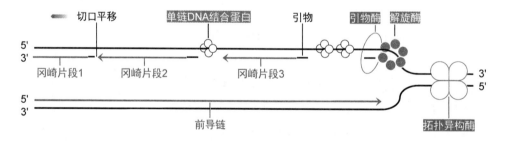

图 12-10　DNA 复制过程

（三）复制终止

大肠杆菌环状 DNA 的两个复制叉向前推进，最后到达终止区，形成连环体，在细胞分裂前由 DNA 拓扑异构酶 4 催化解离（图 12-11）。

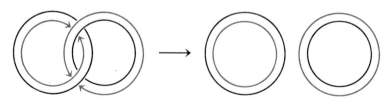

图 12-11　连环体解离

第三节　真核生物端粒合成

真核生物的染色体 DNA 是线性结构，复制时后随链 5'端切除 RNA 引物之后会留下短缺，无法由 DNA 聚合酶催化补齐，反而会被 DNA 酶削平，因而如无其他补齐措施，DNA 每复制一次都会缩短一部分（图 12-12）。

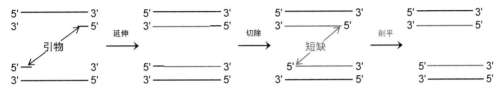

图 12-12　染色体 DNA 复制时末端短缺

1. **端粒结构**　端粒是一种短串联重复序列，人端粒新生链（后随链）重复单位是 CCCTAA，模板重复单位是 TTAGGG。复制后端粒的后随链模板长出，所以形成3'端突出结构。

2. **端粒功能**　端粒的功能是维持染色体结构的独立性和稳定性，从而在染色体 DNA 复制和末端保护、染色体定位、细胞寿命维持等方面起作用。①末端保护：防止 DNA 被修复系统降解。②延伸合成：防止 DNA 因复制而缩短。③参与同源染色体配对和重组：促进减数分裂。

研究表明，体细胞染色体 DNA 的端粒会随着细胞分裂而缩短。当端粒缩短到一定程度时，细胞会停止分裂。因此，端粒起细胞分裂计数器的作用，其长度能反映细胞分裂的次数。

3. **端粒酶**　催化合成端粒，其化学本质是含有一段 RNA 的核糖核蛋白。人端粒酶 RNA 含有一段 CUAACCCUAA 序列，可以作为模板指导合成其端粒的后随链模板DNA，因而端粒酶是一种逆转录酶。

4. **端粒合成**　①端粒酶结合于端粒后随链模板的 3'端，以端粒酶 RNA 为模板，催化合成一个重复单位。②端粒酶前移一

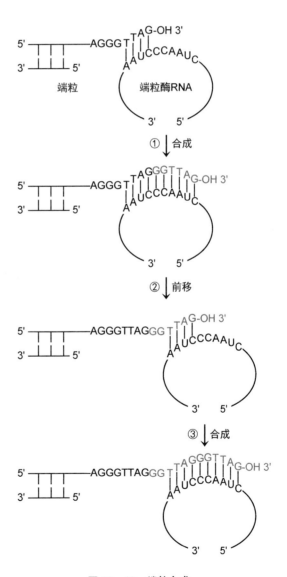

图 12-13　端粒合成

个重复单位。③重复合成重复单位、前移（图 12-13）。

端粒合成到一定长度时，端粒酶脱离。端粒后随链模板募集引物酶、DNA 聚合酶等，合成 DNA 填补后随链短缺。虽然端粒依然保持 3′端突出结构，但最终可以形成 t 环（图 12-14）。

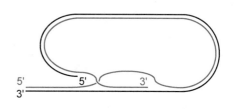

图 12-14　端粒 t 环结构

第四节　DNA 的逆转录合成

逆转录（反转录）是以 RNA 为模板，在逆转录酶的催化下合成 DNA 的过程。这是一个从 RNA 向 DNA 传递遗传信息的过程，与从 DNA 向 RNA 传递遗传信息的转录过程相反，所以称为逆转录。

1. 逆转录酶　催化 RNA 的逆转录过程，有三种催化活性（图 12-15）。

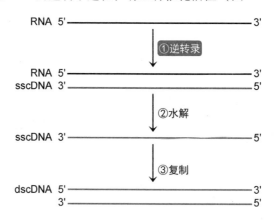

图 12-15　逆转录酶催化合成互补 DNA

（1）逆转录活性　即 RNA 依赖的 DNA 聚合酶活性，能催化合成 RNA 的单链互补 DNA（sscDNA），形成 RNA-DNA 杂交体。该聚合反应所需的引物是一种 tRNA。

（2）水解活性　即核糖核酸酶 H 活性，能水解 RNA-DNA 杂交体中的 RNA，得到游离的单链互补 DNA。

（3）复制活性　即 DNA 依赖的 DNA 聚合酶活性，能催化复制单链互补 DNA，得到双链互补 DNA（dscDNA）。单链互补 DNA 和双链互补 DNA 统称互补 DNA（cDNA）。

2. 逆转录病毒　逆转录酶是逆转录病毒基因组的表达产物。逆转录病毒的基因组是 RNA，其指导合成的双链互补 DNA 称为前病毒。前病毒可以整合到宿主染色体 DNA 中，随之复制和表达，某些条件下可使宿主细胞转化为肿瘤细胞，因此逆转录病毒属于致癌 RNA 病毒。人类免疫缺陷病毒（HIV）就是逆转录病毒，是艾滋病的病原体。

3. 逆转录意义　①逆转录机制的阐明完善了中心法则。遗传物质不都是 DNA，也可以是 RNA。②研究逆转录病毒有助于阐明肿瘤的发病机制，探索其防治策略。③逆转录酶是重组 DNA 技术常用的工具酶。

第十三章　RNA 的生物合成

各种功能 RNA 都是基因表达的产物，是由 RNA 聚合酶以 DNA 为模板指导合成各种 RNA 前体，再经过后加工得到的。

第一节　转录的基本特征

转录是遗传信息从 DNA 向 RNA 传递的过程，即一股 DNA 的碱基序列按照碱基配对原则指导 RNA 聚合酶催化合成与之序列互补 RNA 的过程。中心法则的核心内容就是由 DNA 指导合成 mRNA，再由 mRNA 指导合成蛋白质。合成蛋白质的过程还需要 tRNA 和 rRNA 的参与，而 tRNA 和 rRNA 也是转录的产物。因此，转录是中心法则的关键，是基因表达的首要环节，并且是绝大多数生物 RNA 的主要合成方式，转录产物 RNA 在 DNA 和蛋白质之间建立联系。

无论是原核生物还是真核生物，其 RNA 的转录合成过程都需要 DNA 模板、RNA 聚合酶、NTP 原料和 Mg^{2+}。RNA 聚合酶催化核苷酸以 $3',5'$-磷酸二酯键连接合成 RNA，合成方向是 $5' \rightarrow 3'$，反应可表示如下：

$$5'\ (NMP)_n\text{-OH}\ 3' + NTP \xrightarrow[\text{RNA聚合酶}]{\text{DNA模板, } Mg^{2+}} 5'\ (NMP)_n\text{-NMP-OH}\ 3' + PP_i$$

转录的基本特征是选择性转录、不对称转录、连续性转录和转录后加工。

1. 选择性转录　是指不同组织细胞或机体不同生长发育阶段的同类细胞，根据生存条件和代谢需要转录表达不同的基因，因而转录的只是基因组的一部分。相比之下，DNA 复制是全部染色体 DNA 的复制（图 13-1）。

2. 不对称转录　是指 DNA 每个基因的转录区都只有一股链可被转录，称为模板链（负链，反义链）；另一股链通常不被转录，称为编码链（正链，有义链）。不同转录区的模板链可能存在于双链 DNA 分子的不同股上。因此，就整个双链 DNA 分子而言，其每一股链都可能含有模板链（图 13-1）。

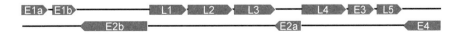

图 13-1　选择性转录和不对称转录

为了便于学习，这里简单介绍 DNA 序列的书写和编号规则：

（1）因为 DNA 双链的序列是互补的，所以为了避免繁琐，书写 DNA 序列时只写出一股链。

（2）因为 DNA 编码链与转录产物 RNA 的碱基序列一致，只是 RNA 中以 U 取代了 DNA 中的 T，所以为了方便解读遗传信息，一般只写出编码链。

（3）通常将编码链上位于转录起始位点的核苷酸编为+1号；转录进行的方向称为下游，核苷酸依次编为+2号、+3号等；相反方向称为上游，核苷酸依次编为-1号、-2号等，没有0号（图13-2）。

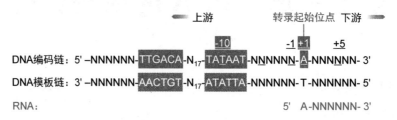

图 13-2 DNA 序列编号

3. **连续性转录** 一个 RNA 分子从头到尾由一个 RNA 聚合酶分子催化连续合成。

4. **转录后加工** RNA 聚合酶转录合成的 RNA 称为 RNA 前体（初级转录产物），包括 mRNA 前体、rRNA 前体和 tRNA 前体等，大多数需要经过加工才能成为成熟 RNA。RNA 前体的这一加工过程称为转录后加工。

第二节 RNA 聚合酶

RNA 聚合酶催化合成 RNA。原核生物和真核生物的 RNA 聚合酶既有共同特点，在组成、结构和性质等方面又不尽相同。

1. **RNA 聚合酶的特点** 原核生物和真核生物的 RNA 聚合酶有许多共同特点，其中以下特点与 DNA 聚合酶一致：①以 DNA 为模板合成其互补链。②催化核苷酸通过聚合反应合成核酸。③聚合反应是依赖 DNA 的聚合酶催化核苷酸形成 $3'$,$5'$-磷酸二酯键的反应。④按 $3'$→$5'$ 方向阅读模板，$5'$→$3'$ 方向合成核酸。⑤忠实复制/转录模板序列。此外，RNA 聚合酶有些特点不同于 DNA 聚合酶（表13-1）。

表 13-1 转录和复制对比

项目	转录	复制
聚合酶	RNA 聚合酶	DNA 聚合酶
DNA 模板	基因组局部（转录区，选择性转录） 转录单链（模板链，不对称转录）	基因组全部 复制双链（半保留复制）
原料	NTP	dNTP
起始	启动子	复制起点
引物	不需要	需要
碱基配对原则	dA-rU, dT-rA, dG-rC, dC-rG	dA-dT, dT-dA, dG-dC, dC-dG
错配率	10^{-4}～10^{-5}（保真性低）	10^{-6}～10^{-8}（保真性高）
连续性	连续	不连续
终止	终止子	终止区
产物	单链 RNA	双链 DNA
后加工	有	无

2. 大肠杆菌 RNA 聚合酶 有全酶和核心酶两种存在形式，RNA 聚合酶全酶是由五种亚基构成的六聚体（$\alpha_2\beta\beta'\omega\sigma$），其中 $\alpha_2\beta\beta'\omega$ 称为核心酶。大肠杆菌只有一种核心酶，可催化合成 mRNA、tRNA 和 rRNA 前体。σ 亚基（σ 因子）是转录起始因子，其作用是与核心酶结合成全酶，协助核心酶识别并结合启动子。大肠杆菌 RNA 聚合酶各亚基的功能见表 13-2。

表 13-2 大肠杆菌 RNA 聚合酶

亚基	大小（氨基酸残基数）	功能
α	329	启动 RNA 聚合酶组装，直接识别并结合上游启动子元件，与某些激活蛋白结合
β	1342	有活性部位，催化形成磷酸二酯键
β'	1407	结合 DNA 模板
ω	90	促进 RNA 聚合酶组装，参与转录调控
σ^{70}	613	与核心酶构成全酶后直接识别并结合启动子元件

3. 真核生物 RNA 聚合酶 到目前为止，研究的所有真核生物细胞核内都有 RNA 聚合酶 I、RNA 聚合酶 II、RNA 聚合酶 III（表 13-3），组成和结构比大肠杆菌 RNA 聚合酶更复杂，但活性一致。植物还有 RNA 聚合酶 IV、RNA 聚合酶 V。

表 13-3 真核生物细胞核 RNA 聚合酶

RNA 聚合酶	名称缩写	亚细胞定位	转录产物	α 鹅膏蕈碱的抑制作用
RNA 聚合酶 I	Pol I	核仁	18S、5.8S、28S rRNA 前体	无
RNA 聚合酶 II	Pol II	核质	mRNA、snRNA、调控 RNA 前体	强
RNA 聚合酶 III	Pol III	核质	tRNA、5S rRNA、snRNA 前体	弱

第三节 大肠杆菌 RNA 的转录合成

大肠杆菌 RNA 的转录合成分为转录起始、转录延伸、转录终止和转录后加工四个阶段。起始阶段由 RNA 聚合酶全酶催化，延伸阶段由核心酶催化，终止阶段有时有 ρ 因子参与。

一、转录起始

转录起始是基因表达的关键阶段，核心内容就是 RNA 聚合酶全酶识别并结合到启动子上，形成转录起始复合物，启动 RNA 合成。

1. 启动子 是 RNA 聚合酶识别、结合和赖以启动转录的一段 DNA 序列，具有方向性。大肠杆菌基因的启动子位于 $-70\sim+30$ 区，长度 $40\sim70$bp，含有三段保守序列，具有高度的保守性和一致性，分别称为 Sextama 盒、Pribnow 盒和转录起始位点（图 13-3）。

NOTE

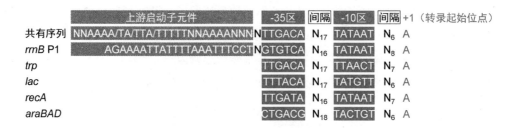

	上游启动子元件	-35区	间隔	-10区	间隔	+1（转录起始位点）
共有序列	NNAAAA/TA/TTA/TTTTTNNAAAANNN	NTTGACA	N_{17}	TATAAT	N_6	A
rrnB P1	AGAAAATTATTTTAAATTTCCT	NGTGTCA	N_{16}	TATAAT	N_8	A
trp		TTGACA	N_{17}	TTAACT	N_7	A
lac		TTTACA	N_{17}	TATGTT	N_6	A
recA		TTGATA	N_{16}	TATAAT	N_7	A
araBAD		CTGACG	N_{18}	TACTGT	N_6	A

图 13-3 大肠杆菌基因的启动子

（1）Sextama 盒（-35 区）　共有序列 TTGACA，中心位于-35 号核苷酸处，是 RNA 聚合酶依靠 σ 因子识别并初始结合的位点，因而又称 RNA 聚合酶识别位点。

（2）Pribnow 盒（-10 区）　共有序列 TATAAT，中心位于-10 号核苷酸处，是 RNA 聚合酶依靠 σ 因子识别并牢固结合的位点，因而又称 RNA 聚合酶结合位点。Pribnow 盒富含 A-T 碱基对，容易解链，有利于 RNA 聚合酶启动解链和转录。

（3）转录起始位点　位于共有序列 $CA^{+1}T$ 内。

2. 起始过程　大肠杆菌的转录起始过程分四步（图 13-4）：

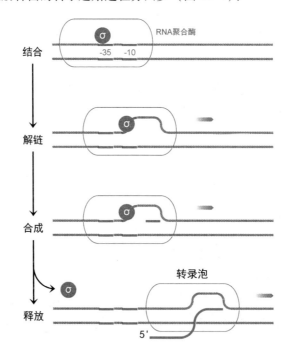

图 13-4 大肠杆菌转录起始

（1）结合　RNA 聚合酶全酶通过其 σ 因子结合启动子，形成闭合复合物。

（2）解链　RNA 聚合酶全酶从-10 区将 DNA 解开 12~17bp（包含转录起始位点），形成开放复合物。

（3）合成　RNA 聚合酶全酶根据模板链指令获取第一、二个 NTP，形成 3′,5′-磷酸二酯键，启动 RNA 合成。90%以上基因转录产物的第一个核苷酸是嘌呤核苷酸，而且大多数是腺苷酸。

$$pppA\text{-}OH + pppN\text{-}OH \rightarrow pppApN\text{-}OH + PP_i$$

（4）释放　RNA 合成到 10nt 后，σ 因子释放，导致核心酶构象改变，与启动子的亲和力下降，于是沿模板链向下游移动（称为启动子清除），把转录带入延伸阶段。

二、转录延伸

核心酶沿 DNA 模板链 3′→5′方向移动，使转录区保持约 17bp 解链；同时，NTP 按照碱基配对原则与模板链结合，由核心酶催化，通过 α-磷酸基与 RNA 的 3′-羟基形成磷酸酯键，使 RNA 链按 5′→3′方向延伸。此时的转录复合物称为转录泡。在转录泡上，RNA 的 3′端 8~9nt 与模板链结合，形成 RNA-DNA 杂交体，5′端则与模板链解离，已经转录完毕的 DNA 模板链与编码链退火（图 13-4）。

三、转录终止

核心酶转录到转录终止信号时终止转录，RNA 释放，转录泡解体。转录终止信号（终止子）是位于转录区下游的一段 DNA 序列，最后才被转录，所以编码 RNA 前体的 3′端。大肠杆菌基因的终止子有两类：一类不需要转录终止因子 ρ 协助就能终止转录，另一类则需要 ρ 因子协助才能终止转录。

1. 不依赖 ρ 因子的转录终止　这类基因的终止子称为内在终止子，转录产物有两个特征（图 13-5）：①有一段 U 序列（oligo(U)），长 3~8nt，与模板链以 dA-rU 对结合。②U 序列之前有一段富含 G/C 的反向重复序列，可以形成发夹结构。发夹结构一方面削弱 dA-rU 结合力，使 RNA 容易释放；另一方面改变 RNA 与核心酶的结合，使转录终止。

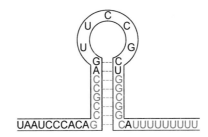

图 13-5　不依赖 ρ 因子终止子的转录产物

2. 依赖 ρ 因子的转录终止　这类基因终止子的转录产物可以形成发夹结构，但不含 U 序列，所以本身不能终止转录，需要转录终止因子 ρ 的协助。ρ 因子是一种同六聚体蛋白，有依赖 RNA 的 ATP 酶和依赖 ATP 的解旋酶活性，可以先与转录产物上游的一个 rut 位点（ρ 因子利用位点）结合，再作用于 RNA 聚合酶和 RNA-DNA 杂交体，使杂交体解链，RNA 释放。

四、转录后加工

大肠杆菌 mRNA 前体不需要加工，可直接指导合成蛋白质，rRNA 前体和 tRNA 前体需要经过加工才能成为有功能的成熟 rRNA 和 tRNA 分子，加工方式与真核生物类似。

第四节　真核生物 mRNA 的转录后加工

真核生物有完整的细胞核，转录和翻译存在时空隔离；真核基因（特别是蛋白基因）多数是断裂基因，即其编码序列是不连续的，由内含子（在 RNA 前体剪接时被切除的序列及其对应的 DNA 序列，属于非编码序列）和外显子（在 RNA 前体剪接时被保留的序列及其对应的 DNA 序列，属于编码序列）交替连接而成，转录产物需要剪接成连续的编码序列，因此其转录后加工既复杂又重要。

真核生物 mRNA 前体经过转录后加工得到成熟 mRNA，加工过程包括加帽、加尾、剪接、编辑和修饰等。

1. 5′端加帽　真核生物大多数 mRNA 的 5′端存在一种特殊结构，称为 mRNA 的 5′帽子（图13-6），其作用是参与 5′外显子剪接，参与 mRNA 向细胞核外转运，参与蛋白质合成起始，保护 mRNA。

2. 3′端加尾　除组蛋白 mRNA 外，真核生物其他 mRNA 的 3′端都有聚腺苷酸序列，称为 poly（A）尾（多聚（A）尾），其长度因不同 mRNA 而异，绝大多数是 200~250nt，其作用是参与 mRNA 向细胞核外转运，参与蛋白质合成起始和终止，保护 mRNA。

3. 剪接　真核生物经过加工去除 RNA 前体中的内含子，连接外显子，得到成熟 RNA 分子，这一过程称为剪接。mRNA 前体经过剪接得到成熟 mRNA。

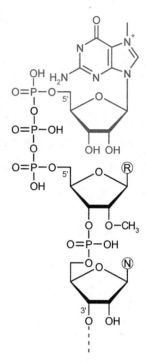

图 13-6　mRNA 的 5′帽子

第五节　RNA 合成的抑制剂

一些临床药物及科研试剂是干扰 RNA 合成的抗代谢物或抑制剂，包括碱基类似物、核苷类似物、模板干扰剂、RNA 聚合酶抑制剂等。

1. **模板干扰剂**　例如放线菌素 D 与 DNA 非共价结合时抑制转录，且对原核生物和真核生物都有效，故用于治疗肾母细胞瘤等。

2. RNA 聚合酶抑制剂　有些抗生素和化学药物能抑制 RNA 聚合酶，从而抑制 RNA 合成。

（1）利福霉素　强烈抑制革兰阳性菌和结核杆菌，对其他革兰阴性菌抑制作用较弱。利福平是利福霉素 B 衍生物，有广谱抗菌作用，对结核杆菌杀伤力更强。

（2）利迪链菌素　与细菌 RNA 聚合酶 β 亚基结合，抑制转录延伸。

（3）α 鹅膏蕈碱　抑制真核生物 RNA 聚合酶Ⅱ，对细菌 RNA 聚合酶的抑制作用极弱。

第十四章　蛋白质的生物合成

蛋白质是生命活动的执行者。储存遗传信息的 DNA 并不直接指导蛋白质合成，DNA 的遗传信息通过转录传递给 mRNA，mRNA 直接指导蛋白质合成。mRNA 由 4 种核苷酸合成，而蛋白质由 20 种氨基酸合成。发生在核糖体上的蛋白质（多肽链）合成过程是核糖体依赖 tRNA 从 mRNA 读取遗传信息，用氨基酸合成蛋白质的过程，是用 mRNA 碱基序列编码蛋白质氨基酸序列的过程，或者说是把核酸语言翻译成蛋白质语言的过程。因此，蛋白质的合成过程又称翻译。

第一节　参与蛋白质合成的主要物质

蛋白质的合成过程非常复杂，除了消耗大量氨基酸和高能化合物 ATP、GTP 外，还需要 100 多种生物大分子参与，包括 mRNA、tRNA、rRNA 和一组蛋白质，反应可表示如下：

$$\text{氨基酸} \xrightarrow[\text{酶，蛋白因子，ATP，GTP}]{\text{mRNA，rRNA，tRNA}} \text{蛋白质}$$

这里先介绍 mRNA、tRNA 和含有 rRNA 的核糖体，其他蛋白质将结合在蛋白质合成过程中介绍（表 14-1）。

表 14 - 1　参与蛋白质合成的主要物质

蛋白质合成阶段	参与蛋白质合成的物质
氨基酸负载	氨基酸，氨酰 tRNA 合成酶，tRNA，ATP，Mg^{2+}
翻译起始	核糖体大、小亚基，mRNA，蛋氨酰 tRNA，翻译起始因子，GTP，Mg^{2+}
翻译延伸	mRNA，核糖体，氨酰 tRNA，翻译延伸因子，GTP，Mg^{2+}
翻译终止	mRNA，核糖体，释放因子，GTP
翻译后修饰	酶、辅助因子和其他成分（用于切除前体蛋白 N 端、裂解肽链、修饰氨基酸等）

一、mRNA 传递 DNA 的遗传信息

mRNA 传递从 DNA 转录的遗传信息，其一级结构中编码区的密码子序列直接编码蛋白质多肽链的氨基酸序列。

1. mRNA 的一级结构　由编码区和非翻译区构成（图 14-1）。

（1）5'非翻译区　是从 mRNA 的 5'端到起始密码子之前的一段序列。

图 14 - 1 mRNA 一级结构

（2）编码区（开放阅读框）　是从起始密码子到终止密码子的一段序列，是 mRNA 的主要序列。原核生物许多 mRNA 有不止一个编码区（相邻编码区被被一个顺反子间区隔开），这种 mRNA 称为多顺反子 mRNA。真核生物几乎所有 mRNA 只有一个编码区，这种 mRNA 称为单顺反子 mRNA。

（3）3′非翻译区　是从 mRNA 的终止密码子之后到 3′端的一段序列。

真核生物 mRNA 的 5′端还有 5′帽子，3′端有 poly(A)尾（组蛋白 mRNA 例外）。

2. 密码子　mRNA 编码区从 5′端到 3′端每三个核苷酸组成一个遗传密码，称为密码子（三联体密码）（表 14-2）。密码子不仅决定着蛋白质合成时会连接何种氨基酸，还控制着蛋白质合成的起始和终止。

表 14 - 2　遗传密码表

第一碱基	第二碱基				第三碱基
	U	C	A	G	
U	UUU 苯丙（Phe）	UCU 丝（Ser）	UAU 酪（Tyr）	UGU 半胱（Cys）	U
	UUC 苯丙（Phe）	UCC 丝（Ser）	UAC 酪（Tyr）	UGC 半胱（Cys）	C
	UUA 亮（Leu）	UCA 丝（Ser）	UAA 终止密码子	UGA 终止密码子	A
	UUG 亮（Leu）	UCG 丝（Ser）	UAG 终止密码子	UGG 色（Trp）	G
C	CUU 亮（Leu）	CCU 脯（Pro）	CAU 组（His）	CGU 精（Arg）	U
	CUC 亮（Leu）	CCC 脯（Pro）	CAC 组（His）	CGC 精（Arg）	C
	CUA 亮（Leu）	CCA 脯（Pro）	CAA 谷胺（Gln）	CGA 精（Arg）	A
	CUG 亮（Leu）	CCG 脯（Pro）	CAG 谷胺（Gln）	CGG 精（Arg）	G
A	AUU 异亮（Ile）	ACU 苏（Thr）	AAU 天胺（Asn）	AGU 丝（Ser）	U
	AUC 异亮（Ile）	ACC 苏（Thr）	AAC 天胺（Asn）	AGC 丝（Ser）	C
	AUA 异亮（Ile）	ACA 苏（Thr）	AAA 赖（Lys）	AGA 精（Arg）	A
	AUG 蛋（Met）	ACG 苏（Thr）	AAG 赖（Lys）	AGG 精（Arg）	G
G	GUU 缬（Val）	GCU 丙（Ala）	GAU 天（Asp）	GGU 甘（Gly）	U
	GUC 缬（Val）	GCC 丙（Ala）	GAC 天（Asp）	GGC 甘（Gly）	C
	GUA 缬（Val）	GCA 丙（Ala）	GAA 谷（Glu）	GGA 甘（Gly）	A
	GUG 缬（Val）	GCG 丙（Ala）	GAG 谷（Glu）	GGG 甘（Gly）	G

（1）起始密码子　是位于编码区 5′端的第一个密码子 AUG，编码蛋氨酸，即肽链合成都是从蛋氨酸开始的。

（2）终止密码子　是位于编码区 3′端的最后一个密码子 UAA、UAG 或 UGA，不编码任何氨基酸，是终止信号。

3. 密码子特点　密码子有以下特点：

（1）方向性　核糖体阅读 mRNA 编码区的方向是 5′→3′，因此：①所有密码子都按 5′→3′方向阅读。②起始密码子位于编码区的 5′端，终止密码子位于编码区的 3′端。

（2）连续性　①mRNA 编码区的密码子之间没有间隔，即每个碱基都参与组成密码子。②密码子没有重叠，即每个碱基只参与组成一个密码子。

（3）简并性　密码子共有 64 个，其中 61 个编码氨基酸，称为有义密码子。每一个有义密码子编码一种氨基酸，但用于合成蛋白质的氨基酸只有 20 种，所以一种氨基酸可能有不止一个密码子。蛋氨酸和色氨酸只有 1 个密码子，其余 18 种氨基酸各有 2~6 个密码子（表 14-2）。编码同一种氨基酸的不同密码子称为同义密码子。同义密码子具有简并性，即不同密码子可以编码同一种氨基酸。

（4）通用性　各种生物采用同一套遗传密码，说明它们由同一祖先进化而来。

4. 阅读框　是 mRNA 分子上从一个起始密码子到其下游第一个终止密码子所界定的一段序列。理论上有的 mRNA 序列中有三套不同的密码子序列，即有三个重叠的阅读框。每个阅读框都从起始密码子开始，到终止密码子结束（图 14-2）。实际上其中只有一个阅读框真正编码蛋白质多肽链，称为开放阅读框（编码区）。

```
mRNA      5'–GAUGCAUGCAUGGGAUAUAGGCCUUAGUUGAC–3'

阅读框1    5'–GAUGCAUGCAUGGGAUAUAGGCCUUAGUUGAC–3'
              Met His Ala Trp Asp Ile Gly Leu Ser

阅读框2    5'–GAUGCAUGCAUGGGAUAUAGGCCUUAGUUGAC–3'
                  Met His Gly Ile

阅读框3    5'–GAUGCAUGCAUGGGAUAUAGGCCUUAGUUGAC–3'
                    Met Gly Tyr Arg Pro
```

图 14－2　阅读框

二、tRNA 既是氨基酸运输工具又是译码器

在蛋白质合成过程中，mRNA 编码区的密码子序列决定着蛋白质多肽链的氨基酸序列，但这种决定是由 tRNA 介导的。氨基酸必须先与 tRNA 缩合成氨酰 tRNA，由氨酰 tRNA 合成酶催化，这一过程称为负载（氨基酸活化）。

1. tRNA 是氨基酸运输工具　每一种氨基酸都有自己的 tRNA，其 3′端都是 CCA 序列，氨基酸由末端腺苷酸 3′-羟基负载、运到核糖体上。负载过程消耗 ATP，每活化一分子氨基酸消耗两个高能磷酸键：

$$氨基酸 + ATP + tRNA \xrightarrow[\text{氨酰tRNA合成酶}]{Mg^{2+}} 氨酰tRNA + AMP + PP_i$$

（1）负载由氨酰 tRNA 合成酶催化　绝大多数生物有 20 种氨酰 tRNA 合成酶，每一种氨酰 tRNA 合成酶都催化一种编码氨基酸与其 tRNA 的 3′-羟基缩合。氨酰 tRNA 合成酶具有高度专一性，既能识别氨基酸，又能识别相应的 tRNA。

（2）原核生物起始蛋氨酰 tRNA 被甲酰化　原核生物和真核生物都有两种负载蛋氨酸的 tRNA，两种 tRNA 都由同一种 Met-tRNA 合成酶催化负载，负载的蛋氨酸分别用于翻译起始和翻译延伸。原核生物的起始蛋氨酰 tRNA 被甲酰化，生成 N-甲酰蛋氨酰 tRNA（fMet-tRNA$_i^{Met}$）：

N^{10}-甲酰四氢叶酸+蛋氨酰tRNA→N-甲酰蛋氨酰tRNA+四氢叶酸

NOTE

（3）氨酰 tRNA 通常用 AA–tRNA^{AA} 表示　如甘氨酰 tRNA 写作 Gly–tRNA^{Gly}。

2. tRNA 是译码器　每一种 tRNA 都有一个反密码子，它是 tRNA 反密码子环上的一个三碱基序列，可识别 mRNA 编码区的密码子，并与之结合（图 14–3）。因此，mRNA 通过碱基配对选择氨酰 tRNA，并允许其将携带的氨基酸连接到肽链上。

3. tRNA 译码存在摆动性　反密码子与密码子是反向结合的，即 tRNA 反密码子的第一、二、三碱基分别与 mRNA 密码子的第三、二、一碱基结合。在 31 个反密码子中，大多数反密码子第一碱基与密码子第三碱基并不严格按照碱基配对原则配对（表 14–3），因而可识别 2~3 种密码子（它们是同义密码子），这种现象称为摆动性。

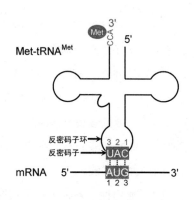

图 14 – 3　tRNA 译码

表 14 – 3　摆动配对

反密码子第一碱基	A	C	G	U	I
密码子第三碱基	U	G	C、U	A、G	A、C、U

三、核糖体是蛋白质的合成机器

蛋白质多肽链是在核糖体上合成的。在合成时，核糖体亚基与 fMet–tRNA$_f^{Met}$、mRNA 形成翻译起始复合物，核糖体移动阅读 mRNA 的编码区，通过肽酰转移酶活性部位和三个 tRNA 结合位点将氨基酸连接到肽链上。

1. 肽酰转移酶活性部位　位于核糖体大亚基上。

2. tRNA 结合位点　包括氨酰位（A 位，结合氨酰 tRNA）、肽酰位（P 位，结合肽酰 tRNA）和出口位（E 位，结合脱酰 tRNA）（图 14-4）。

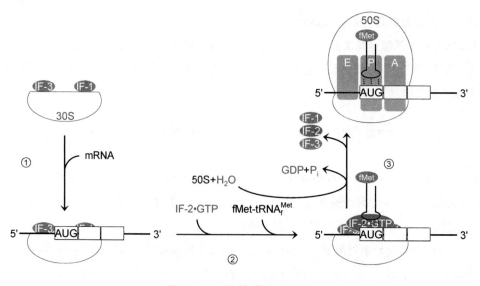

图 14 – 4　大肠杆菌翻译起始

第二节 大肠杆菌蛋白质的合成

原核生物和真核生物的蛋白质合成过程在以下方面一致：①译码从编码区起始密码子开始，沿 5′→3′ 方向进行，到终止密码子结束。②肽链的合成从 N 端开始，在 C 端延伸，整个过程分为翻译起始、翻译延伸和翻译终止三个阶段。不过在细节上有差异，参与合成的因子种类或其命名/缩写也不同。以下是大肠杆菌蛋白质合成过程。

一、翻译起始

翻译起始阶段是核糖体在翻译起始因子的协助下与 mRNA、fMet-tRNA$_f^{Met}$ 形成翻译起始复合物的过程。在复合物中，fMet-tRNA$_f^{Met}$ 的反密码子 CAU 与 mRNA 的起始密码子 AUG 正确配对。因此，翻译起始的核心内容就是核糖体从起始密码子启动蛋白质合成（图 14-4）。

1. mRNA 与小亚基结合 大肠杆菌有三种翻译起始因子，其中 IF-1 和 IF-3 促进核糖体解聚，并分别结合于小亚基 A 位和 E 位。mRNA 通过核糖体结合位点与小亚基结合（图 14-4 ①）。

编码区的 5′ 端和内部都存在 AUG，其中 5′ 端 AUG 位于核糖体结合位点内。核糖体结合位点是指核糖体赖以形成并启动肽链合成的一段 mRNA 序列。大肠杆菌 mRNA 的核糖体结合位点约 30nt，覆盖起始密码子及其上游 8~13nt 处的一段富含嘌呤核苷酸的保守序列，该序列长度 4~9nt，共有序列是 AGGAGGU，用发现者 Shine-Dalgarno 的名字命名为 SD 序列。大肠杆菌核糖体小亚基 16S rRNA 的 3′ 端有一段富含嘧啶的序列 ACCUCCU，可与 SD 序列互补结合，从而促成小亚基与 mRNA 的结合（图 14-5）。

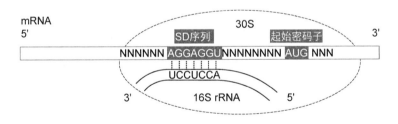

图 14-5 核糖体结合位点

2. 30S 复合物形成 fMet-tRNA$_f^{Met}$ 与 mRNA-小亚基结合形成 30S 复合物，需要翻译起始因子 IF-2 协助。IF-2 有依赖核糖体的 GTP 酶活性。IF-2 先与 GTP 形成 IF-2•GTP，结合于小亚基 P 位，再募集 fMet-tRNA$_f^{Met}$，并协助其与 P 位结合形成 30S 复合物。在 30S 复合物中，fMet-tRNA$_f^{Met}$ 的反密码子 CAU 与 mRNA 的起始密码子 AUG 互补结合，其中密码子 UG 碱基与反密码子 CA 碱基的配对是必需的（图 14-4②）。

3. 翻译起始复合物形成 大亚基与 30S 复合物结合形成翻译起始复合物，并激活 IF-2•GTP，催化 GTP 水解，IF-2•GDP、IF-1 和 IF-3 释放（图 14-4③）。

二、翻译延伸

翻译延伸阶段是 mRNA 编码区指导核糖体用氨基酸合成肽链的过程，包括进位、成肽、移位三个步骤（图14-6）。每次连接一个氨基酸。肽链合成的方向是 N 端→C 端，所以起始 *N*-甲酰蛋氨酸位于 N 端。肽链延伸消耗 GTP，并且需要翻译延伸因子 EF-Tu、EF-Ts 和 EF-G 参与。

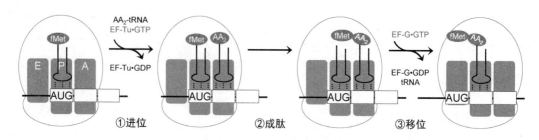

图 14-6　大肠杆菌翻译延伸

1. **进位**　即氨酰 tRNA 进入 A 位（图 14-6①）。在翻译起始阶段完成时，翻译起始复合物上三个位点的状态不同：①E 位是空的。②P 位对应 mRNA 的第一个密码子 AUG，结合了 fMet-tRNA$_f^{Met}$。③A 位对应 mRNA 的第二个密码子，是空的。何种氨酰 tRNA 进位由 A 位对应的密码子决定，并且需要翻译延伸因子 EF-Tu（有 GTP 酶活性，协助氨酰 tRNA 进位）和 EF-Ts（协助 EF-Tu 释放 GDP，结合 GTP）协助。

2. **成肽**　即 P 位 fMet-tRNA$_f^{Met}$甲酰蛋氨酸（及之后的肽链）的 α-羧基与 A 位氨酰 tRNA 氨基酸的 α-氨基形成肽键。成肽反应由核糖体大亚基的肽酰转移酶活性部位催化（图 14-6②）。

3. **移位**　肽键形成之后，A 位结合的是肽酰 tRNA，P 位结合的是脱酰 tRNA。接下来是核糖体移位，即核糖体向 mRNA 的 3′端移动一个密码子，而脱酰 tRNA 及肽酰 tRNA 与 mRNA 之间没有相对移动。移位后：①脱酰 tRNA 从 P 位移到 E 位再离开核糖体。②肽酰 tRNA 从 A 位移到 P 位。③A 位成为空位，等待下一个氨酰 tRNA 进位（图 14-6③）。移位需要翻译延伸因子 EF-G（移位酶）与一分子 GTP 形成的EF-G·GTP。移位时EF-G·GTP水解其 GTP，转化为EF-G·GDP。

综上所述，蛋白质合成的延伸阶段是一个包括三个步骤的循环过程，每一次循环都会在肽链 C 端连接 1 个氨基酸。结果，肽链不断延伸，并穿过核糖体大亚基的一个肽链通道甩出核糖体。

蛋白质合成是一个高度耗能过程。每活化一个氨基酸要消耗两个高能磷酸键（来自 ATP），延伸阶段在进位和移位时又各消耗一个高能磷酸键（来自 GTP）。因此，在肽链上每连接一个氨基酸要消耗四个高能磷酸键。

三、翻译终止

当核糖体移位读到终止密码子时，蛋白质合成进入终止阶段，由释放因子 RF-1（识别终止密码子 UAG 和 UAA）或 RF-2（识别终止密码子 UGA 和 UAA）进位，使 P 位肽酰 tRNA 水解释放肽链。释放因子RF-3·GTP等结合，促使核糖体变构、解离（图 14-7）。

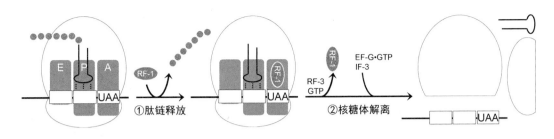

图 14-7　大肠杆菌翻译终止

第三节　蛋白质的翻译后修饰

正在合成和刚合成的多肽链称为新生肽链，其中刚合成且尚无活性的新生肽链称为前体蛋白。翻译后修饰是指对新生肽链进行各种加工与修饰，从而改变其结构、性质、活性、分布、稳定性及与其他分子的相互作用。实际上，所有蛋白质从合成到分解过程一直经历着各种加工与修饰。

翻译后修饰内容丰富，既有一级结构的修饰如肽键水解，又有空间结构的修饰如蛋白质折叠；既有不可逆修饰如羟化，又有可逆修饰如磷酸化。各项修饰进行的时机和部位（区室）不尽相同，可以发生在多肽链的合成过程中、合成完成后，蛋白质定向运输或分泌过程中、到达功能部位（区室）后，参与细胞代谢时及最终被分解时。

一、肽链部分切除

酶原激活及许多新生肽链在形成有活性的蛋白质时都要进行特异切割，即由特定蛋白酶水解特定肽键，切除末端信号肽、内部肽段、末端氨基酸，或者水解成一系列活性肽。

1. **末端切除**　新生肽链的 N 端都是 *N*-甲酰蛋氨酸（原核生物）或蛋氨酸（真核生物），但许多成熟蛋白质的 N 端都是其他氨基酸。新生肽链 N 端的 *N*-甲酰蛋氨酸或蛋氨酸都被一种氨肽酶切除了，这一事件发生在翻译延伸阶段，此时新生肽链只有 10~15 个氨基酸残基。此外，有些新生肽链切除含有 *N*-甲酰蛋氨酸或蛋氨酸的一个肽段。例如组蛋白前体在合成后切除 N 端的蛋氨酸，分泌蛋白前体在合成后切除 N 端的信号肽。

很多蛋白质 C 端也有氨基酸或肽段切除。例如肠碱性磷酸酶原在激活时切除 C 端一个二十五肽。

2. **蛋白激活**　参与食物消化的许多酶及血液循环中的凝血系统、纤溶系统的各种因子必须被激活才能起作用，其激活过程就是蛋白酶水解过程。蛋白酶水解还参与蛋白质及肽类信号分子的形成，例如胰岛素就是从大的前体肽加工形成的（图 14-8）。

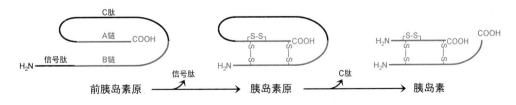

图 14-8　人胰岛素一级结构翻译后修饰

NOTE

二、氨基酸修饰

蛋白质是用 20 种编码氨基酸合成的，然而目前在各种蛋白质中还发现有上百种非编码氨基酸，它们是编码氨基酸翻译后修饰的产物，对蛋白质功能的发挥至关重要。氨基酸修饰包括羟化、甲基化、羧化、磷酸化、甲酰化、乙酰化、酰化、异戊二烯化、核苷酸化等。修饰的意义是改变蛋白质溶解度、稳定性、活性、亚细胞定位、与其他蛋白质的作用等。

1. **羟化**　例如前胶原脯氨酸羟化成羟脯氨酸（第六章，51 页）。

2. **甲基化**　既有赖氨酸、精氨酸、组氨酸、谷氨酰胺残基的 N-甲基化，又有谷氨酸、天冬氨酸残基的 O-甲基化，都以 S-腺苷蛋氨酸为甲基供体，由甲基转移酶催化。例如组蛋白 N 端甲基化可以抗蛋白酶水解，延长其寿命。

3. **羧化**　例如凝血酶原谷氨酸 γ-羧化，反应由依赖维生素 K 的 γ-羧化酶催化。

4. **磷酸化**　主要发生在特定丝氨酸、苏氨酸或酪氨酸的 R 基羟基上，磷酸化产生以下效应：①酶和其他功能蛋白的化学修饰调节，例如糖原磷酸化酶 b 磷酸化激活，糖原合酶 a 磷酸化抑制。②磷酸基成为蛋白质的识别标志和停泊位点，例如转录因子 STAT 磷酸化后进入细胞核，启动基因表达。③磷酸化改变蛋白质寿命，例如 p27 蛋白磷酸化后被泛素-蛋白酶体系统降解。④磷的储存形式，例如牛奶酪蛋白磷酸化。

5. **乙酰化**　发生在肽链 N 端的氨基上或肽链侧链上。乙酰化是蛋白质 N 端最常见的化学修饰，例如真核生物约 50%蛋白质的 N 端都发生乙酰化（但 N 端乙酰化意义有待阐明）。蛋白质的乙酰化产生以下效应：①组蛋白赖氨酸残基乙酰化参与染色质重塑，且是基因表达调控机制之一。②酶的化学修饰调节：各重要代谢途径的几乎所有酶都含有乙酰化位点。③其他效应，包括调节细胞代谢、信号转导、骨架运动等。

三、蛋白质折叠和亚基聚合

蛋白质折叠是指有不确定构象的前体蛋白通过有序折叠形成有天然构象的功能蛋白的过程。蛋白质的一级结构是其构象的基础。前体蛋白能够自发折叠，形成稳定的天然构象。不过，大多数前体蛋白在体内的折叠是在各种辅助蛋白的协助下进行的。已经阐明的辅助蛋白有折叠酶类和分子伴侣等。

第四节　蛋白质合成的抑制剂

许多影响基因表达的因素最终影响蛋白质合成，其中有些是通过影响 DNA 复制和转录间接影响蛋白质合成，有些是直接影响蛋白质合成。

抗生素是一类生物（特别是细菌、酵母、霉菌）代谢物，对某些生物（特别是病原生物或有害生物）的毒性极大，既可从生物材料提取，又可通过化学工艺制备。有临床价值的抗生素的共同特点是直接抑制病原体蛋白质合成且副作用较少。

1. **氨基糖苷类**　主要抑制革兰氏阴性菌的蛋白质合成，如链霉素、卡那霉素、庆大霉素、阿米卡星。

2. **四环素和土霉素** 在原核生物翻译延伸阶段抑制氨酰 tRNA 进位。

3. **氯霉素** 属于广谱抗生素，在翻译延伸阶段抑制细菌的蛋白质合成，对真核生物线粒体的蛋白质合成也有抑制作用。

4. **林可酰胺类** 在翻译延伸阶段抑制细菌的蛋白质合成，如林可霉素和克林霉素。

5. **大环内酯类** 抑制葡萄球菌、链球菌等革兰阳性菌的蛋白质合成，是治疗葡萄球菌肺炎最有效的药物，例如红霉素、阿奇霉素和克拉霉素。

第十五章　血液生化

血液由血细胞和血浆组成，循环于心血管系统内，其功能包括呼吸、营养运输、代谢物运输、激素运输与代谢调节、体温调节、排泄、酸碱平衡、水平衡、防御感染、凝血等。血细胞以红细胞为主，此外还有少量白细胞和血小板等。血浆成分包括水、血浆蛋白、电解质、代谢物、营养物质和激素等，占全血体积的 55%~60%。血清是指血液在体外凝固后析出的淡黄色透明液体。血清和血浆的主要区别是血清中不含纤维蛋白原及部分其他凝血因子，因为在血液凝固过程中，纤维蛋白原（凝血因子Ⅰ）转化为纤维蛋白，凝结于血块中。

正常人体血量（血容量，血液总量）约占体重的 7%（约 5000mL）。失血超过 20% 严重影响身体健康，超过 32%（>1600mL）意识模糊、血压测不到，危及生命。血液密度是 1.050~1.060g/cm³，pH 是 7.35~7.45，渗透压约为 770kPa。

血液在机体各组织器官之间循行并进行物质交换，所以血液组成比较复杂。在生理状态下，各成分含量相对稳定。在病理状态下，某些成分含量会发生特征性变化，所以血液检查具有重要的临床意义。本章简单介绍血浆蛋白和红细胞代谢。

第一节　血浆蛋白

血浆中含有 1000 多种蛋白质，统称血浆蛋白。正常成人血浆蛋白含量 60~80g/L，仅次于水。各种血浆蛋白含量高低不同，高至每升数十克，低至每升几毫克。血浆蛋白几乎都是糖蛋白（白蛋白例外）。分析生理状态下血浆蛋白的种类、含量及其病理状态下的变化，对于疾病诊断、治疗和预后具有重要意义。

一、血浆蛋白分类

血浆蛋白可按分离方法进行分类。

1. **盐析分类法**　根据各种血浆蛋白在不同浓度的盐溶液中溶解度的差异，可将其分级沉淀，例如白蛋白可在饱和硫酸铵溶液中析出，球蛋白可在 50% 饱和度硫酸铵溶液中析出。盐析法可从血浆蛋白中分出白蛋白、球蛋白和纤维蛋白原，其含量依次居血浆蛋白的前三位。

2. **电泳分类法**　各种血浆蛋白分子大小不同、所带电荷多少不同，因此电泳泳动速度不同。例如临床实验室用醋酸纤维薄膜电泳（pH 8.6）分析血浆蛋白，按泳动由快到慢顺序可分出白蛋白、α_1 球蛋白、α_2 球蛋白、β 球蛋白和 γ 球蛋白等（表 15-1）。

表 15-1 部分血浆蛋白来源和主要功能

血浆蛋白	来源	主要功能
白蛋白	来自肝细胞	维持血浆胶体渗透压，运输代谢物
α₁球蛋白、α₂球蛋白	主要来自肝细胞	形成血浆脂蛋白
β球蛋白	大部分来自肝细胞	形成血浆脂蛋白
γ球蛋白	主要来自浆细胞	体液免疫
纤维蛋白原	来自肝细胞	凝血因子 I
凝血酶原	来自肝细胞	凝血因子 II

血浆白蛋白（A）与球蛋白（G）的正常比值是 1.5~2.5。某些疾病引起血浆蛋白质谱改变或出现异常条带，如重度慢性肝炎、肝硬化、肝癌等患者白蛋白合成减少，或多发性骨髓瘤等患者球蛋白合成过多，会出现 A/G 比值下降，甚至倒置。因此，白蛋白可作为反映上述患者肝脏或骨髓功能的血清指标。

二、血浆蛋白功能

血浆蛋白是血浆主要成分，在血液沟通内外环境、联系组织器官、维持内环境稳定及物质运输、免疫、凝血和抗凝等方面起重要作用。

1. 维持血浆胶体渗透压　血浆蛋白含量是 60~80g/L，组织液蛋白质含量是 0.5~10g/L，因此血浆蛋白含量远高于组织液，这种差异使血浆具有较高的胶体渗透压，而胶体渗透压是控制血管内外水平衡、维持血量的重要因素。

正常人血浆白蛋白含量是 35~55g/L，是血浆中含量最高的蛋白质、含量最高的固体成分，是维持血浆胶体渗透压的主要因素（血浆胶体渗透压的 75%~80% 由白蛋白维持）。

白蛋白在肝细胞内合成。正常成人肝脏每日合成白蛋白约 12g，占肝脏合成蛋白质总量的 1/4，占肝脏分泌蛋白总量的 1/2，所以当机体营养不良或肝脏功能障碍时（如肝硬化），血浆白蛋白减少，引起血浆胶体渗透压降低。如果血浆白蛋白低于 30g/L，会导致水潴留，出现水肿。静脉注射白蛋白可促使水从组织液移至毛细血管内，消除水肿。

2. 运输作用　①运输脂质、外源性物质，例如白蛋白运输脂肪酸、磺胺类药物、青霉素 G、阿司匹林，脂蛋白运输甘油三酯和胆固醇。②运输易被细胞摄取并灭活、或损伤细胞的代谢物，例如白蛋白运输未结合胆红素。③与易经肾小球滤过的化合物结合，避免其经肾丢失，延长其血浆半衰期，例如白蛋白运输钙、铜、部分色氨酸，甲状腺素结合球蛋白运输甲状腺激素，皮质类固醇结合球蛋白运输类固醇激素。

3. 凝血、抗凝和纤溶作用　绝大多数凝血因子、抗凝物质、纤溶系统属于血浆蛋白，且常以无活性前体形式存在，在凝血、抗凝或纤溶时被激活，维护循环系统。

4. 免疫作用　血浆中存在数千种称为抗体（Ab，免疫球蛋白，Ig）的糖蛋白，含量可达血浆蛋白的 20%，在体液免疫中的作用是识别并结合抗原，形成抗原-抗体复合物，激活血浆中的另一类免疫蛋白——补体，避免抗原损伤机体。

5. 催化作用　血浆中存在的各种酶统称血清酶，其来源不同，作用也不同，包括血浆功能酶、外分泌酶、细胞酶。

6. 营养作用　某些组织细胞（如单核巨噬细胞系统）可以摄取血浆蛋白并分解成氨基酸，

用于合成蛋白质和其他含氮化合物，合成糖或氧化供能。

7. 维持酸碱平衡　大部分血浆蛋白的等电点在 4.0～7.3 之间，所组成的缓冲体系占血液缓冲体系的 7%，是维持血液酸碱平衡的重要因素。

第二节　非蛋白氮

非蛋白氮是指血液中除蛋白质外的所有含氮化合物的总氮量，主要来自尿素、尿酸、肌酸、肌酐、氨基酸、肽、胆红素和氨等含氮化合物。除氨基酸和肽外，其余非蛋白质含氮化合物几乎都是蛋白质与核酸的代谢终产物，因而是氮的排泄形式，绝大多数可以通过血液运输，经肾脏排泄。血非蛋白氮变化既反映机体蛋白质和核酸的代谢状况，又反映肾脏的排泄功能。

正常成人血非蛋白氮含量是 14.3～25.0mmol/L。严重肾功能不全会导致血非蛋白氮升高。值得注意的是，氮摄入过多，肾血流量减少，消化道出血，蛋白质分解增加等，都会引起血非蛋白氮升高。临床上将血非蛋白氮升高称为氮质血症。

1. 尿素　是蛋白质分解代谢的最终产物之一，也是血非蛋白氮的主要来源，约占非蛋白氮的 1/2，称为血尿素氮。血尿素氮和非蛋白氮临床检验的意义一致，都可以作为肾功能指标。

2. 尿酸　是嘌呤化合物分解代谢的主要最终产物。核酸分解增多，其他嘌呤化合物分解增多，肾脏排泄功能障碍，或其他疾病，都会引起血尿酸升高。

3. 肌酸　主要存在于肌细胞和脑细胞内，其磷酸化形式磷酸肌酸是高能磷酸基团的储存形式。肌酸代谢终产物及排泄形式是肌酐（肌酸酐），正常人每日产生一定量的肌酐（主要来自骨骼肌），并经肾脏排泄。正常人血肌酸、血肌酐含量分别是 228.8～533.8μmol/L、44～97μmol/L。肾功能不全患者肌酐排泄减少，血肌酐升高。临床上常通过检测血肌酐评价肾功能。血肌酐水平不受氮摄入量影响，因而其评价肾功能的临床意义优于血尿素氮。

第三节　红细胞代谢

红细胞占血细胞的 99%。我国成年男性红细胞数是 3.5×10^{12}～5.5×10^{12}/L，女性是 3.0×10^{12}～5.0×10^{12}/L。红细胞的主要成分是血红蛋白（30～34g/dL），我国成年男性全血血红蛋白是 110～160g/L，女性是 100～150g/L。红细胞的主要功能是运输氧和二氧化碳，维持酸碱平衡。

一、红细胞代谢特点

哺乳动物红细胞和其他血细胞一样都源于造血干细胞，红细胞生成过程依次经历造血干细胞（成血细胞）→造血祖细胞→原红细胞→早幼红细胞→中幼红细胞→晚幼红细胞→网织红细胞→红细胞各阶段。红细胞在成熟过程中经历一系列形态和代谢的改变：从原红细胞到晚幼红细胞都是有核细胞，可以分裂。晚幼红细胞之后细胞不再分裂，细胞核被排出而成为无核的网织红细胞，但还有少量 RNA 及核糖体、内质网、线粒体。到红细胞则不再有细胞核及其他细胞器结构，因此代谢简单，只保留对其生存和功能起重要作用的少数代谢途径，如无氧酵解途径、磷酸戊糖途径和 2,3-二磷酸甘油酸支路。

红细胞通过葡萄糖转运蛋白 1（GLUT1）介导的易化扩散每日从血浆摄取 30g 葡萄糖，其中 90%~95% 消耗于无氧酵解和 2,3-二磷酸甘油酸支路，以获得 ATP 和 2,3-二磷酸甘油酸；5%~10% 消耗于磷酸戊糖途径，以获得 NADPH。

1. 2,3-二磷酸甘油酸支路　是红细胞的一个无氧酵解旁路：①无氧酵解中间产物 1,3-二磷酸甘油酸变位成 2,3-二磷酸甘油酸，反应由二磷酸甘油酸变位酶催化。②2,3-二磷酸甘油酸水解脱磷酸，生成 3-磷酸甘油酸，反应由 2,3-二磷酸甘油酸磷酸酶催化（图 15-1）。

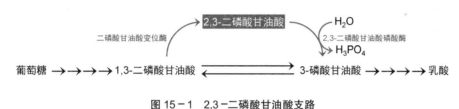

图 15-1　2,3-二磷酸甘油酸支路

2,3-二磷酸甘油酸支路特点：①两步反应都是放能反应，且反应不可逆。②二磷酸甘油酸变位酶受 2,3-二磷酸甘油酸反馈抑制，所以只有 15%~50% 的 1,3-二磷酸甘油酸进入该支路。③2,3-二磷酸甘油酸磷酸酶活性低于二磷酸甘油酸变位酶，所以有 2,3-二磷酸甘油酸积累，浓度可达 4~5mmol/L，与血红蛋白浓度（≈5.5mmol/L）在同一水平。

2. 红细胞 2,3-二磷酸甘油酸功能　降低氧合血红蛋白氧合力，促使其释放氧，供组织细胞利用。

3. 红细胞 ATP 功能　①主要为细胞膜钠泵供能，以维持红细胞内外的钠钾平衡、细胞体积、细胞形态。一旦 ATP 缺乏，Na^+ 积累会使红细胞膨胀而溶血。②为细胞膜钙泵供能，维持钙平衡。Ca^{2+} 积累会使红细胞变形、细胞膜僵硬，被脾、肝清除。③为还原型谷胱甘肽（GSH）合成供能。④为膜脂更新供能。

4. 红细胞 NADPH 功能　通过以下机制维持红细胞的结构和功能：①维持高水平 GSH，协助其清除活性氧，保护细胞膜和血红蛋白等。红细胞内谷胱甘肽水平极高，而且几乎都是 GSH。②还原高铁血红蛋白（NADH、抗坏血酸、GSH 都有此功能）。

二、血红素合成

血红蛋白是结合蛋白质，由珠蛋白和血红素构成。血红素（铁卟啉）是 Fe^{2+} 的卟啉配合物（螯合物），卟啉由四个吡咯环构成，Fe^{2+} 位于其中心。血红素有共轭结构，所以性质比较稳定。此外，血红素还是其他血红素蛋白的辅基，有重要的生理功能。

1. 合成原料和合成部位　血红素的合成原料是琥珀酰辅酶 A、甘氨酸和 Fe^{2+}，约 85% 的血红素在有核红细胞合成，其余主要在肝细胞合成，此外多数其他组织也能少量合成。血红素合成的起始和终末阶段在线粒体内进行，中间阶段在细胞质中进行（图 15-2）。

2. 合成过程　正常成人每日合成 6g 血红蛋白，需要 210mg 血红素。血红素合成过程包括 8 步连续反应，依次由 δ-氨基-γ-酮戊酸合成酶（以磷酸吡哆醛为辅助因子）、δ-氨基-γ-酮

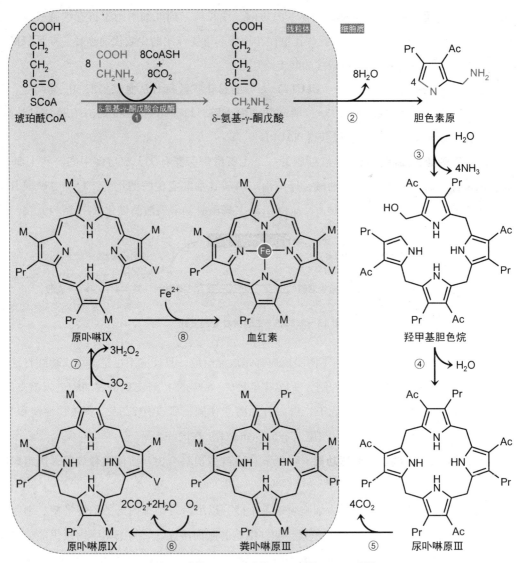

Pr：丙酸基　Ac：乙酸基　M：甲基　V：乙烯基

图 15-2　血红素合成

戊酸脱水酶、胆色素原脱氨酶、尿卟啉原Ⅲ合成酶、尿卟啉原Ⅲ脱羧酶、粪卟啉原Ⅲ氧化酶、原卟啉原氧化酶、血红素合成酶催化，合成后从线粒体转到细胞质，与珠蛋白结合并聚合成血红蛋白，在其他有核细胞则形成血红素蛋白。

3. 合成调节　δ-氨基-γ-酮戊酸合成酶有 1、2 两种同工酶，同工酶 2 只存在于有核红细胞。同工酶 1 分布广泛，是肝细胞血红素合成途径的关键酶。δ-氨基-γ-酮戊酸合成酶半衰期短（约 1 小时），因而其活性在基因表达水平上受到调节。

（1）抑制表达　血红素抑制同工酶 1 基因转录、翻译及酶的定向运输。

（2）诱导表达　①肝脏和肾脏合成红细胞生成素，缺氧时释放入血，运至骨髓诱导同工酶 2 基因表达，促进血红素、血红蛋白合成及有核红细胞成熟。红细胞生成素不足会发生肾性贫血。②某些外源性物质（如致癌物、药物）诱导表达细胞色素 P450 酶系，消耗血红素，从而间接诱导 δ-氨基-γ-酮戊酸合成酶基因表达，促进血红素合成，进而促进细胞色素 P450 酶系合成，加快生物转化（第十六章，155 页）。

第十六章　肝胆生化

成人肝重 1.2~1.8kg，占体重的 2%~5%，是人体第二大器官、第一大腺体。肝脏是代谢量最大的器官，也是静息状态下产热量最高的器官（约占 56%），其耗氧量占机体总耗氧量的 20%。肝脏的化学组成特点是蛋白质含量高，约占其干重的 50%，其中一部分是膜蛋白，其余主要是酶。丰富的酶类使肝脏在代谢中起重要作用。

肝脏不仅在糖、脂质、蛋白质、核酸、维生素和激素的代谢过程中起重要作用，是物质代谢相互联系的重要器官，而且还具有转化、分泌和排泄等重要功能，被誉为"物质代谢的中枢器官"、体内最大的"化工厂"等。肝脏发生疾病会影响机体各种代谢，严重时危及生命。因此，肝功能正常对机体有着举足轻重的意义。

第一节　肝脏在物质代谢中的作用

肝脏是代谢最活跃的器官之一，是营养物质的加工厂和调配中心，食物消化吸收的几乎所有单糖和氨基酸及一部分脂质先经肝门静脉进入肝脏，再分配给其他组织，有些还要在肝脏中进行必要的加工改造。

一、肝脏在糖代谢中的作用

肝脏在糖代谢中最重要的作用是通过糖原代谢和糖异生维持血糖稳定。

1. **饱食状态下**　血糖升高，大量的葡萄糖被肝细胞通过葡萄糖转运蛋白 2（GLUT2）摄取，一部分合成肝糖原储存，其余可转化为脂肪，并以极低密度脂蛋白（VLDL）的形式输出，储存于脂肪组织。

2. **空腹状态下**　血糖下降，肝脏将肝糖原分解成葡萄糖，补充血糖，维持血糖稳定。

3. **禁食 12~24 小时后**　肝糖原耗尽，肝脏通过糖异生合成葡萄糖，补充血糖，维持血糖稳定。

肝功能障碍时肝糖原代谢及糖异生减少，难以维持血糖稳定，因而出现进食后高血糖、空腹时低血糖。

二、肝脏在脂质代谢中的作用

肝脏在脂质的消化、吸收、分解、合成和运输等方面都起重要作用。

1. **参与脂质的消化吸收**　肝脏通过胆总管向十二指肠排泄胆汁，参与脂质消化吸收。肝胆疾病时胆汁酸合成分泌减少，或胆道梗阻引起胆汁排泄障碍，会影响脂质消化吸收，出现厌油腻和脂肪泻（吸收不良综合征，日排泄脂肪可达 30g）等临床症状。

2. 是脂肪酸合成、分解和改造的重要部位　肝内脂肪酸合成代谢和分解代谢十分活跃，这是因为其细胞质中有丰富的脂肪酸合成酶系，线粒体内有丰富的脂肪酸氧化酶系。

3. 是甘油三酯和磷脂合成的主要部位　肝细胞内质网上有丰富的甘油三酯、磷脂合成酶系。甘油三酯和磷脂在肝内合成最多、最快，合成后进一步形成脂蛋白，向肝外组织（特别是脂肪组织）运输。

4. 是酮体生成的唯一部位　肝细胞线粒体可用脂肪酸氧化生成的乙酰辅酶 A 合成酮体，通过血液运到肝外组织氧化供能。

5. 是胆固醇代谢的主要部位　①肝脏合成胆固醇并进一步酯化，向肝外输出胆固醇和胆固醇酯。肝脏合成的胆固醇占全身合成总量的 70%~80%，是血胆固醇的主要来源。②肝脏将胆固醇转化为胆汁酸汇入胆汁。③肝脏合成分泌卵磷脂-胆固醇酰基转移酶，与高密度脂蛋白（HDL）共同清除血胆固醇。

6. 其他　肝脏合成分泌的白蛋白是血浆游离脂肪酸的运输工具，合成的 apo C-Ⅱ 和 C-Ⅲ 分别是脂蛋白脂酶的激活剂和抑制剂。

三、肝脏在蛋白质代谢中的作用

肝脏的蛋白质代谢和氨基酸代谢非常活跃，主要表现在蛋白质合成、氨基酸分解和尿素合成等方面。

1. 是蛋白质合成的重要部位　肝脏蛋白质合成有三个特点：①合成量多：人体内肝脏蛋白质合成量最多，占全身合成量的 40% 以上。②合成种类多：在血浆蛋白中，除了 γ 球蛋白主要由浆细胞合成、血管性血友病因子主要由血管内皮细胞合成外，70%~90% 血浆蛋白由肝细胞合成，例如白蛋白（表 15-1）。肝脏每日可合成 15~50g 血浆蛋白。从合成到分泌入血只需 0.5 到数小时。③更新快：肝组织蛋白质的平均半衰期是 0.9 天（0.5~150 小时），而肌肉蛋白和血浆蛋白的平均半衰期是 10.7 和 10 天（白蛋白是 20 天）。

2. 是氨基酸分解的主要部位　在肝细胞内含有丰富的氨基酸代谢酶，所以氨基酸代谢非常活跃。当肝功能障碍时，肝细胞通透性增加，某些酶逸出肝细胞，进入血浆，临床上常通过测定血清酶活性或同工酶谱辅助诊断肝病（第五章，48 页；第十章，109 页）。

3. 是尿素合成的唯一部位　血氨在肝脏合成尿素以解氨毒。肝功能障碍导致尿素合成减少，血氨升高，会引起氨中毒（第十章，111 页）。

四、肝脏在维生素代谢中的作用

肝脏参与维生素的吸收、运输、活化和储存。

1. 吸收　肝脏分泌的胆汁能促进脂溶性维生素的吸收。胆汁排泄障碍会导致脂溶性维生素吸收不足，甚至引起脂溶性维生素缺乏。

2. 运输　维生素在血浆中与载脂蛋白或特异载体结合运输，这些蛋白质主要由肝脏合成，例如维生素 A 由视黄醇结合蛋白运输。

3. 活化　如将胡萝卜素转化为维生素 A，将维生素 D_3 转化为 25-OH-D_3。

4. 储存　维生素 A、E、K 和 B_{12} 主要在肝内储存。

NOTE

五、肝脏在激素代谢中的作用

肝脏参与激素灭活或活化。

1. **激素灭活** 激素发挥作用后便被分解或转化，从而降低或失去活性，该过程称为激素灭活。一种激素灭活50%所需的时间称为其半衰期，它反映激素的更新速度。类固醇激素、甲状腺激素主要在肝内灭活，转化为易于排泄的形式，其中大部分经肾脏排泄，少部分随胆汁排出，例如甲状腺激素被 UDP-葡萄糖醛酸或 PAPS 灭活后随胆汁排出（156页）。肝硬化患者激素灭活能力下降，造成某些激素积累，导致内分泌紊乱。例如，雌激素积累引起蜘蛛痣、男性乳房发育、肝掌（毛细血管扩张）；醛固酮和加压素积累引起水钠潴留而出现水肿或腹水等。

2. **激素活化** 例如四碘甲状腺原氨酸被肝细胞 I 型脱碘酶脱碘，转化为活性更高的三碘甲状腺原氨酸。

第二节 生物转化

体内代谢产生和从体外获取的某些物质既不能构建组织，又不能氧化供能，常被归为非营养物质。有些非营养物质可直接排出体外，例如二氧化碳，有些则需先进行转化，最终增加其极性和水溶性，使其易于随胆汁排出或经肾脏排泄，这一过程称为生物转化。

非营养物质根据来源可分为内源性和外源性两类。内源性物质既包括有待灭活的激素和神经递质等活性物质、血红素等机体不再需要的物质，也包括氨等毒物。外源性物质（外来化合物）有20多万种，既包括食品添加剂、药物、毒物和化学污染物等非天然物质，也包括植物性食物和蛋白质腐败产物中的非营养成分。

肝脏是进行生物转化的主要部位，这是因为在肝细胞质、内质网、微粒体及线粒体内有丰富的生物转化酶类。此外，其他组织如肺、脾、肾、肠也能进行生物转化。

一、生物转化类型

生物转化涉及各种化学反应，可分为第一相反应和第二相反应。

（一）第一相反应

第一相反应是指通过氧化、还原、水解、水化等酶促反应在非营养物质分子结构中引入极性基团，如羟基、羧基、巯基、氨基等，使其极性增加、水溶性增加，易于排出体外，反应在细胞质、内质网、微粒体及线粒体等区室进行。

1. **氧化反应** 是最常见的生物转化反应，以细胞色素 P450 酶系催化的羟化反应为主，此外还有单胺氧化酶和脱氢酶等催化的氧化反应。

（1）细胞色素 P450 酶系 参与生物转化的细胞色素 P450 酶系主要位于肝、小肠和肾上腺等的内质网膜和微粒体膜上，专一性较差，能催化各种疏水性非营养物质的羟化，例如催化钙三醇 C-24 羟化而灭活。细胞色素 P450 酶系在外源性物质解毒过程中起重要作用，有一半药物是由细胞色素 P450 酶系代谢的，例如羟化苯巴比妥以增加其水溶性。

（2）单胺氧化酶 位于线粒体外膜上，活性部位位于胞质面，以 FAD 为辅助因子，可以催化胺类物质发生氧化脱氨基反应而解毒或灭活，5-羟色胺、儿茶酚胺及尸胺等腐败产物可通过该反应转化为相应的醛类。

$$RCH_2NH_2+H_2O+O_2 \rightarrow RCHO+NH_3+H_2O_2$$

（3）醇脱氢酶和醛脱氢酶 催化醇和醛脱氢：①人体有 7 种醇脱氢酶，位于细胞质中，都以 NAD^+、Zn^{2+} 为辅助因子：醇+$NAD^+ \rightarrow$醛/酮+$NADH+H^+$。②人体有多种醛脱氢酶，存在于细胞质、内质网、线粒体内，都以 $NAD(P)^+$ 为辅助因子：醛+$NAD(P)^+ + H_2O \rightarrow$ 酸+$NAD(P)H+H^+$。

醛脱氢酶可分两型，分别是低 K_m 的线粒体型和高 K_m 的细胞质型。有些人的线粒体型醛脱氢酶因存在突变而低活性，其乙醇代谢物乙醛只能由细胞质型醛脱氢酶代谢，因为后者 K_m 高，所以仅在乙醛积累时才起作用，导致较多的乙醛进入血液循环，引起面部潮红、心动过速等。

2. 水解反应 是由肝细胞质和微粒体内的多种水解酶催化的，可水解脂质、酰胺和糖苷，以消除或减弱其活性，例如普鲁卡因水解。

普鲁卡因　+　H_2O　$\longrightarrow$　对氨基苯甲酸　+　二乙基氨基乙醇

这些水解产物通常还需经过进一步转化（特别是通过第二相反应）才能排出体外。

（二）第二相反应

第二相反应是指有些非营养物质通过缩合反应与一些内源性极性分子或基团共价结合增加极性和水溶性，易于随胆汁排出或经肾脏排泄。

肝细胞有多种催化结合反应的酶类，所以结合反应的类型也较多，所结合的基团多数来自活性供体（表 16-1）。

表 16-1 结合反应的主要类型

结合反应	结合基团	结合基团供体	结合对象	反应区室
葡萄糖醛酸结合反应	葡萄糖醛酸基	UDP-葡萄糖醛酸	羟基、氨基、巯基、羧基类	内质网（微粒体）膜
硫酸结合反应	硫酸基	PAPS	羟基、氨基类	细胞质
甘氨酸结合反应	甘氨酰基	甘氨酸	羧基类	细胞质
谷胱甘肽结合反应	谷胱甘肽基	GSH	环氧化物、脂质过氧化物、卤代物、硝基苯类	细胞质、线粒体
甲基结合反应	甲基	S-腺苷蛋氨酸	氨基、巯基、酚类	细胞质
乙酰基结合反应	乙酰基	乙酰辅酶 A	胺类、肼类	细胞质

二、生物转化特点

生物转化的特点可概括为转化反应的连续性和多样性及解毒致毒两重性。

1. 连续性和多样性 一种非营养物质的生物转化过程往往需要经过连续反应，产生多种产物，并且大多数先进行第一相反应，再进行第二相反应。例如，约 80% 甲状腺激素脱碘排泄，15%在肝脏通过第二相反应结合葡萄糖醛酸或硫酸，随胆汁排出，5%在肝脏或肾脏通过第一相反应转化为三碘甲状腺乙酸和四碘甲状腺乙酸，经肾脏排泄。

2. **解毒致毒两重性** 一种物质经过转化后毒性可能降低（解毒），也可能增加（致毒）。例如，苯并芘是烟草中的一种多环芳烃，是一种前致癌物，即本身并无致癌性，但可被肝微粒体膜和内质网膜 CYP1/2/3 和环氧化物水解酶等催化转化为苯并芘-7,8-二氢二醇-9,10-环氧化物，后者是一种强烈的致癌物，可以与 DNA 的鸟嘌呤共价结合，使 DNA 发生 G→T 颠换，诱发肺癌。

苯并芘　　　苯并芘-7,8-环氧化物

苯并芘-DNA加成物　　　苯并芘-7,8-二氢二醇-9,10-环氧化物　　　苯并芘-7,8-二氢二醇

三、生物转化影响因素

生物转化作用受遗传多态性、年龄、性别、营养、疾病、诱导物和抑制剂等因素的影响。

第三节 胆汁酸代谢

胆汁约 3/4 来自肝细胞，1/4 来自胆管细胞。初分泌的胆汁称为**肝胆汁**，清澈透明，呈金黄色。非消化期肝胆汁汇入胆囊后加工成为暗褐色黏稠不透明的**胆囊胆汁**。消化期肝胆汁直接排入十二指肠。

胆汁的主要成分是水和胆汁酸、无机盐、黏蛋白、磷脂、胆固醇、胆色素，此外还有药物、毒物等。胆汁功能：①作为乳化剂乳化食物脂质，促进其消化吸收。②作为排泄液将某些非营养物质特别是生物转化产物排出体外。③肝胆汁在十二指肠内中和部分胃酸。

1. **胆汁酸种类** 胆汁酸（胆盐）是胆汁的主要成分，占其固体成分的 50%。胆汁酸根据结构分为游离胆汁酸和结合胆汁酸。**游离胆汁酸**包括胆酸等；超过 95% 的结合胆汁酸是游离胆汁酸与甘氨酸或牛磺酸缩合的产物，包括甘氨胆酸等。汇入胆汁的胆汁酸主要是结合胆汁酸，其中与甘氨酸结合者同与牛磺酸结合者含量比约为 3 : 1。

胆汁酸也可根据其生成部位分为初级胆汁酸和次级胆汁酸。初级胆汁酸主要是指由胆固醇在肝脏转化生成的胆酸、鹅脱氧胆酸及相应的结合胆汁酸（甘氨胆酸、牛磺胆酸、甘氨鹅脱氧

胆酸、牛磺鹅脱氧胆酸）；次级胆汁酸主要是指由胆酸、鹅脱氧胆酸在肠道转化生成的脱氧胆酸、石胆酸及其在肝脏转化生成的结合胆汁酸（甘氨脱氧胆酸、牛磺脱氧胆酸、甘氨石胆酸、牛磺石胆酸）。

2. 胆汁酸功能　胆汁酸是胆固醇的主要代谢终产物，水溶性优于胆固醇，既直接参与脂质消化吸收，又是胆固醇的重要排泄形式，还刺激肝胆汁分泌、具有强烈的利胆作用，促进胆固醇的直接排泄。

（1）参与脂质消化吸收　见第九章，89 页。

（2）抑制胆汁胆固醇析出　胆固醇疏水，会在胆汁浓缩时析出。胆汁酸和磷脂酰胆碱抑制其析出，促进其排泄。胆汁胆固醇浓度过高、肝脏胆汁酸合成减少、胆汁酸肠肝循环（158页）减少等都会造成胆汁中胆汁酸和磷脂酰胆碱与胆固醇的比值下降。如果该比值小于 10，则导致胆固醇析出，形成结石。

（3）是胆固醇的重要排泄形式　正常人每日有 0.4~0.8g 胆汁酸随粪便排出，因而会有约 0.5g 胆固醇在肝细胞内转化为胆汁酸以补充。

（4）具有极强的利胆作用　可以刺激肝细胞分泌胆汁，临床上常用作利胆剂。

3. 胆汁酸代谢及肠肝循环　胆汁酸代谢包括胆汁酸的生成、转化、排泄和重吸收等。

（1）初级游离胆汁酸的生成　胆固醇先被肝细胞内质网（微粒体）胆固醇 7α-羟化酶催化羟化成 7α-羟胆固醇，再经过 13~14 步酶促反应（反应部位依次是内质网膜 1~2 步、细胞质 2 步、线粒体内膜 3 步、内质网膜 1 步、过氧化物酶体 6 步）生成初级游离胆汁酸（胆酸和少量鹅脱氧胆酸）。

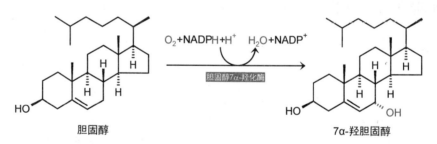

（2）初级结合胆汁酸的生成　在内质网膜胞质面，新合成和重吸收的初级游离胆汁酸活化成胆汁酰辅酶 A，然后在细胞质中与甘氨酸或牛磺酸等缩合成结合胆汁酸。

（3）次级游离胆汁酸的生成　结合胆汁酸泵入微胆管，随胆汁排入肠道，参与脂质消化吸收，之后少量在结肠受肠道细菌的作用，水解脱去甘氨酸或牛磺酸，重新生成游离胆汁酸。少量初级游离胆汁酸还原脱氧生成次级游离胆汁酸（脱氧胆酸和石胆酸）。

（4）次级结合胆汁酸的生成　新生成的次级游离胆汁酸中，约 1/3 的脱氧胆酸和极少量的石胆酸在结肠被动重吸收，在肝细胞内活化后与甘氨酸或牛磺酸等缩合成次级结合胆汁酸。

（5）胆汁酸的肠肝循环　进食时，胆汁排入十二指肠，胆汁酸作为胆汁主要成分参与脂质消化吸收，之后 95%~99%（主要是结合胆汁酸）被重吸收，其余（主要是石胆酸）随粪便排出。重吸收的胆汁酸与白蛋白结合，经肝门静脉回到肝脏，被肝细胞摄取，其中的游离胆汁酸转化为结合胆汁酸，与重吸收和新合成的结合胆汁酸一起随胆汁排入肠道。上述过程称为胆汁酸的肠肝循环（图 16-1）。

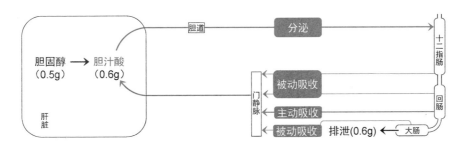

图 16－1　胆汁酸的肠肝循环

4. 胆汁酸代谢调节　胆固醇 7α-羟化酶是控制胆汁酸代谢（及胆固醇代谢）的关键酶。该酶位于滑面内质网膜（微粒体膜）表面，其活性受胆汁酸（特别是鹅脱氧胆酸）反馈抑制（水平调节），受胆固醇、葡萄糖和消胆胺诱导（水平调节），受胰岛素、胰高血糖素、糖皮质激素、甲状腺激素、生长激素、维生素 C 等调节。

成人体内有 3~5g 胆汁酸，通过每日 4~12 次的肠肝循环（胆汁酸、磷脂、胆固醇的分泌量分别是 12~36g、7~22g、1~2g）重复利用，满足脂质消化吸收的需要。实际上，机体每日只需通过胆固醇转化生成 0.4~0.8g 胆汁酸，补充随粪便排出部分，维持稳定的分泌量即可。如果胆汁酸重吸收障碍，比如回肠切除，则其合成明显增加，每日可达 4~6g。

第四节　胆色素代谢

血红素是血红蛋白、肌红蛋白、细胞色素、过氧化氢酶和过氧化物酶等血红素蛋白的辅基，其主要转化产物称为胆色素，包括胆绿素、胆红素、胆素原和胆素等。

一、胆红素的正常代谢

胆红素呈橙黄色，是胆色素的主要成分，也是胆汁中主要的色素成分，这里以胆红素为主介绍胆色素代谢。

（一）未结合胆红素生成

正常人每日产生 250~350mg 的胆红素，其中 65%~85% 是衰老红细胞血红蛋白血红素的降解产物（图 16-2），其余来自无效造血及其他血红素蛋白降解。

1. 衰老红细胞清除　衰老红细胞变形能力减退，难以通过毛细血管和脾窦，结果被单核巨噬细胞系统吞噬，释放血红蛋白。正常人红细胞寿命 120 天，因此每天有 0.8% 的红细胞（约 2 千亿个红细胞，相当于 40mL 血）因衰老而被清除，释放约 6g 血红蛋白/70kg 体重。

2. 血红蛋白解聚　得到珠蛋白和血红素。珠蛋白水解成氨基酸，被机体再利用。

3. 血红素氧化　生成绿色的胆绿素、CO 和 Fe^{2+}。Fe^{2+} 通过铁转运蛋白逸出细胞，进入血液，供再利用。这部分铁每日约 25mg，是机体铁的主要来源。

4. 胆绿素还原　生成橙黄色的胆红素。这种胆红素将直接释放入血，约占总胆红素的80%，称为未结合胆红素（游离胆红素、血胆红素）。

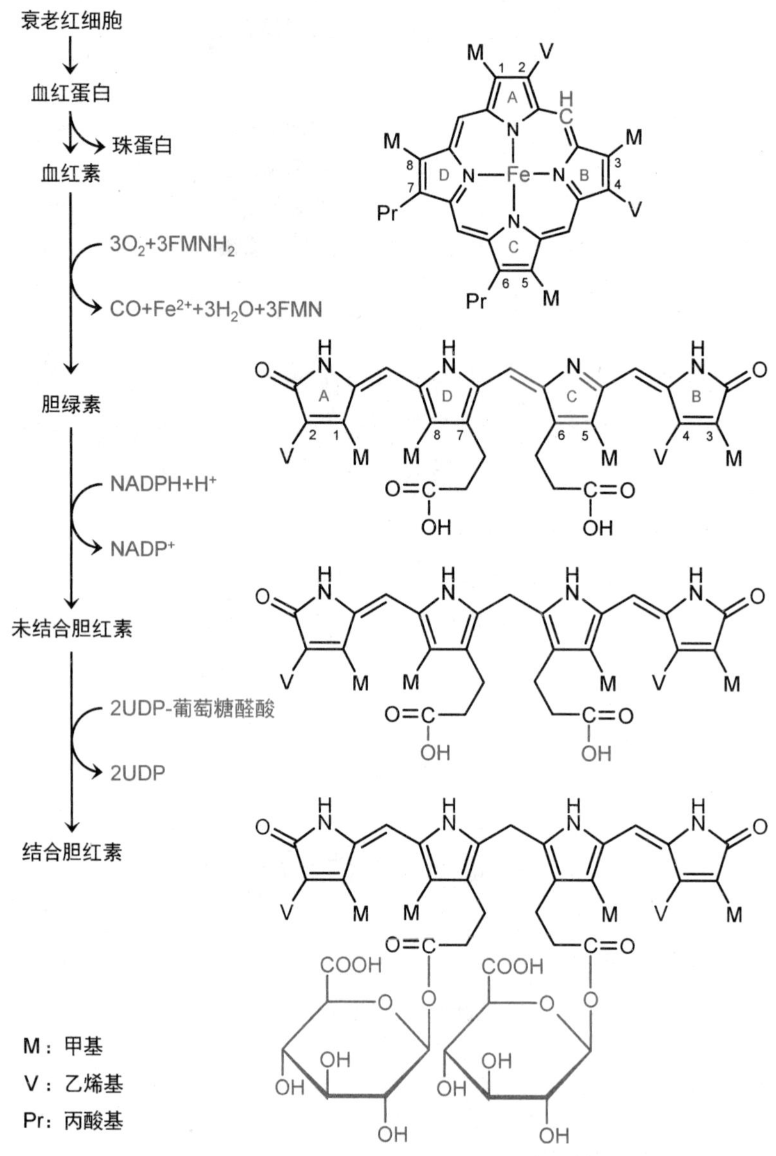

图16-2　单核巨噬细胞系统胆红素生成

　　未结合胆红素难溶于水，具有细胞毒性，极易扩散通过细胞膜进入细胞（特别是富含脂质的神经细胞）并损伤细胞。因此，未结合胆红素接下来的运输、转化、排泄过程就是一个解毒过程。

（二）未结合胆红素运输

　　肝外未结合胆红素向肝脏运输。白蛋白与未结合胆红素的亲和力极强，成为其在血浆中的主要运输载体（其余载体是球蛋白）。正常人血浆未结合胆红素不超过 $8.6\mu mol/L$（0.5mg/dL），而血浆白蛋白可结合 $344\sim430\mu mol/L$（20~25mg/dL）未结合胆红素。胆红素-白蛋白复合物的形成既促进其在血浆中运输，又限制其逸出血管进入组织细胞，还阻止其经肾小球滤过，因而正常情况下尿中没有未结合胆红素。

　　以下状态会导致血浆未结合胆红素逸出血管，进入组织细胞，对其造成损伤：①血浆白蛋白减少。②其他物质（如脂肪酸、磺胺类药物和某些食品添加剂等）竞争性地与白蛋白结合。③各种原因导致未结合胆红素升高，超过血浆白蛋白的结合能力。

（三） 结合胆红素生成

肝实质细胞可有效摄取未结合胆红素，并将其转化为结合胆红素，使其极性和水溶性增加，易于随胆汁排入肠道。

1. **胆红素摄取** 胆红素-白蛋白复合物随血液运到肝血窦中，胆红素与白蛋白分离，被肝细胞摄取，与细胞质谷胱甘肽-S-转移酶 A1（GSTA1，Y 蛋白）结合形成胆红素-蛋白复合物，既阻止其再入血，又向滑面内质网运输。

2. **胆红素转化** 在滑面内质网中，80%胆红素与 UDP-葡萄糖醛酸缩合成胆红素葡萄糖醛酸二酯（70%～80%）和少量胆红素葡萄糖醛酸一酯（20%～30%），10%胆红素与硫酸结合，其余与甘氨酸或甲基、乙酰基等结合。这些结合产物统称结合胆红素（肝胆红素）。

3. **胆红素分泌** 结合胆红素易溶于水，通过毛细胆管细胞膜上一种多药耐药相关蛋白（MRP）的主动转运泵入毛细胆管。

苯巴比妥等药物促进胆红素转化和排泄。

（四） 结合胆红素在肝外代谢

结合胆红素汇入胆汁，成为其主要色素成分，随胆汁排入肠道，在回肠末端和结肠部位由肠道细菌脱去葡萄糖醛酸或其他结合基团，进而还原成无色的胆素原，包括 D-尿胆素原、中胆素原、粪胆素原。

1. 80%～90%胆素原随粪便排出，会被氧化成棕色的胆素、包括 D-尿胆素、中胆素和粪胆素，是粪便的主要色素成分。

2. 10%～20%胆素原（主要是 D-尿胆素原）重吸收入肝：①80%～90%被肝细胞摄取，以原形随胆汁排入肠道，形成胆素原的肠肝循环。②其余 10%～20%进入体循环，经肾脏排泄，接触空气后氧化成棕色的胆素（主要是 D-尿胆素），是尿液的主要色素成分。正常人每日经肾脏排泄胆素原 0.5～4mg。临床上将尿中的胆素原、胆素及胆红素合称为尿三胆，作为鉴别黄疸类型的指标。

胆红素代谢过程概括如图 16-3 所示。从中可见胆红素有未结合胆红素和结合胆红素两种形式。结合胆红素可直接与重氮试剂反应生成紫红色偶氮胆红素，因此又称直接胆红素；未结合胆红素不能直接与重氮试剂反应，用甲醇处理后才能反应，因此又称间接胆红素（表 16-2）。

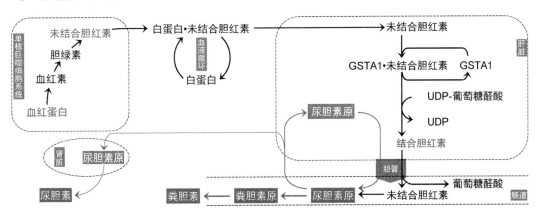

图 16-3 胆色素代谢及胆素原的肠肝循环

表 16-2　胆红素性质比较

性质	间接胆红素	直接胆红素	性质	间接胆红素	直接胆红素
其他名称	血胆红素	肝胆红素	重氮试剂反应	慢，间接	快，直接
	未结合胆红素	结合胆红素	通过细胞膜能力	易	难
	游离胆红素		细胞毒性	+	－
结合葡萄糖醛酸	－	+	经肾脏排泄	－	+
水溶性	难溶	易溶			

二、胆红素的异常代谢

某些因素可以使胆红素生成过多超过肝脏转化能力，或在肝脏摄取、转化和排泄的某个环节发生障碍，引起胆红素代谢异常，血浆胆红素升高，超过 17.2μmol/L（1mg/dL），称为高胆红素血症。血浆未结合胆红素升高时会扩散进入组织，出现皮肤、黏膜黄染，称为黄疸。胆红素与弹性蛋白亲和力较强，因此黄疸多出现在含有较多弹性蛋白的巩膜、皮肤和黏膜等表浅部位。黄疸程度取决于血浆未结合胆红素水平，当血浆未结合胆红素达到 25.6～51.3μmol/L（1.5～3mg/dL）时，肉眼可见巩膜和皮肤黄染，称为显性黄疸。17.2～25.6μmol/L（1～1.5mg/dL）时肉眼未见黄染，称为隐性黄疸。

黄疸的发生是胆红素代谢异常的结果，根据代谢异常环节不同分为溶血性黄疸、肝细胞性黄疸和阻塞性黄疸。三类黄疸的血尿便临床检验特征见表 16-3。

表 16-3　黄疸的血尿便临床检验特征

	指标	正常	溶血性黄疸	肝细胞性黄疸	阻塞性黄疸
血清	结合胆红素（mg/dL）	0.1～0.4	轻度升高	中度升高	明显升高
	未结合胆红素（mg/dL）	0.2～0.7	明显升高	中度升高	轻度升高
尿液	胆红素	阴性	阴性	阳性	强阳性
	胆素原（mg/24h）	0～4	明显升高	不确定	减少或阴性
	胆素		明显升高	不确定	减少或阴性
粪便	胆素原（mg/24h）	40～280	明显升高	减少	减少或阴性

第五节　肝功能检查

肝功能检查是根据肝脏参与的各种代谢设计的实验室检查项目，临床上可以通过检验患者血尿便成分的改变检查肝功能，以辅助诊断和治疗肝病，并评价其转归和预后。

肝功能检查注意事项：①肝功能检查有一定的局限性，一项检查结果只能反映其某一方面，不能反映全部。②由于肝脏的代偿能力很强，有时病变已经很明显，但检查结果可能仍在正常范围内。③检查结果与其病理组织学改变可能不一致。④有些检查的特异性和灵敏度都不高。因此，临床诊断中除了参考肝功能检查指标外，还应根据患者的临床表现综合分析，避免诊断的片面性和盲目性。

以下是临床上常用的几类肝功能检查：

1. **蛋白质代谢试验** 包括血浆蛋白电泳、白蛋白（ALB）和总蛋白（TP）含量、白蛋白/球蛋白比值（A/G）、血氨等，是根据肝脏能合成多种血浆蛋白、特别是针对血浆白蛋白的含量占血浆总蛋白约50%这一性质设计的。

2. **血清酶检查** 有些酶是肝细胞酶，肝细胞受损时会释放入血，如谷丙转氨酶（GPT）、乳酸脱氢酶（LDH）；有些酶是由肝细胞合成的血浆功能酶，肝病导致血浆功能酶减少，如卵磷脂-胆固醇酰基转移酶（LCAT）和部分凝血因子。

3. **胆色素代谢试验** 如血浆胆红素定量和定性、尿三胆等，主要用于鉴别黄疸。

4. **生物转化及排泄试验** 当肝功能损害时，有些药物和毒物可以在体内积累，引起中毒。如肝脏摄取、转化、排泄的任何一个环节发生障碍都会导致磺溴酞钠（BSP）在血中滞留，所以临床上常用磺溴酞钠试验来检查肝脏的排泄功能，即在注射磺溴酞钠一定时间后，测定血浆磺溴酞钠浓度。不过，有些药物如水杨酸和咖啡因能促进肝脏摄取磺溴酞钠，加快其清除速度，所以做该项检查时应当注意。

5. **其他相关试验** 如乙型肝炎病毒（两对半）、甲胎蛋白、血糖、尿糖、血脂和血浆脂蛋白成分的检查。

常见肝功能检查项目和参考值见表16-4，不同的测定方法可能有不同的参考值。

表16-4 常见肝功能检查项目和参考值

检查项目	缩写	单位	正常值	检查项目	缩写	单位	正常值
总蛋白	TP	g/L	60~80	乳酸脱氢酶	LDH	U/L	155~300
白蛋白	ALB, A	g/L	35~55	单胺氧化酶	MAO	U/L	0.2~0.9
球蛋白	GLO, G	g/L	15~35	碱性磷酸酶	ALP, AKP	U/L	20~110
白蛋白/球蛋白	A/G	g/g	1.5~2.5	γ-谷氨酰转肽酶	GGT, γ-GT	U/L	11~50
谷丙转氨酶	GPT, ALT	U/L	0~40	总胆红素	TBIL	μmol/L	3.42~20.5
谷草转氨酶	GOT, AST	U/L	0~40	直接胆红素	DBIL	μmol/L	0~6.84

NOTE

附录 练习题

第一章 糖化学

一、A 型题

1. 请选出碳水化合物( ) P.4

A. 甘油 B. 乳酸

C. 类固醇 D. 腺嘌呤

E. 二羟丙酮

2. 下列单糖中,与生命活动关系最密切的己糖是( ) P.4

A. 果糖 B. 核糖

C. 乳糖 D. 半乳糖

E. 葡萄糖

3. 下列单糖中,与生命活动关系最密切的戊糖是( ) P.4

A. 果糖 B. 核糖

C. 血糖 D. 半乳糖

E. 葡萄糖

4. 判别葡萄糖的 D-构型是根据其( ) P.5

A. C-2 B. C-3

C. C-4 D. C-5

E. C-6

5. 下列分子中,和葡萄糖互为差向异构体的是( ) P.5

A. 果糖 B. 核糖

C. 半乳糖 D. 甘油醛

E. 脱氧核糖

6. 下列分子中,属于酮糖的是( ) P.6

A. 果糖 B. 核糖

C. 半乳糖 D. 甘露糖

E. 脱氧核糖

7. 下列分子中,由不止一种单糖构成的是( ) P.6

A. 乳糖 B. 糖原

C. 麦芽糖 D. 纤维素

E. 支链淀粉

8. 下列物质水解产物中,含有果糖的是( ) P.6

A. 淀粉 B. 肝素

C. 乳糖 D. 蔗糖

E. 麦芽糖

9. 下列糖中,属于动物同多糖的是( ) P.8

A. 淀粉 B. 肝素

C. 糖原 D. 纤维素

E. 硫酸软骨素

二、填空题

1. 糖类可分为单糖、( )糖和( )糖。P.4

2. 单糖根据结构特点可分为( )糖、( )糖及其衍生物。P.4

3. 多糖根据组成可分为( )多糖和( )多糖。P.7

4. 多糖都与( )基团构成复合糖类,例如糖脂、糖蛋白和( )。P.7

5. 糖原的结构单位是( )糖,糖原的

结构与(　　)淀粉相似。P.8

三、解释题

1. 单糖　P.4

2. 寡糖　P.4

3. 多糖　P.4

4. 糖苷键　P.6

5. 同多糖　P.7

6. 杂多糖　P.7

7. 复合糖类　P.7

第二章　脂质化学

一、A型题

1. 下列分子中，不属于类脂的是(　　)
P.9

　　A. 磷脂　　　　　B. 胆固醇

　　C. 胆汁酸　　　　D. 胆固醇酯

　　E. 甘油三酯

2. 不饱和脂肪酸的分类中不包括(　　)
P.10

　　A. ω-3 类　　　　B. ω-6 类

　　C. ω-7 类　　　　D. ω-8 类

　　E. ω-9 类

3. 下列脂肪酸中，属于多不饱和脂肪酸的是(　　)P.10

　　A. 油酸、亚油酸　　B. 油酸、棕榈酸

　　C. 亚油酸、亚麻酸　D. 棕榈酸、亚油酸

　　E. 硬脂酸、花生四烯酸

4. 下列脂肪酸中，属于必需脂肪酸的是
(＊)(＊题是研究生入学考试西医综合或执
业医师资格考试历年考点) P.10

　　A. 油酸　　　　　B. 亚油酸

　　C. 硬脂酸　　　　D. 月桂酸

　　E. 棕榈酸

5. 如果食物中长期缺乏植物油，人体内
可能会缺乏 (＊) P.11

　　A. 油酸　　　　　B. 胆固醇

　　C. 胆汁酸　　　　D. 棕榈油酸

　　E. 花生四烯酸

6. 下列脂肪酸中，在人体内可合成前列
腺素的是 (＊) P.11

　　A. 油酸　　　　　B. α 亚麻酸

　　C. 硬脂酸　　　　D. 棕榈酸

　　E. 花生四烯酸

7. 关于脂质的下列叙述，错误的是(　　)
P.11

　　A. 难溶于水

　　B. 是人体供能物质

　　C. 多数可在人体内合成

　　D. 是细胞膜的结构成分

　　E. 仅由 C、H、O 三种元素组成

8. 甘油磷脂含有极性头和非极性尾结
构，其中非极性尾是指(　　)P.12

　　A. 胆碱　　　　　B. 甘油

　　C. 肌醇　　　　　D. 磷酸

　　E. 酰基

9. 卵磷脂又称(　　)P.12

　　A. 磷脂酰胆碱　　B. 磷脂酰甘油

　　C. 磷脂酰肌醇　　D. 磷脂酰丝氨酸

　　E. 磷脂酰乙醇胺

10. 卵磷脂的组成成分有 (＊)P.12

　　A. 胆碱　　　　　B. 肌醇

　　C. 甘氨酸　　　　D. 丝氨酸

　　E. 乙醇胺

11. 下列分子中，属于类固醇的是(　　)
P.13

　　A. 维生素 C　　　B. 维生素 B_1

　　C. 维生素 PP　　　D. 维生素 A 原

　　E. 维生素 D_3 原

12. 下列分子中，不属于类固醇的是

（　　）P. 13，159

　A. 胆固醇　　　　　　B. 胆色素

　C. 胆汁酸　　　　　　D. 胆固醇酯

　E. 维生素 D_3 原

13. 下列分子中，不属于类固醇激素的是（＊）P. 13，20

　A. 睾酮　　　　　　　B. 雌二醇

　C. 皮质醇　　　　　　D. 醛固酮

　E. 促肾上腺皮质激素

14. 下列分子中，属于类固醇激素的是（＊）P. 14

　A. 加压素　　　　　　B. 肾上腺素

　C. 甲状腺素　　　　　D. 糖皮质激素

　E. 甲状旁腺激素

15. 下列分子中，属于类固醇激素的是（＊）P. 14

　A. 雌激素　　　　　　B. 催乳素

　C. 生长激素　　　　　D. 卵泡刺激素

　E. 生长激素释放因子

二、填空题

1. 脂肪酸种类繁多，其主要区别是所含碳原子数目、（　　）数目和（　　）位置等不同。P. 9

2. 脂肪酸可根据其是否含有碳-碳双键分为（　　）脂肪酸和（　　）脂肪酸。P. 9

3. 不饱和脂肪酸之 ω-9 类是（　　）及其衍生的脂肪酸，ω-6 类是（　　）及其衍生的脂肪酸。P. 10

4. 磷脂酰乙醇胺存在于动物的各组织器官中，在（　　）组织和（　　）组织中含量较高。P. 12

5. 类固醇激素包括（　　）激素和（　　）激素等。P. 14

6. 胆固醇在肾上腺皮质转化为（　　）激素，在卵巢和睾丸等转化为（　　）激素。P. 14

三、解释题

1. 脂肪（甘油三酯、三酰甘油、中性脂肪）P. 9

2. 多不饱和脂肪酸　P. 9

3. 必需脂肪酸　P. 10

4. 类花生酸　P. 11

5. 磷脂　P. 11

6. 甘油磷脂　P. 11

7. 两亲性　P. 11

8. 胆汁酸　P. 13

第三章　蛋白质化学

一、A 型题

1. 简单蛋白质不含（　　）P. 15，18

A. C　　　　　　　　B. H

C. N　　　　　　　　D. O

E. P

2. 蛋白质的特征元素是（　　）P. 15

A. C　　　　　　　　B. H

C. N　　　　　　　　D. O

E. S

3. 各种蛋白质含氮量很接近，平均值是（　　）P. 15

A. 6. 25%　　　　　　B. 9%

C. 16%　　　　　　　D. 25%

E. 36%

4. 下列氨基酸中，由编码氨基酸合成蛋白质后才转化生成的是（＊）P. 15

A. 脯氨酸　　　　　　B. 赖氨酸

C. 丝氨酸　　　　　　D. 谷氨酰胺

E. 4-羟脯氨酸

5. 下列氨基酸中，不属于蛋白质合成原料的是（　　）P. 15

A. 脯氨酸　　　　　　B. 半胱氨酸

C. 苯丙氨酸　　　　D. 谷氨酰胺

E. 5-羟赖氨酸

6. 下列氨基酸中，天然蛋白质不含有的是（ * ）P. 15

A. 脯氨酸

B. 鸟氨酸（同型半胱氨酸）

C. 胱氨酸

D. 精氨酸

E. 半胱氨酸

7. 下列氨基酸中，属于亚氨基酸的是（ * ）P. 15

A. 脯氨酸　　　　　B. 赖氨酸

C. 色氨酸　　　　　D. 组氨酸

E. 异亮氨酸

8. 下列氨基酸中，没有构型的是（ * ）P. 16

A. 甘氨酸　　　　　B. 谷氨酸

C. 赖氨酸　　　　　D. 组氨酸

E. 半胱氨酸

9. 蛋白质的结构单位是（ * ）P. 16

A. L-β-氨基酸　　　B. L-α-氨基酸

C. D-β-氨基酸　　　D. D-α-氨基酸

E. R-β-氨基酸

10. 下列氨基酸中，含有巯基（SH）的是（ * ）P. 17

A. 蛋氨酸　　　　　B. 脯氨酸

C. 鸟氨酸　　　　　D. 丝氨酸

E. 半胱氨酸

11. 下列氨基酸中，含有两个氨基的是（ * ）P. 17

A. 谷氨酸　　　　　B. 赖氨酸

C. 酪氨酸　　　　　D. 丝氨酸

E. 苏氨酸

12. 下列氨基酸中，含有两个羧基的是（ * ）P. 17

A. 谷氨酸　　　　　B. 赖氨酸

C. 酪氨酸　　　　　D. 丝氨酸

E. 苏氨酸

13. 下列氨基酸中，属于非极性疏水性氨基酸的是（ * ）P. 16

A. 谷氨酸　　　　　B. 苏氨酸

C. 组氨酸　　　　　D. 半胱氨酸

E. 苯丙氨酸

14. 请选出疏水性氨基酸(　)P. 16

A. 蛋氨酸、组氨酸

B. 精氨酸、亮氨酸

C. 色氨酸、酪氨酸

D. 天冬氨酸、谷氨酸

E. 苯丙氨酸、异亮氨酸

15. 下列氨基酸中，属于酸性氨基酸的是（ * ）P. 17

A. 甘氨酸　　　　　B. 精氨酸

C. 亮氨酸　　　　　D. 丝氨酸

E. 天冬氨酸（谷氨酸）

16. 含有辅基的一定是(　)P. 18

A. 核蛋白　　　　　B. 糖蛋白

C. 脂蛋白　　　　　D. 简单蛋白质

E. 结合蛋白质

17. 免疫球蛋白是一类(　)P. 18

A. 核蛋白　　　　　B. 磷蛋白

C. 糖蛋白　　　　　D. 铁蛋白

E. 脂蛋白

18. 蛋白质肽键属于（ * ）P. 18

A. 氢键　　　　　　B. 二硫键

C. 离子键　　　　　D. 酰胺键

E. 疏水作用

19. 下列激素中，属于肽类激素的是（ * ）P. 20

A. 睾酮　　　　　　B. 雌二醇

C. 皮质醇　　　　　D. 醛固酮

E. 催产素

20. 人体内的一种重要的肽类抗氧化剂是(　)P. 20

A. GSH　　　　　　B. 催产素

C. 脑啡肽　　　　　D. 内啡肽

E. 血管紧张素Ⅱ

21. 红细胞内的抗氧化剂主要是(　　)
P. 20

　　A. QH₂　　　　　B. GSH

　　C. NADH　　　　D. FADH₂

　　E. FMNH₂

22. 决定蛋白质空间结构的是(　　)P. 21

　　A. 亚基　　　　　B. 分子内氢键

　　C. 分子内离子键　D. 分子内疏水作用

　　E. 氨基酸组成和序列

23. 稳定蛋白质一级结构的主要作用力是（＊）P. 21

　　A. 氢键　　　　　B. 肽键

　　C. 盐键　　　　　D. 二硫键

　　E. 疏水作用

24. 仅破坏氢键不会改变蛋白质的(　　)
P. 21

　　A. 基序　　　　　B. 二级结构

　　C. 三级结构　　　D. 四级结构

　　E. 一级结构

25. 第一种人工合成的蛋白质是一种
(　　)P. 21

　　A. 酶　　　　　　B. 激素

　　C. 抗体　　　　　D. 载体

　　E. 抗生素

26. 关于蛋白质二级结构的下列叙述，正确的是（＊）P. 21

　　A. 局部主链的构象

　　B. 氨基酸的排列顺序

　　C. 氨基酸侧链的空间布局

　　D. 氨基酸相对的空间布局

　　E. 每个原子的相对空间布局

27. 不属于蛋白质二级结构的是 （＊）
P. 21，32

　　A. α 螺旋　　　　B. β 折叠

　　C. β 转角　　　　D. 无规卷曲

　　E. 右手双螺旋

28. 蛋白质二级结构中通常不存在的构象是 （＊）P. 21

　　A. α 螺旋　　　　B. α 转角

　　C. β 折叠　　　　D. β 转角

　　E. 无规卷曲

29. 蛋白质分子中 α 螺旋的特点是(　　)
P. 22

　　A. 都是右手螺旋

　　B. 靠盐键维持稳定

　　C. 肽键平面完全伸展

　　D. 螺旋方向与长轴垂直

　　E. 每个螺旋含有 5.4 个氨基酸残基

30. α 螺旋每上升一圈相当于氨基酸残基的个数是(　　)P. 22

　　A. 2　　　　　　　B. 3.4

　　C. 3.6　　　　　　D. 4

　　E. 5.4

31. 一个 β 折叠单位含有的氨基酸残基个数是(　　)P. 22

　　A. 1　　　　　　　B. 2

　　C. 1.5　　　　　　D. 3.6

　　E. 5.4

32. 稳定蛋白质分子中 α 螺旋和 β 折叠的作用力是 （＊）P. 22

　　A. 氢键　　　　　B. 肽键

　　C. 盐键　　　　　D. 二硫键

　　E. 疏水作用

33. β 转角属于蛋白质的(　　)P. 23

　　A. 结构域　　　　B. 一级结构

　　C. 二级结构　　　D. 三级结构

　　E. 四级结构

34. 稳定蛋白质二级结构的主要作用力是 （＊）P. 22

　　A. 氢键　　　　　B. 肽键

　　C. 二硫键　　　　D. 离子键

　　E. 疏水作用

35. 一个 β 转角含有的氨基酸残基个数是(　　)P. 23

　　A. 2　　　　　　　B. 3

　　C. 4　　　　　　　D. 5

E. 6

36. 整条肽链中全部氨基酸残基的空间布局属于蛋白质的（＊）P. 23

　　A. 基序　　　　　B. 一级结构

　　C. 二级结构　　　D. 三级结构

　　E. 四级结构

37. 稳定蛋白质三级结构的主要作用力是（　　）P. 23

　　A. 氢键　　　　　B. 二硫键

　　C. 离子键　　　　D. 范德华力

　　E. 疏水作用

38. 稳定蛋白质三级结构的作用力不包括（＊）P. 23

　　A. 氢键　　　　　B. 肽键

　　C. 盐键　　　　　D. 范德华力

　　E. 疏水作用

39. 在蛋白质的三级结构中，趋向于避开分子表面的是（　　）P. 23

　　A. 谷氨酸　　　　B. 精氨酸

　　C. 赖氨酸　　　　D. 亮氨酸

　　E. 丝氨酸

40. 在蛋白质的三级结构中，主要埋在分子内部的是（　　）P. 23

　　A. 谷氨酸　　　　B. 酪氨酸

　　C. 丝氨酸　　　　D. 缬氨酸

　　E. 天冬酰胺

41. 关于蛋白质结构的下列叙述，不正确的是（　　）P. 23

　　A. α螺旋属于二级结构

　　B. 三级结构属于空间结构

　　C. 一级结构决定空间结构

　　D. 无规卷曲是在一级结构基础上形成的

　　E. 各种蛋白质都有一级、二级、三级、四级结构

42. 氧在血中的主要运输形式是（＊）P. 24

　　A. 溶解氧　　　　B. 水合氧

　　C. 碳酸氢根　　　D. 氧合血红蛋白

E. 氨基甲酸血红蛋白

43. 一分子血红蛋白中含有Fe^{2+}的个数是（　　）P. 24

　　A. 1　　　　　　B. 2

　　C. 3　　　　　　D. 4

　　E. 5

44. 镰状细胞贫血是由血红蛋白分子结构异常而引起的分子病，患者镰状血红蛋白HbS的β亚基N端6号氨基酸是（　　）P. 25

　　A. 谷氨酸　　　　B. 精氨酸

　　C. 赖氨酸　　　　D. 亮氨酸

　　E. 缬氨酸

45. 一分子血红蛋白最多可结合氧的分子数是（　　）P. 26

　　A. 1　　　　　　B. 2

　　C. 3　　　　　　D. 4

　　E. 5

46. 蛋白质溶液的主要稳定因素是（　　）P. 26

　　A. 蛋白质溶液的高黏度

　　B. 蛋白质分子的疏水作用

　　C. 蛋白质溶液有分子扩散现象

　　D. 蛋白质在溶液中有布朗运动

　　E. 蛋白质分子表面带有水化膜和同性电荷

47. 蛋白质变性是由于（＊）P. 26

　　A. 肽键断裂　　　B. 蛋白质水解

　　C. 氨基酸序列改变　D. 蛋白质构象破坏

　　E. 蛋白质组成改变

48. 蛋白质变性时不会发生的变化是（　　）P. 26

　　A. 溶解度降低

　　B. 天然构象破坏

　　C. 丧失原有的生物活性

　　D. 分子中个别肽键被破坏

　　E. 分子中各种原有的非共价键被破坏

49. 引起蛋白质变性的因素不包括（　　）P. 27

A. 冷冻　　　　　B. 强酸

C. 去污剂　　　　D. 紫外线

E. 重金属盐

50. 关于蛋白质变性的下列叙述，错误的是（＊）P.27

A. 球蛋白变性后其溶解度降低

B. 蛋白质变性时理化性质发生变化

C. 蛋白质变性时一级结构不受影响

D. 蛋白质变性时生物活性降低或丧失

E. 去除变性因素后，所有变性蛋白质都可以复性

二、填空题

1. 蛋白质的元素组成特点：平均含（　　）量是（　　）%。P.15

2. 在编码氨基酸中，（　　）氨酸和（　　）氨酸的 R 基含有羧基。P.17

3. 在编码氨基酸中，精氨酸、（　　）氨酸和（　　）氨酸是碱性氨基酸。P.16

4. 通常把含有 2~10 个氨基酸残基的肽称为（　　）肽，超过 10 个的称为（　　）肽。P.19

5. GSH 是用谷氨酸、半胱氨酸和甘氨酸合成的一种（　　）肽，是机体内重要的（　　）剂。P.20

6. 在蛋白质的三级结构中，分子内部几乎都是（　　）水基团，（　　）水基团则位于分子表面。P.23

7. 肌红蛋白辅基含有金属（　　）离子，在

正常状态下，该离子的化合价是（　　）。P.23

8. 在同源蛋白的氨基酸序列中，有许多位置的氨基酸是相同的，这些氨基酸称为（　　）残基。相比之下，其他位置的氨基酸差异较大，这些氨基酸称为（　　）残基。P.25

9. 蛋白质可根据构象分为（　　）蛋白质和（　　）蛋白质。P.26

10. 蛋白质溶液是一种亚稳态胶体，（　　）和（　　）是其主要稳定因素。P.26

11. 变性只破坏蛋白质的（　　），不改变其（　　）。P.27

三、解释题

1. 蛋白质　P.15

2. 氨基酸　P.15

3. 结合蛋白质　P.18

4. 蛋白质的辅基　P.18

5. 肽键　P.18

6. 肽　P.19

7. 多肽（多肽链）　P.19

8. 蛋白质的一级结构　P.21

9. 蛋白质的二级结构　P.21

10. α 螺旋　P.22

11. β 折叠　P.22

12. 蛋白质的三级结构　P.23

13. 蛋白质的四级结构　P.24

14. 血红蛋白　P.24

15. 蛋白质变性　P.26

16. 蛋白质复性　P.27

第四章　核酸化学

一、A 型题

1. 关于 DNA 的下列叙述，错误的是（　　）P.28

A. DNA 只存在于细胞核内

B. 嘌呤碱基只与嘧啶碱基配对

C. 双螺旋的直径是 2nm，螺距是 3.4nm

D. 主链由脱氧核糖与磷酸交替连接而成

E. 是右手双螺旋结构，每个螺旋含 10bp

2. 核酸的特征元素是（＊）P.28

A. 氮　　　　　　B. 磷

C. 氢　　　　　　D. 碳

E. 氧

3. 比较 RNA 和 DNA 的水解产物 （＊）P. 28

A. 碱基不同，戊糖不同

B. 碱基不同，戊糖相同

C. 碱基相同，戊糖不同

D. 部分碱基不同，戊糖不同

E. 部分碱基不同，戊糖相同

4. 核酸分子中的主要碱基有 （＊）P. 28

A. 2 种　　　　　B. 3 种

C. 4 种　　　　　D. 5 种

E. 6 种

5. 下列元素中，核苷酸碱基不含的是（　　）P. 29

A. 氮　　　　　B. 磷

C. 氢　　　　　D. 碳

E. 氧

6. 下列碱基中，RNA 和 DNA 都不含的是 （＊）P. 29，121，123

A. 黄嘌呤　　　　B. 鸟嘌呤

C. 尿嘧啶　　　　D. 腺嘌呤

E. 胸腺嘧啶

7. 生物体内最常见的核苷一磷酸是（＊）P. 30

A. 1′-核苷一磷酸　B. 2′-核苷一磷酸

C. 3′-核苷一磷酸　D. 4′-核苷一磷酸

E. 5′-核苷一磷酸

8. 关于核苷酸功能的下列叙述，错误的是（　　）P. 30

A. 核苷酸调节代谢

B. 核苷酸是直接供能物质

C. 核苷酸是辅助因子的成分

D. 核苷酸是生物膜的基本结构成分

E. 多种核苷酸衍生物是合成代谢中间产物

9. ATP 的功能不包括（　　）P. 30

A. 激活酶原　　　B. 调节代谢

C. 合成 RNA　　　D. 合成 cAMP

E. 储存化学能

10. DNA 的一级结构是其 （＊）P. 31

A. 碱基序列　　　B. 核小体结构

C. 三叶草结构　　D. 双螺旋结构

E. 多聚腺苷酸结构

11. 核酸主链中连接结构单位的化学键是（　　）P. 31

A. 氢键　　　　　B. 肽键

C. 二硫键　　　　D. 糖苷键

E. 磷酸二酯键

12. 核酸主链核苷酸之间的连接方式是（＊）P. 31

A. 氢键

B. 1′,5′-糖苷键

C. 2′,3′-磷酸二酯键

D. 2′,5′-磷酸二酯键

E. 3′,5′-磷酸二酯键

13. 构成多核苷酸主链的是 （＊）P. 31

A. 碱基　　　　　B. 戊糖

C. 碱基和磷酸　　D. 碱基和戊糖

E. 戊糖和磷酸

14. 根据 Chargaff 规则，关于 DNA 碱基组成的下列叙述，正确的是 （＊）P. 32

A. A+T＝G+C

B. A 与 C 的含量相等

C. 不同生物体来源的 DNA 组成不同

D. 生物体 DNA 的组成随年龄的变化而变化

E. 同一生物体不同组织的 DNA，碱基组成不同

15. 关于 DNA 碱基组成的下列叙述，正确的是 （＊）P. 32

A. A 和 T 含量不同

B. 不同生物来源的 DNA，碱基组成不同

C. 同一个体不同组织的 DNA，碱基组成不同

D. 同一个体在不同营养状态下的 DNA，碱基组成不同

E. 同一个体在成年期与少儿期的 DNA，

碱基组成不同

16. 一个 DNA 中，若 G 的摩尔分数是 32.8%，则 A 的摩尔分数是（＊）P.32

　　A. 15.6%　　　　B. 17.2%

　　C. 32.8%　　　　D. 65.6%

　　E. 67.2%

17. 关于 DNA 双螺旋结构的下列叙述，错误的是（＊）P.32

　　A. 两股链同向互补形成双链结构

　　B. 双螺旋是 DNA 二级结构的重要形式

　　C. 双螺旋由以脱氧核糖-磷酸为骨架的两股链构成

　　D. 双螺旋以右手螺旋方式围绕同一轴有规律地盘旋

　　E. 碱基对氢键是维持双螺旋横向稳定的主要作用力

18. 关于 DNA 双螺旋结构的下列叙述，正确的是（＊）P.32

　　A. A+T 与 G+C 的比值是 1

　　B. 两股链的碱基间以共价键相连

　　C. 磷酸和脱氧核糖构成螺旋的骨架

　　D. 双螺旋结构的纵向稳定性靠氢键维持

　　E. 一股链是左手螺旋，另一股链是右手螺旋

19. 关于 DNA 双螺旋结构的下列叙述，错误的是（＊）P.32

　　A. 两股链反向互补

　　B. 碱基对平面和螺旋轴垂直

　　C. 碱基配对发生在嘌呤和嘧啶之间

　　D. 疏水作用和氢键维持结构的稳定

　　E. 脱氧核糖和磷酸位于双螺旋内部

20. 关于 DNA 双螺旋结构的下列叙述，不正确的是（＊）P.32

　　A. 螺旋直径是 2nm

　　B. 两股核苷酸链呈反向平行

　　C. 是右手螺旋，每个螺旋含 10bp

　　D. 极性磷酸二酯键位于双螺旋内部

　　E. 两股链间有严格的碱基配对关系

21. 关于 DNA 双螺旋结构的下列叙述，正确的是（＊）P.32

　　A. A+G 与 C+T 的比值是 1

　　B. A+T 与 G+C 的比值是 1

　　C. 两股 DNA 链的碱基间以共价键相连

　　D. 一股链是左手螺旋，另一股链是右手螺旋

　　E. 由两股完全相同的多核苷酸链盘绕同一中心轴形成

22. 关于 DNA 双螺旋结构的下列叙述，不正确的是（＊）P.32

　　A. 螺距是 3.4nm

　　B. 每个螺旋含有 10bp

　　C. 两股链间存在碱基配对关系

　　D. 两股脱氧核苷酸链呈反向平行

　　E. DNA 形成的都是左手螺旋结构

23. 在 Watson-Crick 提出的 DNA 双螺旋结构模型中，每个螺旋的碱基对数是（＊）P.32

　　A. 8　　　　　　B. 9

　　C. 10　　　　　D. 11

　　E. 12

24. 维持 DNA 形成双链结构的作用力是（＊）P.32

　　A. 碱基对氢键　　B. 磷酸二酯键

　　C. N-C 糖苷键　　D. 碱基内 C-C 键

　　E. 戊糖内 C-C 键

25. 维持 DNA 双链间碱基配对的作用力是（＊）P.32

　　A. 氢键　　　　　B. 肽键

　　C. 糖苷键　　　　D. 疏水作用

　　E. 磷酸二酯键

26. 关于 mRNA 结构的下列叙述，正确的是（＊）P.34，138，140

　　A. 局部可形成双链结构

　　B. 3′端有甲基化鸟嘌呤尾结构

　　C. 5′端有多聚腺苷酸帽子结构

　　D. 二级结构是单链卷曲和单链螺旋

　　E. 三个连续核苷酸组成一个反密码子

27. 关于 mRNA 的下列叙述，错误的是（＊）P. 34，138，140

　A. 其功能是作为蛋白质合成的模板

　B. 各种 mRNA 长短不同，相差很大

　C. 在细胞核内由 RNA 前体剪接而成

　D. 是各种 RNA 分子中寿命最长的一类

　E. 真核生物 mRNA 有"帽子"和"多聚（A）尾"结构

28. 关于核糖体的下列叙述，正确的是（＊）P. 34

　A. 是密码子携带者

　B. 由 DNA 与蛋白质构成

　C. 由 rRNA 与蛋白质构成

　D. 由 snRNA 与 mRNA 构成

　E. 由引物、DNA 和蛋白质构成

29. 下列 RNA 中，参与构成原核生物核糖体大亚基的是（＊）P. 35

　A. hnRNA　　　　B. 16S rRNA

　C. 18S rRNA　　　D. 23S rRNA

　E. 28S rRNA

30. 哺乳动物核糖体大亚基的沉降系数是（　）P. 35

　A. 40S　　　　　B. 50S

　C. 60S　　　　　D. 70S

　E. 80S

31. DNA 变性时其结构变化表现为（＊）P. 35

　A. 碱基对氢键断裂

　B. 磷酸二酯键断裂

　C. N-C 糖苷键断裂

　D. 碱基内 C-C 键断裂

　E. 戊糖内 C-C 键断裂

二、填空题

1. 水解核苷酸可以得到（　）、（　）和磷酸。P. 28

2. DNA 的基本组成单位是（　），RNA 的基本组成单位是（　）。P. 28

3. 核苷三磷酸在代谢中起重要作用。（　）是参与能量和磷酸基团转移的重要物质，（　）参与糖原合成。P. 30，73，81

4. 核苷三磷酸在代谢中起重要作用。（　）参与卵磷脂合成，（　）供给肽链合成时所需的能量。P. 30，97，143

5. 在核酸中，一个核苷酸的 3′-羟基与相邻核苷酸的（　）基缩合，形成（　）键。P. 31

6. 在核酸中连接碱基和戊糖的是（　）键。在 RNA 中连接核苷酸的是（　）键。P. 29，31

7. 酵母 DNA 按摩尔百分比计含有 32.8% 的 T，则含有 A（　）%，含有 G（　）%。P. 32

8. 在一股 DNA 中连接核苷酸的是（　）键。在两股 DNA 间连接核苷酸的是（　）键。P. 32

9. 在 DNA 双螺旋中，（　）与磷酸交替连接构成主链，露在外面，（　）侧链埋在里面。P. 32

10. 在已阐明的几类 RNA 中，（　）RNA 是核糖体的主要成分，而核糖体是（　）合成机器。P. 28

11. 双链 DNA 变性时紫外吸收（　），这一现象称为（　）。P. 35

三、解释题

1. DNA（脱氧核糖核酸）　P. 28

2. RNA（核糖核酸）　P. 28

3. 核苷　P. 29

4. 核苷酸　P. 30

5. ATP（三磷酸腺苷）　P. 30

6. Watson-Crick 碱基配对　P. 32

7. 组蛋白　P. 33

8. 信使 RNA（mRNA）　P. 34

9. 转移 RNA（tRNA）　P. 34

10. 核糖体 RNA（rRNA）　P. 34

11. 核糖体　P. 34

第五章　酶

一、A 型题

1. 代谢物是指(　　)P. 36

A. 酶的辅助因子

B. 酶促反应的产物

C. 酶促反应的反应物

D. 酶促反应的中间产物

E. 酶促反应的反应物、中间产物和最终产物

2. 下列叙述中，正确的是(　　)P. 36

A. 所有的蛋白质都是酶

B. 少数 RNA 有催化活性

C. 所有的酶都需要辅助因子

D. 所有的酶都有绝对专一性

E. 所有的酶都以有机化合物为底物

3. 关于酶活性部位的下列叙述，正确的是（＊）P. 36

A. 所有的酶都有活性部位

B. 所有活性部位都有辅助因子

C. 所有活性部位都有金属离子

D. 所有必需基团都位于活性部位

E. 所有抑制剂都作用于活性部位

4. 关于酶活性部位的下列叙述，正确的是（＊）P. 36

A. 都由亲水性氨基酸组成

B. 含有结合基团和催化基团

C. 是必需基团存在的唯一部位

D. 酶原有能发挥催化作用的活性部位

E. 由一级结构上相互邻近的氨基酸组成

5. 酶活性部位使底物转化为产物的基团是(　　)P. 36

A. 催化基团　　　B. 碱性基团

C. 结合基团　　　D. 疏水基团

E. 酸性基团

6. 下列叙述中，符合辅助因子概念的是

（＊）P. 37

A. 决定酶的专一性

B. 是一种高分子化合物

C. 不参与构成酶的活性部位

D. 不能用透析法与酶蛋白分开

E. 绝大多数参与传递电子、原子或基团

7. 关于辅助因子的下列叙述，错误的是

（＊）P. 38

A. 只有结合酶才需要辅助因子

B. 可以结合同一个酶蛋白分子

C. B 族维生素多参与辅助因子的组成

D. 绝大多数辅助因子直接参与酶促反应

E. 一种辅助因子只能与一种酶蛋白结合

8. 仅结合酶含有(　　)P. 38

A. 催化基团　　　B. 辅助因子

C. 活性部位　　　D. 结合基团

E. 变构调节剂

9. 结合酶是指(　　)P. 38

A. 酶蛋白-底物复合物

B. 酶蛋白的无活性前体

C. 酶蛋白-抑制剂复合物

D. 酶蛋白-辅助因子复合物

E. 酶蛋白-变构调节剂复合物

10. 关于同工酶的下列叙述，正确的是

（＊）P. 38

A. 催化相同反应

B. 都有四级结构

C. 结构相同，分布不同

D. 催化的反应和酶的性质都相似，分布不同

E. 是催化相同反应而分子结构不同、理化性质各异的一组酶

11. 心肌细胞富含的乳酸脱氢酶同工酶是（＊）P. 38

NOTE

A. LDH$_1$ B. LDH$_2$

C. LDH$_3$ D. LDH$_4$

E. LDH$_5$

12. 肝细胞富含的乳酸脱氢酶同工酶是（ ＊ ）P.38

A. LDH$_1$ B. LDH$_2$

C. LDH$_3$ D. LDH$_4$

E. LDH$_5$

13. 细胞质乳酸脱氢酶同工酶有（ ＊ ）P.38

A. 2 种   B. 3 种

C. 4 种   D. 5 种

E. 6 种

14. 细胞质乳酸脱氢酶同工酶是由 H、M 亚基组成的（ ）P.38

A. 二聚体   B. 三聚体

C. 四聚体   D. 五聚体

E. 六聚体

15. 酶的特点不包括（ ）P.39

A. 酶易失活

B. 关键酶可以调节

C. 酶的催化效率极高

D. 酶具有很强的专一性

E. 酶可以决定反应方向

16. 酶与一般催化剂的主要区别是（ ）P.39

A. 能降低活化能

B. 不改变化学平衡

C. 具有很强的专一性

D. 只催化热力学允许的反应

E. 能缩短可逆反应达到平衡的时间

17. 酶促反应中决定酶专一性的是（ ＊ ）P.39

A. 底物   B. 酶蛋白

C. 催化基团   D. 辅助因子

E. 金属离子

18. 关于结合酶的下列叙述，错误的是（ ）P.39

A. 由酶蛋白和辅助因子组成

B. 催化反应的高效性取决于酶蛋白

C. 催化反应的专一性取决于辅助因子

D. 一种辅助因子可与不同的酶蛋白结合

E. 一种酶蛋白通常和特定的辅助因子结合

19. 关于酶的下列叙述，正确的是（ ＊ ）P.39

A. 能改变化学平衡

B. 能降低反应的活化能

C. 不能在细胞外催化反应

D. 大多数酶的化学本质是核酸

E. 与底物的结合都具有绝对专一性

20. 影响酶活性的因素不包括（ ）P.40

A. pH   B. 底物

C. 温度   D. 激活剂

E. 抑制剂

21. 在底物充足时，生理状态下决定酶促反应速度的是（ ＊ ）P.40

A. 温度   B. 酶浓度

C. 酸碱度   D. 辅酶浓度

E. 钠离子浓度

22. 一个单底物酶促反应，当底物浓度 $[S] \ll K_m$ 时（ ＊ ）P.41

A. 反应速度最快

B. 反应速度太慢难以测出

C. 反应速度与底物浓度成正比

D. 增加底物浓度反应速度不变

E. 增加底物浓度反应速度减慢

23. 已知某酶的 $K_m = 0.05 \text{mol/L}$，欲使其所催化反应的速度达最大反应速度的 80%，底物浓度应是（ ＊ ）P.41

A. 0.04mol/L   B. 0.05mol/L

C. 0.1mol/L   D. 0.2mol/L

E. 0.8mol/L

24. 关于酶 K_m 的下列叙述，正确的是 K_m（ ＊ ）P.42

A. 与酶结构无关

B. 与底物性质无关

C. 不能反映酶与底物的亲和力

D. 是酶-底物复合物的解离常数

E. 是反应速度达到最大反应速度一半时的底物浓度

25. 关于酶促反应特点的下列叙述，错误的是（＊）P.42

A. 催化效率高

B. 关键酶可以调节

C. 可大幅降低反应活化能

D. 只催化热力学允许的反应

E. 温度对酶促反应速度没有影响

26. 酶的最适 pH 是（＊）P.42

A. 酶的等电点

B. 酶的特征常数

C. 酶最稳定时的 pH

D. 与底物种类无关的参数

E. 酶促反应速度最快时的 pH

27. 酶的抑制剂（　　）P.43

A. 都和底物结构相似

B. 一般是强酸或强碱

C. 由于引起酶变性而使酶活性下降

D. 引起酶变性但可能对酶活性无影响

E. 使酶促反应速度减慢而不引起酶变性

28. 不可逆抑制是指（　　）P.43

A. 酶活性不能恢复

B. 抑制剂与酶结合后不能去除

C. 抑制剂的结合导致酶活性降低

D. 抑制剂通常以共价键与酶结合

E. 抑制剂通常作用于酶的活性部位

29. 因抑制巯基酶而引起中毒的是（　　）P.43

A. 肼　　　　　　B. 氰化物

C. 巯基乙酸　　　D. 有机磷农药

E. 重金属离子

30. 下列酶中，被有机磷化合物抑制的是（＊）P.43

A. 己糖激酶　　　B. 琥珀酸脱氢酶

C. 柠檬酸合成酶　　D. 乙酰胆碱酯酶

E. 异柠檬酸脱氢酶

31. 关于酶的竞争性抑制特点的下列叙述，错误的是（＊）P.44

A. 抑制剂与酶共价结合

B. 抑制剂与底物结构相似

C. 当抑制剂存在时，表观 K_m 增大

D. 抑制剂与底物竞争酶的活性部位

E. 增加底物浓度理论上能消除抑制剂的抑制作用

32. 关于酶竞争性抑制剂的下列叙述，错误的是（＊）P.44

A. 抑制剂和底物结构相似

B. 抑制剂与酶非共价结合

C. 当抑制剂存在时，表观 K_m 增大

D. 抑制剂与底物竞争酶的活性部位

E. 理论上增加底物浓度也不能达到最大反应速度

33. 理论上可用增加底物浓度的方法削弱甚至消除的是（　　）P.44

A. 不可逆抑制　　　B. 竞争性抑制

C. 反竞争性抑制　　D. 反馈抑制作用

E. 非竞争性抑制

34. 丙二酸对于琥珀酸脱氢酶的影响属于（＊）P.44

A. 变构调节　　　　B. 底物抑制

C. 反馈抑制　　　　D. 竞争性抑制

E. 非竞争性抑制

35. 磺胺类药物的作用机制是（＊）P.44

A. 对病毒感染有效

B. 杀灭结核分枝杆菌

C. 对立克次体感染有效

D. 对念珠菌属的细菌感染有效

E. 抑制二氢蝶酸合成酶催化反应

36. 磺胺类药物对二氢蝶酸合成酶的作用机制是（＊）P.44

A. 不可逆抑制　　　B. 混合性抑制

C. 竞争性抑制　　　D. 反竞争性抑制

NOTE

E. 非竞争性抑制

37. 下列成分中，属于唾液 α 淀粉酶激活剂的是（　　）P.45

A. K$^+$　　　　　　B. Cl$^-$

C. Cu^{2+}　　　　　D. Hg^{2+}

E. Mg^{2+}

38. 属于体内代谢快速调节方式的是（＊）P.46

A. 酶磷酸化　　　　B. 核受体调节

C. 酶蛋白合成　　　D. 酶泛素化降解

E. 同工酶亚基聚合

39. 酶原没有活性是因为（　　）P.47

A. 辅助因子缺乏

B. 酶原是普通的蛋白质

C. 酶蛋白肽链合成不完全

D. 活性部位未形成或未暴露

E. 酶原是未被激活的酶的前体

40. 酶原激活是指（　　）P.47

A. 活性部位形成或暴露

B. 激活剂改变酶原的空间结构

C. 激活剂协助底物进入活性部位

D. 激活剂活化酶原分子的催化基团

E. 激活剂使与酶原结合的抑制剂解离

41. 在下列调节因子中，能使酶蛋白合成增加的是（　　）P.47

A. 激活剂　　　　　B. 抑制剂

C. 诱导物　　　　　D. 辅阻遏物

E. 变构调节剂

42. 摄取较多胆固醇后肝内羟甲基戊二酰辅酶 A 还原酶水平下降，这是由于胆固醇对酶的（　　）P.47

A. 变构抑制　　　　B. 化学修饰

C. 抑制合成　　　　D. 抑制作用

E. 诱导合成

二、填空题

1. 在酶促反应中，绝大多数辅助因子直接参与催化反应，起传递电子、（　　）或（　　）的作用。P.37

2. 酶促反应的特点包括（　　）性、（　　）性、反应条件温和。P.39

3. 大多数酶的辅助因子在酶促反应中起传递（　　）作用，而酶蛋白决定酶的（　　）。P.37，39

4. 关于酶降低反应（　　）、提高反应速度的机制，目前公认的是 Henri 于 1903 年提出的（　　）复合物学说。P.40

5. 影响酶活性的主要因素有 pH、温度、（　　）、（　　）。P.40

6. 在酶促反应中，如果底物浓度远高于酶浓度，从而使酶全部形成（　　）复合物，则酶促反应速度与（　　）浓度成正比。P.40

7. 1913 年，Michaelis 和 Menten 归纳出一个反映酶促反应（　　）与底物（　　）关系的数学方程式。P.41

8. 对于来自不同组织或同一组织不同（　　）的催化同一反应的酶，通过比较 K_m 可以判断它们是（　　）酶还是同一种酶。P.42

9. 温度对酶促反应速度的影响具有两重性：一方面升高反应温度可以增加（　　），使酶促反应速度加快；另一方面温度过高会导致酶（　　），使酶促反应速度减慢。P.42

10. 酶促反应体系的 pH 影响酶与底物的（　　），从而影响酶促反应的（　　）。P.42

11. 能使（　　）减慢而不引起酶（　　）的物质称为酶的抑制剂。P.43

12. 可逆抑制可分为竞争性抑制、（　　）抑制和（　　）抑制。P.44

13. 酶的结构调节是指改变现有酶分子的结构，从而改变其催化活性，调节方式包括（　　）调节、（　　）调节和酶原激活。P.46

14. 化学修饰调节过程是一个酶促反应过程，（　　）催化酶磷酸化，（　　）催化酶去磷酸化。P.46

15. 生物体内的化学反应是由酶催化进行的，所以酶的（　　）异常或（　　）受到抑制都会导致疾病。P.48

三、解释题

1. 代谢 P.36

2. 代谢物 P.36

3. 酶 P.36

4. 酶的底物 P.36

5. 酶的活性部位（活性中心、催化位点）P.36

6. 酶的辅助因子 P.37

7. 辅酶 P.38

8. 酶的辅基 P.38

9. 同工酶 P.38

10. 酶的专一性 P.39

11. 米氏方程 P.41

12. K_m（米氏常数） P.41

13. 最大反应速度 P.41

14. 可逆抑制 P.44

15. 竞争性抑制 P.44

16. 代谢途径 P.46

17. 限速步骤 P.46

18. 酶原 P.47

第六章 维生素

一、A 型题

1. 维生素的化学本质是( )P.50

A. 胺类化合物　　B. 碳水化合物

C. 无机化合物　　D. 小分子肽类

E. 小分子有机化合物

2. 关于维生素的下列叙述，错误的是( )P.50

A. 机体需要少

B. 不是组织细胞结构成分

C. 是一类小分子有机化合物

D. 可通过生物氧化为机体供能

E. 许多在动物体内不能合成或合成不足

3. 下列分子中，属于脂溶性维生素的是( )P.50

A. 泛酸　　　　　B. 叶酸

C. 生物素　　　　D. 烟酰胺

E. 胆骨化醇

4. 肠道细菌利用简单物质合成的维生素是（＊）P.50

A. 维生素 A 和 D　　B. 维生素 B 和 K

C. 维生素 C 和 E　　D. 维生素 D 和 E

E. 维生素 PP 和叶酸

5. 下列维生素中，与胶原羟脯氨酸及羟赖氨酸生成有关的是( )P.50

A. 维生素 A　　　　B. 维生素 C

C. 维生素 D　　　　D. 维生素 E

E. 维生素 K

6. 胶原合成过程中依赖维生素 C 的环节是( )P.51

A. α 肽链的糖基化

B. 前胶原 α 肽链的翻译

C. 前胶原加工成原胶原

D. 前胶原 α 肽链间的连接

E. 羟脯氨酸和羟赖氨酸残基的生成

7. 维生素 C 缺乏会引起( )P.51

A. 贫血　　　　　B. 夜盲

C. 糙皮病　　　　D. 坏血病

E. 脚气病

8. 维生素 B_1 的活性形式主要是( )P.51

A. 辅酶 A（CoA）

B. 辅酶 I（NAD$^+$）

C. 焦磷酸硫铵素（TPP）

D. 黄素单核苷酸（FMN）

E. 黄素腺嘌呤二核苷酸（FAD）

9. 焦磷酸硫铵素中含有（＊）P.51

A. 泛酸　　　　　B. 维生素 B_1

C. 维生素 B_2　　　D. 维生素 PP

E. 维生素 B_{12}

10. 脚气病患者缺乏(　　)P. 51

A. 维生素 C　　　　B. 维生素 E

C. 维生素 B_1　　　　D. 维生素 B_2

E. 维生素 PP

11. 下列辅助因子中，属于维生素 B_2 活性形式的是(　　)P. 52

A. 辅酶 A（CoA）

B. 四氢叶酸（FH_4）

C. 焦磷酸硫铵素（TPP）

D. 黄素腺嘌呤二核苷酸（FAD）

E. 烟酰胺腺嘌呤二核苷酸（NAD）

12. 构成 FAD 的维生素是（＊）P. 52

A. 泛酸　　　　　B. 维生素 B_1

C. 维生素 B_2　　　D. 维生素 PP

E. 维生素 B_{12}

13. 下列维生素中，参与构成递氢体的是(　　)P. 52

A. 泛酸　　　　　B. 吡哆醛

C. 钴胺素　　　　D. 核黄素

E. 生物素

14. 下列维生素中，构成脱氢酶辅助因子的是（＊）P. 53

A. 维生素 A　　　B. 维生素 K

C. 维生素 B_6　　　D. 维生素 PP

E. 维生素 B_{12}

15. NAD^+ 中含有的维生素是（＊）P. 53

A. 泛酸　　　　　B. 维生素 B_1

C. 维生素 B_2　　　D. 维生素 PP

E. 维生素 B_{12}

16. 下列辅助因子中含有维生素 PP 的是（＊）P. 53

A. FH_4　　　　　B. FAD

C. FMN　　　　　D. $NADP^+$

E. 辅酶 Q

17. 下列维生素中，辅酶 A 含有的是（＊）P. 53

A. 泛酸　　　　　B. 吡哆胺

C. 钴胺素　　　　D. 核黄素

E. 硫胺素

18. 下列分子中，属于维生素 B_6 活性形式的是(　　)P. 54

A. 辅酶 A　　　　B. 生物胞素

C. 磷酸吡哆醛　　D. 焦磷酸硫胺素

E. 黄素腺嘌呤二核苷酸

19. 下列维生素中，转氨酶辅助因子含有的是（＊）P. 54，108

A. 吡哆醛　　　　　B. 遍多酸

C. 硫胺素　　　　　D. 视黄醛

E. 维甲酸

20. δ-氨基-γ-酮戊酸合成酶的辅助因子是(　　)P. 54，151

A. 磷酸吡哆醛

B. 黄素单核苷酸

C. 焦磷酸硫胺素

D. 黄素腺嘌呤二核苷酸

E. 烟酰胺腺嘌呤二核苷酸

21. 羧化酶含有(　　)P. 54

A. 叶酸　　　　　B. 核黄素

C. 硫胺素　　　　D. 生物素

E. 烟酰胺

22. 下列叙述中错误的是（＊）P. 54，63

A. 辅酶 A 含有泛酸

B. 辅酶 Q 含有生物素

C. 转氨酶含有吡哆醛

D. 黄素辅酶含有核黄素

E. 烟酰胺可构成脱氢酶的辅助因子

23. 生物素参与的反应是(　　)P. 55

A. 羧化　　　　　B. 脱氢

C. 脱羧　　　　　D. 磷酸化

E. 转氨基

24. 下列辅助因子中，不含 AMP 的是(　　)P. 55

A. 辅酶 A（CoA）

B. 四氢叶酸（FH_4）

C. 黄素腺嘌呤二核苷酸（FAD）

D. 烟酰胺腺嘌呤二核苷酸（NAD）

E. 烟酰胺腺嘌呤二核苷酸磷酸（NADP）

25. 叶酸的活性形式是(   )P.55

A. 二氢叶酸（FH_2）

B. 四氢叶酸（FH_4）

C. 焦磷酸硫铵素（TPP）

D. 黄素单核苷酸（FMN）

E. 黄素腺嘌呤二核苷酸（FAD）

26. 参与一碳单位代谢的是(   )P.55

A. 辅酶 A   B. 硫胺素

C. 维生素 D   D. 四氢叶酸

E. 维生素 B_1

27. 叶酸缺乏会发生 （＊）P.55

A. 海洋性贫血   B. 缺铁性贫血

C. 巨幼细胞性贫血 D. 慢性失血性贫血

E. 再生障碍性贫血

28. 孕妇发生巨幼细胞性贫血主要是由于缺乏（＊）P.55

A. 铁   B. 泛酸

C. 叶酸   D. 蛋白质

E. 维生素 B_{12}

29. 下列维生素中含有金属元素的是(   )P.55

A. 泛酸   B. 叶酸

C. 维生素 B_1 D. 维生素 B_6

E. 维生素 B_{12}

30. 发生恶性贫血的原因是 （＊）P.55

A. 缺铁   B. 叶酸缺乏

C. 维生素 B_{12} 缺乏 D. 蛋白质摄入不足

E. 红细胞生成素合成不足

31. 治疗恶性贫血宜选用 （＊）P.55

A. 铁剂   B. 叶酸

C. 维生素 B_6 D. 维生素 B_{12}

E. 维生素 B_{12}+叶酸

32. 服用叶酸治疗巨幼细胞性贫血，需同时服用（＊）P.55

A. 酚磺乙胺   B. 依诺肝素

C. 维生素 B_1 D. 维生素 B_2

33. 抗干眼病维生素是指(   )P.56

A. 维生素 A   B. 维生素 C

C. 维生素 D   D. 维生素 E

E. 维生素 K

34. 维生素 D 的活化是指(   )P.58

A. 在肝脏 C-1、C-25 羟化

B. 在皮肤 C-1、C-25 羟化

C. 在肾脏 C-1、C-25 羟化

D. 在肝脏 C-25 羟化，在肾脏 C-1 羟化

E. 在肾脏 C-25 羟化，在肝脏 C-1 羟化

35. 活性最高的钙三醇的生成部位是（＊）P.58

A. 肠道   B. 肝脏

C. 皮肤   D. 肾脏

E. 血液

36. 关于维生素 D 的下列叙述，错误的是（＊）P.58

A. 是类固醇代谢物

B. 在肝脏、肾脏活化

C. 成人缺乏会引起骨软化

D. 可促进小肠对钙磷的吸收

E. 活性形式是 $1,24(OH)_2D_3$

37. $1,25(OH)_2D_3$ 对钙磷代谢的影响是（＊）P.58

A. 单一升钙   B. 降钙降磷

C. 降钙升磷   D. 升钙降磷

E. 升钙升磷

38. 下列维生素中，活性形式促进小肠吸收钙的是 （＊）P.58

A. 维生素 A   B. 维生素 B

C. 维生素 C   D. 维生素 D

E. 维生素 E

39. 儿童维生素 D 缺乏会患(   )P.58

A. 糙皮病   B. 佝偻病

C. 骨软化   D. 坏血病

E. 恶性贫血

40. 成人维生素 D 缺乏会引起(   )P.58

A. 夜盲　　　　　　 B. 糙皮病

C. 佝偻病　　　　　 D. 骨软化

E. 皮肤癌

41. 下列维生素中，属于脂溶性抗氧化剂的是（　　）P. 59

A. 核黄素　　　　　 B. 硫胺素

C. 维生素 D　　　　 D. 维生素 E

E. 维生素 K

42. 肝脏合成凝血因子 Ⅱ、Ⅶ、Ⅸ、Ⅹ 时依赖的维生素是（ * ）P. 60

A. 维生素 A　　　　 B. 维生素 C

C. 维生素 D　　　　 D. 维生素 E

E. 维生素 K

43. 长期大剂量使用头孢菌素类抗生素，会引起低凝血酶原血症，增加出血风险，应及时补充的维生素是（ * ）P. 60

A. 维生素 A　　　　 B. 维生素 C

C. 维生素 D　　　　 D. 维生素 E

E. 维生素 K

二、填空题

1. 引起维生素缺乏的原因有（　　）、（　　）、机体需要量增加、服用某些药物、慢性肝肾疾病和特异性缺陷等。P. 50

2. TPP 含有维生素（　　），FAD 含有维生素（　　）。P. 51, 52

3. 维生素 PP 又称维生素 B_3，包括（　　）和（　　）。P. 52

4. 维生素 PP 的活性形式主要是（　　）

和（　　），它们是多种氧化还原酶类的辅助因子。P. 53

5. 泛酸的活性形式是（　　）和（　　），参与酰基的转移及脂肪酸合成。P. 53

6. 维生素 B_6 的活性形式是（　　）和（　　），参与氨基酸的转氨反应和脱羧反应。P. 54

7. 磷酸吡哆醛是氨基酸（　　）酶和氨基酸（　　）酶的辅助因子。P. 54

8. 生物胞素是多种（　　）酶的辅助因子，参与（　　）反应。P. 54

9. 与红细胞成熟关系最密切的两种维生素是（　　）和（　　）。P. 55

10. 维生素 B_{12} 又称钴胺素、（　　）维生素，是唯一含有（　　）元素的维生素。P. 55

11. 维生素 D 缺乏时，儿童会患（　　）病，成人会引起（　　）。P. 58

三、解释题

1. 维生素　P. 50

2. 焦磷酸硫胺素　P. 51

3. 磷酸吡哆醛　P. 54

4. 四氢叶酸（5, 6, 7, 8 - 四氢叶酸）P. 55

5. 维生素 B_{12}（钴胺素、抗恶性贫血维生素）　P. 55

6. 视黄醛　P. 56

7. 钙三醇　P. 58

第七章　生物氧化

一、A 型题

1. 糖、脂肪和蛋白质在生物氧化过程中都会生成（　　）P. 62

A. 甘油　　　　　　 B. 氨基酸

C. 丙酮酸　　　　　 D. 胆固醇

E. 乙酰辅酶 A

2. 糖、脂肪酸、氨基酸代谢的汇合点是（ * ）P. 62

A. 丙酮酸　　　　　 B. 琥珀酸

C. 延胡索酸　　　　 D. 乙酰辅酶 A

E. 磷酸烯醇式丙酮酸

3. 在线粒体内进行的代谢是（ * ）P. 62

A. 糖酵解　　　　B. 糖原合成

C. 核糖体循环　　D. 氧化磷酸化

E. 脂肪酸合成

4. 属于线粒体内膜周边蛋白的是（　　）P.62

A. 细胞色素 b　　　B. 细胞色素 c

C. 细胞色素 c_1　　D. 细胞色素 aa_3

E. 细胞色素 P450 酶系

5. 下列酶中，属于呼吸链组分的是（＊）P.63

A. NADH 脱氢酶

B. 丙酮酸脱氢酶

C. 苹果酸脱氢酶

D. 葡萄糖-6-磷酸酶

E. 6-磷酸葡萄糖脱氢酶

6. 下列成分中，不属于呼吸链组分的是（　　）P.53, 63

A. Cu^{2+}　　　　B. FAD

C. 辅酶 A　　　　D. 辅酶 Q

E. 细胞色素

7. 下列成分中，属于呼吸链递氢体的是（＊）P.63

A. 辅酶 Q　　　　B. 铁硫蛋白

C. 细胞色素 a　　D. 细胞色素 b

E. 细胞色素 c

8. 下列成分中，不含血红素的是（＊）P.18, 63, 159

A. 肌红蛋白　　　B. 铁硫蛋白

C. 细胞色素 c　　D. 过氧化氢酶

E. 过氧化物酶

9. 下列成分中，属于呼吸链组分的是（＊）P.63

A. 铁蛋白　　　　B. 铁硫蛋白

C. 血红蛋白　　　D. 转铁蛋白

E. 细胞色素 P450 酶系

10. 关于细胞色素的下列叙述，正确的是（＊）P.18, 64, 159

A. 是呼吸链递氢体

B. 是一类血红素蛋白

C. 又称细胞色素 c 氧化酶

D. 都是线粒体内膜整合蛋白

E. 在呼吸链中按细胞色素 b→细胞色素 c→细胞色素 c_1→细胞色素 aa_3 顺序传递电子

11. 下列辅助因子含有 B 族维生素，例外的是（＊）P.64

A. 辅酶 A

B. 血红素 b（血红素 c）

C. 四氢叶酸

D. 磷酸吡哆醛

E. 焦磷酸硫胺素

12. 细胞色素 c 直接参与的反应是（＊）P.64

A. 生物氧化　　　B. 肽键形成

C. 无氧酵解　　　D. 叶酸还原

E. 脂肪酸合成

13. 呼吸链中只作为电子载体的是（＊）P.64

A. FAD　　　　　B. 复合物 I

C. 复合物 II　　　D. 复合物 III

E. 细胞色素 c

14. NADH 氧化呼吸链组分的排列顺序是（＊）P.64

A. FAD→NAD^+→辅酶 Q

B. NAD^+→FAD→辅酶 Q

C. NAD^+→FMN→辅酶 Q

D. NAD^+→辅酶 Q→FMN

E. 辅酶 Q→NAD^+→FMN

15. ATP 所含高能磷酸基团个数是（　　）P.65

A. 1　　　　　　B. 2

C. 3　　　　　　D. 4

E. 5

16. 人体消耗最多的直接供能物质是（＊）P.65

A. 葡萄糖　　　　B. 脂肪酸

C. 磷酸肌酸　　　D. 三磷酸鸟苷

E. 三磷酸腺苷

17. 下列转化中，属于底物磷酸化的是（ * ）P. 66，76

　　A. 丙酮酸→乙酰辅酶 A

　　B. 葡萄糖→6-磷酸葡萄糖

　　C. 琥珀酰辅酶 A→琥珀酸

　　D. 6-磷酸果糖→1,6-二磷酸果糖

　　E. 3-磷酸甘油醛→1,3-二磷酸甘油酸

18. 氧化磷酸化过程中直接被磷酸化的是（ * ）P. 66

　　A. ADP　　　　　B. CDP

　　C. GDP　　　　　D. TDP

　　E. UDP

19. 呼吸链中不介导 H^+ 跨膜转运的是（　　）P. 66

　　A. 复合物 I　　　B. 复合物 II

　　C. 复合物 III　　 D. 复合物 IV

　　E. 复合物 V

20. 关于氧化磷酸化机制的学说，目前获得较多支持的是(　　)P. 66

　　A. 共价催化学说　 B. 构象偶联学说

　　C. 化学偶联学说　 D. 化学渗透学说

　　E. 诱导契合学说

21. 关于化学渗透学说的下列叙述，错误的是(　　)P. 66

　　A. H^+ 不能自由通过线粒体内膜

　　B. 线粒体内膜外侧 pH 比内侧高

　　C. 能量用于由 P_i 和 ADP 合成 ATP

　　D. 在线粒体内膜内外形成 H^+ 浓度差

　　E. 呼吸链复合物可将 H^+ 从线粒体内泵出

22. 下列选项中能促进 ATP 合成酶合成 ATP 的是（ * ）P. 66

　　A. 激活解偶联蛋白

　　B. 物质的还原反应加快

　　C. 寡霉素作用于 ATP 合成酶

　　D. H^+ 顺浓度梯度流回线粒体基质

　　E. 电子从细胞色素 b 到细胞色素 c_1 传递

减慢

23. 在生物氧化中磷/氧比的含义是（ * ）P. 66

　　A. 消耗磷酸与消耗 H_2O 的比值

　　B. 消耗磷酸与生成 $1/2O_2$ 的比值

　　C. 消耗磷脂与消耗 $1/2O_2$ 的比值

　　D. 所需蛋白质与消耗 $1/2O_2$ 的比值

　　E. 生成 ATP 数与消耗 $1/2O_2$ 的比值

24. 标准条件下，NADH 氧化呼吸链的磷/氧比是(　　)P. 66

　　A. 1　　　　　　B. 1. 5

　　C. 2　　　　　　D. 2. 5

　　E. 3

25. 标准条件下，1 摩尔琥珀酸脱氢生成延胡索酸时，脱下的一对氢经过呼吸链氧化成水，同时生成 ATP 的摩尔数是（ * ）P. 66

　　A. 1　　　　　　B. 1. 5

　　C. 2　　　　　　D. 2. 5

　　E. 3

26. 下列选项中，与氧化磷酸化无关的是（ * ）P. 66，91

　　A. 磷/氧比　　　 B. 生物氧化

　　C. 脂解激素　　　 D. 琥珀酸脱氢

　　E. 氧化呼吸链

27. 影响能量代谢最主要的因素是（ * ）P. 67

　　A. 高温　　　　　B. 寒冷

　　C. 进食　　　　　D. 肌肉运动

　　E. 精神活动

28. 下列成分中，相对浓度增加时可加速氧化磷酸化的是（ * ）P. 67

　　A. ADP　　　　　B. FAD

　　C. UTP　　　　　D. $NADP^+$

　　E. NADPH

29. 细胞内外 Na^+ 和 K^+ 浓度差的形成和维持是由于（ * ）P. 67

　　A. 膜上钙泵作用

　　B. 膜上钠泵作用

C. Na$^+$易化扩散的结果

D. 静息时膜 K$^+$通透性高

E. 兴奋时膜 Na$^+$通透性高

30. 下列因素中，促进 ATP 水解成 ADP 和 P$_i$的是(　　)P.67

A. 阿米妥　　　　B. 肾上腺素

C. 一氧化碳　　　D. 甲状腺激素

E. 2,4-二硝基苯酚

31. 下列情况下，基础代谢率明显升高的是（＊）P.67

A. 呆小症　　　　B. 糖尿病

C. 肢端肥大症　　D. 甲状腺功能亢进

E. 肾上腺皮质功能亢进

32. 关于线粒体氧化磷酸化解偶联的下列叙述，正确的是（＊）P.67

A. ADP 磷酸化促进氧的利用

B. ADP 磷酸化继续，但氧利用停止

C. ADP 磷酸化停止，但氧利用继续

D. ADP 磷酸化无变化，但氧利用减慢

E. ADP 磷酸化无变化，但氧利用停止

33. 下列关键性生物分子中，使新生儿棕色脂肪组织代谢产热的是（＊）P.67

A. 瘦素　　　　　B. 食欲肽

C. 脂联素　　　　D. 肾上腺素

E. 解偶联蛋白

34. 下列细胞色素中，被氰化物抑制的是（＊）P.67

A. 细胞色素 a　　B. 细胞色素 b

C. 细胞色素 c　　D. 细胞色素 c_1

E. 细胞色素 aa_3

35. 呼吸链中被一氧化碳抑制的是（＊）P.67

A. 复合物Ⅰ　　　B. 复合物Ⅱ

C. 复合物Ⅲ　　　D. 复合物Ⅳ

E. 复合物Ⅴ

36. 下列成分中属于氧化磷酸化解偶联剂的是(　　)P.68

A. 阿米妥　　　　B. 肾上腺素

C. 一氧化碳　　　D. 甲状腺激素

E. 2,4-二硝基苯酚

37. 2,4-二硝基苯酚干扰氧化磷酸化的机制是（＊）P.68

A. 解偶联　　　　B. 抑制电子传递

C. 与复合物Ⅰ结合　D. 抑制 ATP 合成酶

E. 抑制细胞色素 c 氧化酶

38. 骨骼肌细胞内高能磷酸基团的储存形式是(　　)P.68

A. ADP　　　　　B. ATP

C. cAMP　　　　　D. 磷酸肌酸

E. 磷酸烯醇式丙酮酸

39. 标准条件下，细胞质 NADH 还原当量经 3-磷酸甘油穿梭进入呼吸链推动合成的 ATP 数是（＊）P.68

A. 1　　　　　　　B. 1.5

C. 2　　　　　　　D. 2.5

E. 3

40. 脑细胞质 NADH 还原当量进入呼吸链是通过(　　)P.68

A. 肉碱穿梭

B. 三羧酸循环

C. 3-磷酸甘油穿梭

D. 丙氨酸-葡萄糖循环

E. 苹果酸-天冬氨酸穿梭

41. 细胞质 NADH 还原当量经苹果酸-天冬氨酸穿梭转入线粒体发生氧化磷酸化反应，其磷/氧比是(　　)P.69

A. 1　　　　　　　B. 1.5

C. 2　　　　　　　D. 2.5

E. 3

42. 苹果酸-天冬氨酸穿梭的生理意义是（＊）P.69

A. 为三羧酸循环回补草酰乙酸

B. 维持线粒体内外有机酸的平衡

C. 将草酰乙酸转入线粒体完全氧化

D. 进行谷氨酸、草酰乙酸转氨基作用

E. 将细胞质 NADH 还原当量转入线粒体

43. 肝脏和心肌细胞质 NADH 还原当量转入线粒体主要是通过（　　）P. 69

A. 肉碱穿梭　　　　B. 丙酮酸穿梭

C. 柠檬酸穿梭　　　D. 3-磷酸甘油穿梭

E. 苹果酸-天冬氨酸穿梭

44. 下列物质中，能以原形通过线粒体内膜的是（＊）P. 69

A. NADH　　　　　B. 谷氨酸

C. 草酰乙酸　　　　D. 乙酰辅酶 A

E. 脂酰辅酶 A

二、填空题

1. 真核生物呼吸链位于（　　），原核生物呼吸链位于（　　）。P. 62

2. 营养物质的还原当量主要通过（　　）氧化呼吸链和（　　）氧化呼吸链传递给氧。P. 64

3. ATP 有（　　）磷酸化和（　　）磷酸化两种合成方式。P. 66

4. 标准条件下，NADH 氧化呼吸链的磷/氧比约为（　　），琥珀酸氧化呼吸链的磷/氧比约为（　　）。P. 66

5. ATP 可将高能磷酸基团转移给（　　）生成（　　），作为肌肉和脑组织高能磷酸基团储存形式和运输形式，用于维持 ATP 水平。P. 68

6. 细胞质中的 NADH 还原当量可通过（　　）穿梭进入呼吸链，或通过（　　）穿梭转入线粒体。P. 68

三、解释题

1. 生物氧化（细胞呼吸、组织呼吸）P. 61

2. 还原当量　P. 62

3. 呼吸链（电子传递链）　P. 62

4. 黄素蛋白　P. 63

5. 复合物Ⅰ　P. 63

6. 复合物Ⅱ（琥珀酸脱氢酶）　P. 63

7. 复合物Ⅲ（细胞色素 c 还原酶）P. 63

8. 复合物Ⅳ（细胞色素 c 氧化酶）P. 63

9. 细胞色素　P. 64

10. 底物磷酸化（底物水平磷酸化）P. 66

11. 氧化磷酸化　P. 66

12. 复合物Ⅴ（ATP 合成酶）　P. 66

13. 棕色脂肪组织　P. 67

第八章　糖代谢

一、A 型题

1. 糖酵解、糖异生、磷酸戊糖途径、糖原合成和糖原分解途径共同的中间产物是（＊）P. 72

A. 6-磷酸果糖　　　B. 1-磷酸葡萄糖

C. 3-磷酸甘油醛　　D. 6-磷酸葡萄糖

E. 1,6-二磷酸果糖

2. 下列代谢途径中，不在线粒体内进行的是（　　）P. 73

A. 呼吸链　　　　　B. 三羧酸循环

C. 糖酵解途径　　　D. 氧化磷酸化

E. 脂肪酸 β 氧化

3. 关于标准条件下无氧酵解的下列叙述，错误的是（　　）P. 73

A. 合成 ATP 不耗氧

B. 无氧酵解也消耗 ATP

C. ATP 合成区室是细胞质

D. 1 分子葡萄糖净生成 2 分子 ATP

E. ATP 是通过还原当量在呼吸链传递生成的

4. 正常细胞无氧酵解途径中，有利于生成乳酸的条件是（＊）P.74

A. 缺少辅酶　　　　B. 缺氧状态

C. 酶活性降低　　　D. 糖原分解过快

E. 酮体生成过多

5. 乳酸脱氢酶的辅助因子含有（＊）P.74

A. 辅酶 A　　　　　B. 烟酰胺

C. 黄素腺嘌呤　　　D. 磷酸吡哆醇

E. 亚铁血红蛋白

6. 供氧不足时，肌细胞 3-磷酸甘油醛脱氢产生的 NADH 的主要去路是（＊）P.74

A. 参加脂肪酸合成

B. 将 GSSG 还原成 GSH

C. 将丙酮酸还原成乳酸

D. 经 3-磷酸甘油穿梭进入呼吸链氧化

E. 经苹果酸-天冬氨酸穿梭转入线粒体氧化

7. 下列叙述中属于无氧酵解生理意义的是（＊）P.74

A. 抑制三羧酸循环

B. 为糖异生提供原料

C. 提供葡萄糖进入血液

D. 加快葡萄糖的氧化速度

E. 缺氧时为机体快速提供能量

8. 为红细胞供能的代谢途径是（＊）P.74

A. 糖异生　　　　　B. 无氧酵解

C. 有氧氧化　　　　D. 磷酸戊糖途径

E. 2,3-二磷酸甘油酸支路

9. 糖酵解途径的关键酶包括（＊）P.74

A. 乳酸脱氢酶

B. 丙酮酸脱氢酶

C. 磷酸果糖激酶 1（丙酮酸激酶）

D. 磷酸甘油酸激酶

E. 3-磷酸甘油醛脱氢酶

10. 催化糖酵解不可逆反应的酶包括（＊）P.74

A. 醛缩酶　　　　　B. 丙酮酸激酶

C. 乳酸脱氢酶　　　D. 磷酸甘油酸激酶

E. 磷酸己糖异构酶

11. 在葡萄糖的有氧氧化途径中，消耗 ATP 的反应有（　　）P.75

A. 1 步　　　　　　B. 2 步

C. 3 步　　　　　　D. 4 步

E. 5 步

12. 丙酮酸氧化脱羧发生在（　　）P.75

A. 核糖体　　　　　B. 溶酶体

C. 微粒体　　　　　D. 细胞质

E. 线粒体

13. 丙酮酸氧化脱羧生成的物质包括（＊）P.75

A. 丙酰辅酶 A　　　B. 乙酰辅酶 A

C. 琥珀酰辅酶 A　　D. 乙酰乙酰辅酶 A

E. 羟甲基戊二酰辅酶 A

14. 下列维生素中，丙酮酸脱氢酶复合体辅助因子含有的是（＊）P.75

A. 泛酸　　　　　　B. 叶酸

C. 吡哆醛　　　　　D. 钴胺素

E. 生物素

15. 丙酮酸脱氢酶复合体辅助因子不包括（＊）P.75

A. FAD　　　　　　B. NAD^+

C. 辅酶 A　　　　　D. 硫辛酰胺

E. 生物胞素（磷酸吡哆醛）

16. 1 摩尔丙酮酸被氧化成二氧化碳和水，可同时推动合成 ATP 的摩尔数是（＊）P.77

A. 12　　　　　　　B. 12.5

C. 13　　　　　　　D. 30

E. 106

17. 三羧酸循环发生在（＊）P.76

A. 微粒体　　　　　B. 细胞核

C. 细胞质　　　　　D. 线粒体

E. 高尔基体

18. 糖异生和三羧酸循环的共同代谢区

室是（＊）P. 76, 82

    A. 内质网   B. 溶酶体

    C. 微粒体   D. 细胞质

    E. 线粒体

19. 琥珀酸脱氢酶的辅助因子是(　　)
P. 63, 76

    A. FAD   B. FMN

    C. NAD^+ D. $NADP^+$

    E. NADPH

20. 关于三羧酸循环的下列叙述，正确的是（＊）P. 76

    A. 循环过程消耗氧

    B. 每次循环生成 2 分子 ATP

    C. 每次循环生成 4 对 NADH

    D. 每次循环生成 2 分子二氧化碳

    E. 乙酰辅酶 A 通过三羧酸循环转化为草酰乙酸

21. 三羧酸循环中底物磷酸化反应有
(　　)P. 76

    A. 1 步   B. 2 步

    C. 3 步   D. 4 步

    E. 5 步

22. 三羧酸循环中发生的底物磷酸化反应是（＊）P. 76

    A. 琥珀酸→延胡索酸

    B. 柠檬酸→异柠檬酸

    C. 琥珀酰辅酶 A→琥珀酸

    D. 异柠檬酸→α-酮戊二酸

    E. α-酮戊二酸→琥珀酰辅酶 A

23. 标准条件下，1 分子乙酰辅酶 A 通过三羧酸循环和氧化磷酸化分解，可生成 ATP 分子数（＊）P. 76

    A. 4   B. 6

    C. 8   D. 10

    E. 12

24. 关于三羧酸循环的下列叙述，正确的是（＊）P. 76

    A. 是不可逆过程

    B. 1 分子柠檬酸被消耗

    C. 生成 4 分子二氧化碳

    D. 是生成草酰乙酸的主要途径

    E. 经呼吸链递氢生成 12 分子 ATP

25. 三羧酸循环的关键酶包括（＊）P. 76

    A. 丙酮酸激酶   B. 丙酮酸羧化酶

    C. 琥珀酸脱氢酶   D. 磷酸甘油酸激酶

    E. 异柠檬酸脱氢酶

26. 回补三羧酸循环的草酰乙酸主要来
自（＊）P. 77

    A. 糖原分解   B. 糖原合成

    C. 丙酮酸羧化   D. 黄嘌呤氧化

    E. 乙酰辅酶 A 缩合

27. 三羧酸循环的生理意义是（＊）P. 77

    A. 合成酮体   B．提供能量

    C. 合成胆汁酸   D. 提供 NADPH

    E. 参与蛋白质代谢

28. 关于三羧酸循环(　　)P. 78

    A. 不受无氧条件影响

    B. 不受脂质代谢影响

    C. 循环过程不生成高能化合物

    D. 循环速度取决于对 ATP 的需要

    E. 乙酰辅酶 A 中 2 个碳原子在第一次循环中被氧化成二氧化碳

29. 磷酸戊糖途径产生的两种重要中间
产物是(　　)P. 78

    A. NADH 和 5-磷酸核糖

    B. $FADH_2$ 和 6-磷酸果糖

    C. NADPH 和 5-磷酸核糖

    D. NADH 和 6-磷酸葡萄糖醛酸

    E. NADPH 和 6-磷酸葡萄糖醛酸

30. 磷酸戊糖途径的代谢区室是(　　)
P. 78

    A. 内质网   B. 微粒体

    C. 细胞核   D. 细胞质

    E. 线粒体

31. 关于磷酸戊糖途径生理意义的下列叙述，正确的是（＊）P. 78

A. 生成 ATP　　　　B. 维持血糖

C. 防止酸中毒　　　D. 生成 NADPH

E. 抑制脂肪合成

32. 体内生成核糖的主要代谢途径是
（＊）P. 78

A. 糖酵解　　　　　B. 糖异生

C. 糖原分解　　　　D. 糖原合成

E. 磷酸戊糖途径

33. 体内生成 NADPH 的主要代谢途径是
（＊）P. 78

A. 糖酵解　　　　　B. 糖异生

C. 三羧酸循环　　　D. 磷酸戊糖途径

E. 有氧氧化途径

34. 糖原分子上连接 1 个葡萄糖单位需
需要消耗的高能化合物分子数是（　　）P. 80

A. 1　　　　　　　　B. 2

C. 3　　　　　　　　D. 4

E. 5

35. 下列代谢消耗 UTP 的是（　　）P. 80

A. 糖异生　　　　　B. 糖原分解

C. 糖原合成　　　　D. 磷酸戊糖途径

E. 糖的有氧氧化途径

36. 下列代谢物中，参与糖原合成而不
参与糖酵解的是（　　）P. 80

A. ATP　　　　　　B. CTP

C. GTP　　　　　　D. TTP

E. UTP

37. 葡萄糖合成糖原时必须转化为（　　）
P. 81

A. ADP-葡萄糖　　B. CDP-葡萄糖

C. GDP-葡萄糖　　D. TDP-葡萄糖

E. UDP-葡萄糖

38. 从量上说，餐后肝内消耗葡萄糖最
多的代谢途径是（＊）P. 82

A. 糖酵解　　　　　B. 糖原合成

C. 磷酸戊糖途径　　D. 有氧氧化途径

E. 转化为其他单糖

39. 空腹血糖主要来源是（＊）P. 82

A. 甘油　　　　　　B. 乳酸

C. 氨基酸　　　　　D. 肝糖原

E. 脂肪酸

40. 肝糖原分解可补充血糖，因为在肝
细胞内有（　　）P. 82

A. 葡萄糖激酶

B. 磷酸己糖异构酶

C. 葡萄糖-6-磷酸酶

D. 磷酸葡萄糖变位酶

E. 果糖-1,6-二磷酸酶

41. 下列代谢中，不能补充血糖的是
（＊）P. 82

A. 糖异生

B. 肝糖原分解

C. 肌糖原分解

D. 食物中糖类的消化吸收

E. 葡萄糖在肾小管的重吸收

42. 下列酶中，控制糖原合成的关键酶
是（＊）P. 82

A. 分支酶　　　　　B. 糖原合酶

C. 葡萄糖激酶　　　D. 糖原磷酸化酶

E. UDP-葡萄糖焦磷酸化酶

43. 下列酶中，控制糖原分解的关键酶
是（　　）P. 82

A. 分支酶

B. 脱支酶

C. 糖原磷酸化酶

D. 葡萄糖-6-磷酸酶

E. 磷酸葡萄糖变位酶

44. 关于糖异生和糖酵解的下列叙述，
正确的是（　　）P. 82

A. 糖异生是糖酵解的逆反应

B. 糖异生的关键酶是磷酸果糖激酶 1

C. 柠檬酸既抑制糖异生，又促进糖酵解

D. 糖酵解的产物可以是糖异生的反应物

E. 糖酵解的关键酶是果糖-1,6-二磷
酸酶

45. 下列代谢物中，既是无氧酵解产物

又是糖异生原料的是( )P.82

A. 丙酮 B. 甘油

C. 乳酸 D. 丙氨酸

E. 乙酰辅酶 A

46. 生理条件下进行糖异生的主要组织器官是( )P.82

A. 肺 B. 肝

C. 肌 D. 脑

E. 肾

47. 关于物质代谢的下列叙述,错误的是( )P.82

A. 脑主要由葡萄糖供能

B. 肝是物质代谢的枢纽

C. 红细胞由无氧酵解途径供能

D. 肝是能进行糖异生的唯一器官

E. 心分解葡萄糖以有氧氧化为主

48. 下列代谢物中,由丙酮酸羧化酶催化生成的是( )P.83

A. 乳酸 B. 丙酮酸

C. 苹果酸 D. 草酰乙酸

E. 丙二酰辅酶 A

49. 长期禁食时糖异生的生理意义之一是(*)P.83

A. 补充血糖 B. 排钠保钾

C. 合成脂肪 D. 合成脂肪酸

E. 合成必需氨基酸

50. 饥饿时肝内下列途径代谢增加的是(*)P.83

A. 糖酵解 B. 糖异生

C. 糖原合成 D. 脂肪合成

E. 磷酸戊糖途径

51. 关于乳酸循环的下列叙述,错误的是(*)P.85

A. 防止酸中毒

B. 避免能源物质损失

C. 防止乳酸在体内积累

D. 最终从尿中排出乳酸

E. 使肌肉中的乳酸转入肝脏异生成葡萄糖

52. 关于血糖去路的下列叙述,错误的是(*)P.85

A. 氧化分解供能

B. 转化为糖皮质激素

C. 转化为其他单糖及衍生物

D. 在肝、肌等组织中合成糖原

E. 转化为非必需氨基酸、甘油三酯等非糖物质

53. 关于胰岛素的下列叙述,错误的是(*)P.86,118

A. 促进糖的储存和利用

B. 促进葡萄糖转化为脂肪

C. 促进蛋白质的分解和利用

D. 1 型糖尿病患者胰岛素水平低下

E. 抑胃肽对胰岛素的分泌有调节作用

54. 下列激素中,能抑制糖异生的是( )P.86

A. 胰岛素 B. 肾上腺素

C. 生长激素 D. 糖皮质激素

E. 胰高血糖素

二、填空题

1. 葡萄糖通过无氧酵解释放的自由能较少,标准条件下一分子葡萄糖无氧酵解成( )分子乳酸的同时净生成( )分子 ATP。P.73

2. 肌细胞糖酵解的三步不可逆反应依次由己糖激酶、( )和( )催化。P.74

3. 三羧酸循环中间产物可以通过回补反应补充,最基本的补充方式是在线粒体内把( )羧化成( )。P.77

4. 磷酸戊糖途径是体内利用( )生成( )的唯一途径,该产物是核苷酸的合成原料。P.78

5. 糖原是糖的储存形式,肝细胞和肌细胞合成并储存的糖原最多,其糖原分别称为( )和( )。P.80

6. 在糖原分解过程中,( )酶催化6-

磷酸葡萄糖水解，生成葡萄糖，该酶主要存在于（   ）和肾皮质。P.82

7. 肝糖原可直接分解成（   ）补充血糖，而肌糖原不能，因为肌细胞没有（   ）酶。P.82

8. 控制糖原合成的关键酶是（   ），控制糖原分解的关键酶是（   ）。P.82

9. 在生理状态下，糖异生主要在（   ）内进行，在（   ）中也可以进行，但较弱。P.82

三、解释题

1. 无氧酵解（乳酸发酵）   P.72

2. 糖酵解（糖酵解途径）   P.73

3. 三羧酸循环（柠檬酸循环、Krebs 循环）   P.76

4. 磷酸戊糖途径   P.78

5. 糖原合成   P.80

6. 糖原合酶   P.80

7. 糖原分解   P.80

8. 糖原磷酸化酶   P.81

9. 糖异生   P.82

第九章   脂质代谢

一、A 型题

1. 关于甘油脂功能的下列叙述，错误的是（ * ）P.89

A. 传递电子   B. 维持体温

C. 构成生物膜   D. 参与细胞通讯

E. 参与维生素吸收

2. 小肠内乳化食物脂质的物质主要来自（   ）P.90, 157

A. 胃   B. 肝脏

C. 小肠   D. 胰腺

E. 十二指肠

3. 胆汁分泌障碍时，下列酶消化作用减弱的是（ * ）P.90

A. 肠激酶   B. 糜蛋白酶

C. 胰蛋白酶   D. 胰淀粉酶

E. 胰脂肪酶

4. 在胰脂肪酶消化脂肪的过程中，辅脂酶起的作用是（ * ）P.90

A. 抑制胰脂肪酶

B. 将胰脂肪酶原激活成胰脂肪酶

C. 促进胰腺细胞分泌大量胰脂肪酶

D. 防止胰脂肪酶从微团表面被清除

E. 提高胰脂肪酶催化脂肪水解的速度

5. 下列代谢物中，属于脂肪动员产物的是（ * ）P.91

A. 甘油

B. 3-磷酸甘油

C. 3-磷酸甘油醛

D. 1,3-二磷酸甘油酸

E. 2,3-二磷酸甘油酸

6. 下列激素可激活激素敏感性脂肪酶，例外的是（ * ）P.91

A. 胰岛素   B. 肾上腺素

C. 胰高血糖素   D. 去甲肾上腺素

E. 促肾上腺皮质激素

7. 下列代谢物中，可以转化为糖的是（ * ）P.91

A. 草酸   B. 油酸

C. 硬脂酸   D. β-羟丁酸

E. 3-磷酸甘油

8. 脂肪动员时，血浆中运输游离脂肪酸的是（ * ）P.91

A. 白蛋白   B. 肌红蛋白

C. 铜蓝蛋白   D. 载脂蛋白

E. 免疫球蛋白

9. 脂肪酸 β 氧化发生在（   ）P.92

A. 内质网　　　　B. 微粒体

C. 细胞膜　　　　D. 细胞质

E. 线粒体

10. 在脂肪酸 β 氧化和甘油三酯合成途径中，脂肪酸的活化形式是（ * ）P.92, 96

A. β-羟丁酸　　　B. 脂酰 ACP

C. 脂酰辅酶 A　　D. 丙二酰辅酶 A

E. 乙酰乙酰辅酶 A

11. 携带脂肪酸通过线粒体内膜的是（　）P.92

A. ACP　　　　　B. 肉碱

C. 白蛋白　　　　D. 脂蛋白

E. 载脂蛋白

12. 脂酰辅酶 A 的 β 氧化过程依次包括（　）P.92

A. 加水、脱氢、硫解、再加水

B. 加水、脱氢、再加水、硫解

C. 脱氢、加水、再脱氢、硫解

D. 脱氢、脱水、再脱氢、硫解

E. 脱氢、加水、再脱氢、再加水

13. 关于脂肪酸 β 氧化的下列叙述，正确的是（ * ）P.92

A. 4 步反应是可逆的

B. 是在细胞质进行的

C. 起始反应物是脂肪酸

D. 没有脱氢和 ATP 合成

E. 直接生成二氧化碳和水

14. 关于脂肪酸 β 氧化的下列叙述，错误的是（ * ）P.92

A. β 氧化不发生脱水反应

B. 脂肪酸活化是必要步骤

C. β 氧化酶系位于线粒体内

D. β 氧化需要以 FAD 和 NAD^+ 为递氢体

E. 每进行一次 β 氧化产生 2 分子乙酰辅酶 A

15. 关于脂肪酸 β 氧化过程的下列叙述，错误的是（ * ）P.92

A. 脂酰辅酶 A 需转入线粒体

B. 脂肪酸先活化成脂酰辅酶 A

C. β 氧化过程的递氢体是 NAD^+ 和 FAD

D. 含有 16 个碳原子的棕榈酸发生 8 次 β 氧化

E. β 氧化过程的 4 步反应是脱氢、加水、再脱氢和硫解

16. 下列酶中，属于控制脂肪酸分解代谢关键酶的是（ * ）P.93

A. 肉碱脂酰转移酶 I

B. 脂酰辅酶 A 脱氢酶

C. β-酮脂酰辅酶 A 硫解酶

D. α,β-烯脂酰辅酶 A 水化酶

E. L-β-羟脂酰辅酶 A 脱氢酶

17. 下列代谢物中，草酰乙酸不能直接转化生成的是（ * ）P.76, 83, 93, 108

A. 柠檬酸　　　　B. 苹果酸

C. 天冬氨酸　　　D. 乙酰乙酸

E. 磷酸烯醇式丙酮酸

18. 酮体包括（ * ）P.93

A. 草酰乙酸、β-羟丁酸、丙酮

B. 乙酰乙酸、β-羟丁酸、丙酮

C. 乙酰辅酶 A、γ-羟丁酸、丙酮

D. 草酰乙酸、β-羟丁酸、丙酮酸

E. 乙酰乙酸、β-羟丁酸、丙酮酸

19. 合成酮体的直接原料是（　）P.93

A. 甘油　　　　　B. 乳酸

C. 丙酮酸　　　　D. 脂肪酸

E. 乙酰辅酶 A

20. 关于酮体的下列叙述，错误的是（ * ）P.93

A. 只被肝外组织利用

B. 只在肝细胞线粒体内生成

C. 酮体是肝输出能量的一种形式

D. 酮体包括乙酰乙酸、β-羟丁酸和丙酮

E. 合成原料是丙酮酸氧化成的乙酰辅酶 A

21. 下列化合物中，葡萄糖代谢不会生

成的是（＊）P.93

A. 核糖　　　　　　B. 丙氨酸

C. 胆固醇　　　　　D. 脂肪酸

E. 乙酰乙酸

22. 酮体生成于(　　)P.93

A. 内质网　　　　　B. 微粒体

C. 细胞膜　　　　　D. 细胞质

E. 线粒体

23. 从不利用酮体的是(　　)P.93

A. 脑　　　　　　　B. 肝脏

C. 肌肉　　　　　　D. 肾脏

E. 心肌

24. 下列酶中，属于肝细胞线粒体特有酶类的是(　　)P.93

A. 糖酵解酶系　　　B. 糖原分解酶系

C. 酮体合成酶系　　D. 脂肪酸合成酶

E. 磷酸戊糖途径酶系

25. 下列维生素/辅助因子中，参与酮体氧化的是（＊）P.93

A. $NADP^+$　　　　B. 辅酶 A

C. 生物素　　　　　D. 维生素 B_1

E. 维生素 B_6

26. 脂肪大量动员时，肝内乙酰辅酶 A 代谢主要生成（＊）P.93

A. 酮体　　　　　　B. 胆固醇

C. 葡萄糖　　　　　D. 脂肪酸

E. 二氧化碳和水

27. 关于酮体的下列叙述，错误的是(　　)P.93

A. 饥饿时酮体生成减少

B. 酮体可以经肾脏排泄

C. 糖尿病可导致血酮体积累

D. 酮体是脂肪酸在肝内代谢的产物

E. 酮体包括丙酮、乙酰乙酸和 β-羟丁酸

28. 长期禁食时尿中会出现(　　)P.94

A. 酮体　　　　　　B. 脂肪

C. 丙酮酸　　　　　D. 胆红素

E. 葡萄糖

29. 下列代谢途径中，与糖尿病患者酸中毒有关的是（＊）P.94

A. 尿酸生成　　　　B. 糖原分解

C. 糖原合成　　　　D. 酮体生成

E. 丙酮酸羧化

30. 琥珀酰辅酶 A 转移酶缺乏患者若长期低糖饮食，会引起（＊）P.94

A. 低血糖　　　　　B. 酮血症

C. 高脂血症　　　　D. 苯丙酮尿症

E. 糖原累积病

31. 脂肪酸合成发生在（＊）P.94

A. 内质网　　　　　B. 细胞核

C. 细胞质　　　　　D. 线粒体

E. 高尔基体

32. 下列代谢途径中，在细胞质中进行的是（＊）P.94

A. 丙酮酸羧化　　　B. 三羧酸循环

C. 氧化磷酸化　　　D. 脂肪酸合成

E. 脂肪酸 β 氧化

33. 下列代谢物中，属于长链脂肪酸合成原料的是（＊）P.94

A. 葡萄糖　　　　　B. 草酰乙酸

C. 丙酰辅酶 A　　　D. 乙酰辅酶 A

E. 乙酰乙酰辅酶 A

34. 脂肪酸合成原料乙酰辅酶 A 主要来自（＊）P.94

A. 酮体氧化　　　　B. 氨基酸氧化

C. 胆固醇氧化　　　D. 葡萄糖氧化

E. 脂肪酸氧化

35. 下列代谢中，消耗 NADPH 的是（＊）P.94

A. 糖原分解　　　　B. 糖原合成

C. 酮体生成　　　　D. 脂肪酸合成

E. 脂肪酸氧化

36. 关于脂肪酸合成的下列叙述，错误的是（＊）P.94

A. 合成时消耗 NADPH

B. 合成时不消耗高能化合物

C. 人脂肪酸合成酶位于细胞质中

D. 丙二酰辅酶 A 是合成过程的中间产物

E. 生物胞素是参与合成的辅助因子之一

37. 下列循环中，把脂肪酸合成原料乙酰辅酶 A 从线粒体转到细胞质的是（＊）P.95

A. 乳酸循环

B. 三羧酸循环

C. 糖醛酸循环

D. 丙氨酸-葡萄糖循环

E. 柠檬酸-丙酮酸循环

38. 下列循环中，可为脂肪酸合成提供 NADPH 的是（＊）P.94

A. 尿素循环

B. 乳酸循环

C. 三羧酸循环

D. 丙氨酸-葡萄糖循环

E. 柠檬酸-丙酮酸循环

39. 细胞质中脂肪酸合成酶催化合成的主要脂肪酸碳链长度是（ ）P.95

A. C_{12}　　　　B. C_{14}

C. C_{16}　　　　D. C_{18}

E. C_{20}

40. 在脂肪酸合成过程中，酰基载体是（＊）P.95

A. ACP　　　　B. 肉碱

C. 辅酶 A　　　　D. 草酸乙酸

E. 丙二酰辅酶 A

41. 细胞质中控制脂肪酸合成的关键酶是（＊）P.95

A. 硫解酶

B. 酰基转移酶

C. 乙酰辅酶 A 羧化酶

D. β-酮脂酰-ACP 合酶

E. β-酮脂酰-ACP 还原酶

42. 下列代谢物中，属于脂肪组织甘油三酯合成原料的是（＊）P.96

A. 甘油

B. 3-磷酸甘油

C. 3-磷酸甘油醛

D. 1,3-二磷酸甘油酸

E. 2,3-二磷酸甘油酸

43. 脂肪细胞合成甘油三酯所需的 3-磷酸甘油主要来自（＊）P.96

A. 糖酵解　　　　B. 糖异生

C. 脂肪动员　　　　D. 氨基酸转化

E. 血浆脂蛋白

44. 合成磷脂酰胆碱需要（＊）P.97

A. ADP-胆碱　　　　B. CDP-胆碱

C. GDP-胆碱　　　　D. TDP-胆碱

E. UDP-胆碱

45. 合成磷脂酰乙醇胺需要（＊）P.97

A. CDP-胆碱　　　　B. UDP-胆碱

C. CDP-乙醇胺　　　　D. GDP-乙醇胺

E. UDP-乙醇胺

46. 下列代谢物中，属于胆固醇合成主要原料的是（＊）P.98

A. 葡萄糖　　　　B. 草酰乙酸

C. 丙酰辅酶 A　　　　D. 乙酰辅酶 A

E. 乙酰乙酰辅酶 A

47. 下列代谢物中，直接参与胆固醇合成的是（＊）P.98

A. ADP　　　　B. FAD

C. UTP　　　　D. $NADP^+$

E. NADPH

48. 细胞内催化胆固醇酯化的酶是（＊）P.99

A. 磷脂酶 C

B. 磷脂酶 D

C. 肉碱脂酰转移酶

D. 卵磷脂-胆固醇酰基转移酶

E. 脂酰辅酶 A 胆固醇酰基转移酶

49. 胆固醇代谢的最终产物主要是（＊）P.99，157

A. 胆色素　　　　B. 胆汁酸

C. 血红素　　　　　D. 乙酰辅酶 A

E. 二氧化碳和水

50. 胆固醇代谢的主要去路是转化为（＊）P. 99，157

A. 胆红素　　　　　B. 胆汁酸

C. 类固醇　　　　　D. 类固醇激素

E. 维生素 D_3 原

51. 下列代谢物中，可转化为胆汁酸的是（＊）P. 99

A. 胆素　　　　　　B. 胆汁

C. 胆固醇　　　　　D. 胆绿素

E. 血红素

52. 下列代谢物中，以胆固醇为前体生成的是（＊）P. 99

A. 胆红素　　　　　B. 辅酶 A

C. 皮质醇　　　　　D. 维生素 A

E. 乙酰辅酶 A

53. 下列代谢物中，不能由胆固醇转化生成的是（＊）P. 99，159

A. 睾酮　　　　　　B. 雌二醇

C. 胆色素　　　　　D. 胆汁酸

E. 醛固酮

54. 控制胆固醇合成的关键酶是（＊）P. 99

A. 鲨烯合酶

B. 甲羟戊酸激酶

C. 羟甲基戊二酰辅酶 A 合成酶

D. 羟甲基戊二酰辅酶 A 还原酶

E. 羟甲基戊二酰辅酶 A 裂解酶

55. 血脂的运输形式是（　）P. 100

A. 核蛋白　　　　　B. 球蛋白

C. 糖蛋白　　　　　D. 脂蛋白

E. 血红蛋白

56. 各类血浆脂蛋白按其所含总胆固醇由多到少的顺序是（＊）P. 101

A. CM、VLDL、LDL、HDL

B. HDL、LDL、VLDL、CM

C. LDL、HDL、VLDL、CM

D. LDL、VLDL、HDL、CM

E. VLDL、LDL、HDL、CM

57. 关于血浆脂蛋白的下列叙述，正确的是（　）P. 103

A. 主要在肝和小肠形成

B. VLDL 运输外源性甘油三酯

C. CM 主要运输内源性甘油三酯

D. HDL 主要将肝内胆固醇运到肝外组织

E. LDL 主要将肝外组织胆固醇运到肝内

58. 运输外源性甘油三酯的脂蛋白是（　）P. 103

A. CM　　　　　　B. IDL

C. HDL　　　　　D. LDL

E. VLDL

59. 运输内源性甘油三酯的脂蛋白主要是（＊）P. 103

A. CM　　　　　　B. IDL

C. HDL　　　　　D. LDL

E. VLDL

60. 分泌血浆脂蛋白 VLDL 的细胞主要是（＊）P. 103

A. 血浆　　　　　　B. 肝细胞

C. 肌细胞　　　　　D. 脂肪细胞

E. 小肠上皮细胞

61. 关于肝在脂质代谢中特有作用的下列叙述，错误的是（＊）P. 93，103，111，159（此题不严谨，供参考）

A. 酮体生成　　　　B. LDL 生成

C. 尿素合成　　　　D. VLDL 生成

E. 胆汁酸生成

62. 血浆中运输内源性胆固醇的脂蛋白主要是（＊）P. 103

A. 白蛋白　　　　　B. 乳糜微粒

C. 低密度脂蛋白　　D. 高密度脂蛋白

E. 极低密度脂蛋白

63. 从肝向肝外组织运输胆固醇的脂蛋白是（＊）P. 103（此题不严谨，供参考）

A. CM　　　　　　B. IDL

C. HDL　　　　　　　D. LDL

E. VLDL

64. 可将肝外组织胆固醇运到肝的脂蛋白主要是（＊）P. 103

A. CM　　　　　　　B. IDL

C. HDL　　　　　　　D. LDL

E. VLDL

二、填空题

1. 脂肪动员释放的脂肪酸被组织细胞摄取后，先活化成（　　），再由（　　）转入线粒体，通过β氧化分解成乙酰辅酶 A。P. 92

2. 脂肪酸氧化时酰基载体是（　　），脂肪酸合成时酰基载体是（　　）。P. 92，95

3. 酮体是指乙酰乙酸、（　　）和（　　）。P. 93

4. （　　）是酮体生成和胆固醇合成途径的中间产物，是由 3 分子（　　）合成的。P. 93，98

5. 酮体是水溶性小分子，容易通过毛细血管壁，被肝外组织特别是（　　）、心肌、肾皮质吸收利用。饥饿导致血糖下降时，（　　）细胞也会利用酮体。P. 93

6. 在长期禁食时，酮体生成增加，超过肝外组织利用酮体的能力，导致血酮体积累，称为（　　）症，之后尿中也会出现酮体，称为（　　）症。P. 94

7. 脂肪酸是在肝脏、乳腺和脂肪组织等的（　　）中合成的。（　　）是人体内脂肪酸合成最活跃的部位。P. 94

8. （　　）和 NADPH 是脂肪酸的合成原料，其中 NADPH 来自（　　）途径及细胞质异柠檬酸脱氢酶、苹果酸酶催化的反应。P. 94

9. 控制脂肪酸合成的关键酶是（　　），其催化反应的产物是（　　）。P. 95

10. 合成甘油三酯所需的 3-磷酸甘油主要来自（　　），由（　　）还原生成。P. 96

11. （　　）和（　　）是人体内含量最高的甘油磷脂。P. 97

12. 磷脂酰胆碱和磷脂酰乙醇胺主要通过（　　）途径合成，磷脂酰肌醇和心磷脂主要通过（　　）途径合成。P. 97

13. 胆固醇的合成区室是细胞质和（　　），合成原料是乙酰辅酶 A 和（　　）。P. 98

14. 合成胆固醇所需的乙酰辅酶 A 主要来自（　　），（　　）主要来自磷酸戊糖途径。P. 98

15. 控制胆固醇合成的关键酶是（　　），胆固醇升高时其活性（　　）。P. 99

16. 各种血浆脂蛋白的基本结构相似，即近似球形，由疏水性较强的（　　）和（　　）形成内核。P. 102

17. 乳糜微粒形成于（　　），功能是运输（　　）。P. 103

18. 极低密度脂蛋白主要形成于（　　）细胞，功能是向肝外组织运输（　　）。P. 103

19. 低密度脂蛋白是由极低密度脂蛋白/中密度脂蛋白在（　　）中转化而成，功能是（　　）。P. 103

20. 高密度脂蛋白主要形成于（　　）细胞，功能是（　　）。P. 103

三、解释题

1. 胰脂肪酶　P. 90

2. 激素敏感性脂肪酶　P. 91

3. 脂肪酸的 β 氧化　P. 92

4. 酮体　P. 93

5. 羟甲基戊二酰辅酶 A 还原酶　P. 98

6. 脂蛋白　P. 100

7. CM（乳糜微粒）　　P. 103

8. VLDL（极低密度脂蛋白）　P. 103

9. LDL（低密度脂蛋白）　　P. 103

10. HDL（高密度脂蛋白）　　P. 103

NOTE

第十章　蛋白质的分解代谢

一、A 型题

1. 下列氨基酸中，属于必需氨基酸的是
（＊）P.104
　　A. 丙氨酸　　　　　B. 蛋氨酸
　　C. 谷氨酸　　　　　D. 丝氨酸
　　E. 天冬氨酸

2. 请选出非必需氨基酸(　　)P.105
　　A. 赖氨酸　　　　　B. 酪氨酸
　　C. 亮氨酸　　　　　D. 苯丙氨酸
　　E. 异亮氨酸

3. 下列氨基酸中，属于非必需氨基酸的
是(　　)P.105
　　A. 蛋氨酸和色氨酸
　　B. 谷氨酸和脯氨酸
　　C. 苏氨酸和缬氨酸
　　D. 苯丙氨酸和赖氨酸
　　E. 亮氨酸和异亮氨酸

4. 食物蛋白质的互补作用是指（＊）P.105
　　A. 营养物质与非营养物质互补
　　B. 蛋白质与脂肪酸的营养价值互补
　　C. 不同食物蛋白质所含营养必需氨基酸
互补
　　D. 营养必需氨基酸与营养必需微量元素
互补
　　E. 营养必需氨基酸与营养非必需氨基酸
互补

5. 豆类和谷物的营养互补氨基酸是
（＊）P.105
　　A. 赖氨酸和丙氨酸　B. 赖氨酸和甘氨酸
　　C. 赖氨酸和谷氨酸　D. 赖氨酸和酪氨酸
　　E. 赖氨酸和色氨酸

6. 蛋白酶直接破坏蛋白质的（＊）P.105
　　A. 二硫键　　　　　B. 一级结构
　　C. 二级结构　　　　D. 三级结构

　　E. 四级结构

7. 下列因素中，能将胰蛋白酶原激活成
胰蛋白酶最重要的是（＊）P.106
　　A. 胃酸　　　　　　B. 肠激酶
　　C. 组织液　　　　　D. 糜蛋白酶
　　E. 弹性蛋白酶

8. 转氨酶的辅助因子是（＊）P.108
　　A. 辅酶 A　　　　　B. 生物胞素
　　C. 四氢叶酸　　　　D. 磷酸吡哆醛
　　E. 焦磷酸硫胺素

9. 转氨酶的辅助因子中含有（＊）P.108
　　A. 维生素 B_1　　　B. 维生素 B_2
　　C. 维生素 B_6　　　D. 维生素 PP
　　E. 维生素 B_{12}

10. 下列反应中，磷酸吡哆醛作为辅助
因子参与的是（＊）P.108
　　A. 酰化反应　　　　B. 转氨反应
　　C. 过氧化反应　　　D. 磷酸化反应
　　E. 转甲基反应

11. 谷丙转氨酶和谷草转氨酶的共同底
物是（＊）。P.108
　　A. 谷氨酸　　　　　B. 精氨酸
　　C. 酪氨酸　　　　　D. 谷氨酰胺
　　E. 天冬酰胺

12. 谷丙转氨酶活性最高的组织是(　　)
P.108
　　A. 肺　　　　　　　B. 肝
　　C. 脑　　　　　　　D. 肾
　　E. 心

13. 谷草转氨酶活性最高的组织是(　　)
P.108
　　A. 肺　　　　　　　B. 肝
　　C. 脑　　　　　　　D. 肾
　　E. 心

14. 在肝细胞内能直接进行氧化脱氨基的是( )P.109

A. 丙氨酸　　　　B. 谷氨酸

C. 丝氨酸　　　　D. 缬氨酸

E. 天冬氨酸

15. 催化氧化脱氨基的是( )P.109

A. L-谷氨酸酶

B. L-氨基酸氧化酶

C. L-谷氨酸脱氨酶

D. L-谷氨酸脱氢酶

E. L-谷氨酸转氨酶

16. 谷氨酸脱氢酶的辅助因子是( )P.109

A. TPP　　　　B. CoA

C. FAD　　　　D. FMN

E. NAD⁺

17. 线粒体谷氨酸脱氢酶催化谷氨酸脱下的氢进入呼吸链生成的 ATP 数是（＊）P.109

A. 1　　　　B. 1.5

C. 2　　　　D. 2.5

E. 3

18. 参与联合脱氨基的酶是（＊）P.109

A. NADH 脱氢酶

B. 丙酮酸脱氢酶

C. 谷氨酸脱氢酶

D. 葡萄糖-6-磷酸酶

E. 羟甲基戊二酰辅酶 A 还原酶

19. 参与联合脱氨基的维生素有（＊）P.108，109

A. 维生素 B₁、B₂　　B. 维生素 B₆、B₁

C. 维生素 B₆、B₂　　D. 维生素 B₁、PP

E. 维生素 B₆、PP

20. 人体内氨的主要代谢去路是（＊）P.110

A. 合成尿素　　　　B. 合成嘌呤

C. 有氧氧化　　　　D. 三羧酸循环

E. 合成非必需氨基酸

21. 下列代谢物中，属于蛋白质分解最

终产物的是（＊）P.110

A. 氨　　　　　　B. 尿素

C. 氨基酸　　　　D. 核苷酸

E. β-氨基异丁酸

22. 下列代谢物中，属于氨在血中主要运输形式的是（＊）P.110

A. GSH　　　　　B. 谷氨酸

C. 谷氨酰胺　　　D. 天冬氨酸

E. 天冬酰胺

23. 脑细胞内氨的主要解毒方式是生成（＊）P.110

A. 尿素　　　　B. 尿酸

C. 丙氨酸　　　D. 谷氨酰胺

E. 天冬酰胺

24. 下列代谢途径中，参与氨的运输的是（＊）P.110

A. 尿素循环

B. 乳酸循环

C. 蛋氨酸循环

D. 丙氨酸-葡萄糖循环

E. 柠檬酸-丙酮酸循环

25. 下列代谢途径中，将肌细胞氨运至肝脏的是（＊）P.110

A. 尿素循环

B. 乳酸循环

C. 三羧酸循环

D. 丙氨酸-葡萄糖循环

E. 柠檬酸-丙酮酸循环

26. 人体内合成尿素的部位是（＊）P.110

A. 肝　　　　B. 脑

C. 肾　　　　D. 心

E. 肌肉

27. 以下代谢物只在肝细胞内合成的是( )P.110

A. 尿素　　　　B. 糖原

C. 胆固醇　　　D. 脂肪酸

E. 血浆蛋白

28. 尿素在肝细胞内的合成区室是（＊）

P. 110

A. 细胞质和微粒体

B. 细胞质和线粒体

C. 线粒体和微粒体

D. 微粒体和高尔基体

E. 细胞质和高尔基体

29. 尿素循环中氨甲酰磷酸的合成区室是（＊）P. 111

A. 内质网 B. 溶酶体

C. 细胞质 D. 线粒体

E. 高尔基体

30. 在尿素循环中，直接提供氨基的氨基酸是（＊）P. 111

A. 谷氨酸 B. 精氨酸

C. 鸟氨酸 D. 谷氨酰胺

E. 天冬氨酸

31. 在尿素循环中，生成尿素反应的反应物是（＊）P. 111

A. 瓜氨酸 B. 精氨酸

C. 鸟氨酸 D. 氨甲酰磷酸

E. 精氨琥珀酸

32. 血氨升高的主要原因是（＊）P. 111

A. 肝功能严重受损

B. 脑细胞供能不足

C. 组织蛋白分解过多

D. 便秘使肠道吸收氨过多

E. 急性、慢性肾功能衰竭

33. 蛋白质功能中可完全由糖或脂质代替的是（＊）P. 111

A. 催化作用 B. 构成组织

C. 免疫作用 D. 调节作用

E. 氧化供能

34. 下列氨基酸中，属于生糖兼生酮氨基酸的是（＊）P. 111

A. 赖氨酸 B. 酪氨酸

C. 亮氨酸 D. 组氨酸

E. 半胱氨酸

35. 下列氨基酸中，属于生酮氨基酸的是（＊）P. 111

A. 蛋氨酸 B. 谷氨酸

C. 亮氨酸 D. 丝氨酸

E. 异亮氨酸

36. 关于肝性脑病患者的下列饮食治疗，不恰当的是（＊）P. 112

A. 高热卡 B. 高蛋白质

C. 高维生素 D. 高碳水化合物

E. 不能进食可鼻饲或静滴葡萄糖

37. 给尿毒症患者含必需氨基酸为主的低蛋白饮食，主要目的是（＊）P. 112

A. 控制蛋白质合成

B. 改善机体一般状况

C. 利用体内非蛋白氮合成蛋白质

D. 辅助提高二氧化碳亲和力，缓解酸中毒

E. 改善肾小球的滤过功能，使尿毒症好转

38. 直接生成 γ-氨基丁酸的是（＊）P. 112

A. 谷氨酸 B. 酪氨酸

C. 半胱氨酸 D. 谷氨酰胺

E. 天冬氨酸

39. 谷氨酸脱羧反应需要的辅助因子是（　）P. 112

A. 辅酶Ⅰ B. 辅酶Ⅱ

C. 磷酸吡哆胺 D. 磷酸吡哆醇

E. 磷酸吡哆醛

40. 下列代谢物中，与过敏反应有关的是（　）P. 113

A. 多胺 B. 组胺

C. 牛磺酸 D. 5-羟色胺

E. γ-氨基丁酸

41. 下列氨基酸中，经分解代谢可产生一碳单位的是（＊）P. 113

A. 谷氨酸 B. 酪氨酸

C. 亮氨酸 D. 苏氨酸

E. 组氨酸

42. 下列氨基酸中，经分解代谢不能产

生一碳单位的是（＊）P.113

A. 甘氨酸　　　　B. 酪氨酸

C. 色氨酸　　　　D. 丝氨酸

E. 组氨酸

43. 一碳单位的载体是（＊）P.114

A. 叶酸　　　　　B. 辅酶Ⅰ

C. 辅酶Ⅱ　　　　D. 二氢叶酸

E. 四氢叶酸

44. 下列氨基酸中含硫的是（＊）P.114

A. 蛋氨酸　　　　B. 谷氨酸

C. 赖氨酸　　　　D. 酪氨酸

E. 亮氨酸

45. 下列氨基酸中含巯基的是（＊）P.114

A. 蛋氨酸　　　　B. 脯氨酸

C. 鸟氨酸　　　　D. 丝氨酸

E. 半胱氨酸

46. 下列代谢物中，属于活性甲基供体的是（　　）P.115

A. 蛋氨酸　　　　B. 胱氨酸

C. 半胱氨酸　　　D. S-腺苷蛋氨酸

E. 同型半胱氨酸

47. S-腺苷蛋氨酸的重要作用是（　　）P.115

A. 提供甲基　　　B. 提供腺苷

C. 补充蛋氨酸　　D. 再生四氢叶酸

E. 转化为半胱氨酸

48. 下列氨基酸中，代谢生成牛磺酸的是（＊）P.115

A. 蛋氨酸　　　　B. 甘氨酸

C. 谷氨酸　　　　D. 苏氨酸

E. 半胱氨酸

49. 下列氨基酸中，代谢生成活性硫酸的是（　　）P.115

A. 甘氨酸　　　　B. 谷氨酸

C. 酪氨酸　　　　D. 色氨酸

E. 半胱氨酸

50. 芳香族氨基酸是（　　）P.116

A. 谷氨酸和天冬氨酸

B. 精氨酸、赖氨酸和组氨酸

C. 半胱氨酸、胱氨酸和蛋氨酸

D. 苯丙氨酸、酪氨酸和色氨酸

E. 亮氨酸、缬氨酸和异亮氨酸

51. 下列代谢物中，酪氨酸不能转化生成的是（＊）P.116

A. 黑色素　　　　B. 苯丙氨酸

C. 肾上腺素　　　D. 延胡索酸

E. 乙酰乙酸

52. 补充酪氨酸可节省体内的（＊）P.116

A. 蛋氨酸　　　　B. 赖氨酸

C. 亮氨酸　　　　D. 组氨酸

E. 苯丙氨酸

53. 典型苯丙酮尿症是由于缺乏（＊）P.116

A. 转氨酶　　　　　B. 酪氨酸酶

C. 尿黑酸氧化酶　　D. 苯丙氨酸羟化酶

E. 对羟苯丙酮酸氧化酶

54. 甲状腺合成分泌的激素主要是（＊）P.116

A. 甲状腺素

B. 二碘酪氨酸

C. 一碘酪氨酸

D. 三碘甲状腺原氨酸

E. 逆-三碘甲状腺原氨酸

55. 活性最高的甲状腺激素是（＊）P.116

A. 甲状腺素

B. 二碘酪氨酸

C. 一碘酪氨酸

D. 三碘甲状腺原氨酸

E. 逆-三碘甲状腺原氨酸

56. 去甲肾上腺素的合成原料是（＊）P.117

A. 甘氨酸　　　　B. 谷氨酸

C. 酪氨酸　　　　D. 色氨酸

E. 组氨酸

57. 肾上腺素的合成原料是（＊）P.117

A. 脯氨酸　　　　B. 赖氨酸

NOTE

C. 酪氨酸　　　　　D. 色氨酸

E. 苏氨酸

58. 下列氨基酸中，能转化生成儿茶酚
胺的是（ * ）P. 117

A. 丙氨酸　　　　　B. 蛋氨酸

C. 酪氨酸　　　　　D. 色氨酸

E. 天冬氨酸

59. 下列胺类中，由酪氨酸代谢生成的
是（ * ）P. 117

A. 腐胺　　　　　　B. 精胺

C. 组胺　　　　　　D. 多巴胺

E. 5-羟色胺

60. 下列疾病中，与多巴胺生成障碍有
关的是（ * ）P. 117

A. 蚕豆病　　　　　B. 帕金森病

C. 苯丙酮尿症　　　D. 地中海贫血

E. 镰状细胞贫血

61. 下列氨基酸中，代谢产生黑色素的
是（ * ）P. 117

A. 赖氨酸　　　　　B. 酪氨酸

C. 色氨酸　　　　　D. 丝氨酸

E. 组氨酸

62. 白化病患者先天性缺乏（　）P. 117

A. 酪氨酸酶　　　　B. 酪氨酸转氨酶

C. 尿黑酸氧化酶　　D. 苯丙氨酸羟化酶

E. 对羟苯丙酮酸氧化酶

63. 下列激素中，为促进组织蛋白合成
所必需的是（ * ）P. 118

A. 皮质醇　　　　　B. 胰岛素

C. 生长抑素　　　　D. 胰腺激素

E. 胰高血糖素

64. 生长激素对物质代谢的调节作用是
（ * ）P. 118

A. 促进脂肪合成

B. 促进肝糖原合成

C. 促进胰岛素效应

D. 促进组织蛋白合成

E. 促进外周组织利用葡萄糖

二、填空题

1. 食物蛋白质营养价值的高低主要取决
于其必需氨基酸含量高低及（　）和（　）
是否与人体需要一致。P. 105

2. 联合脱氨基由（　）酶和（　）酶
联合催化。P. 109

3. 尿素循环又称（　）循环，可将有毒
的（　）转化为无毒的尿素。P. 110

4. 合成尿素的一个氮原子来自（　），
另一个氮原子来自（　）。P. 110

5. 大多数氨基酸经过脱氨基等分解代谢
生成的（　）可通过（　）途径合成葡萄
糖。P. 111

6. γ-氨基丁酸是一种（　）性神经递
质，由（　）脱羧生成。P. 112

7. 在编码氨基酸中，（　）和（　）
是含硫氨基酸。P. 114

8. 参与蛋氨酸循环的维生素是（　）和
（　）。P. 115

9. （　）氨酸经氧化分解后可以产生硫
酸，活性硫酸即（　）。P. 115

10. 在编码氨基酸中，（　）、（　）
和色氨酸是芳香族氨基酸。P. 116

11. 甲状腺激素是甲状腺滤泡细胞合成分
泌激素的统称，包括三碘甲状腺原氨酸、
（　）和（　），后者又称甲状腺素。P. 116

12. 儿茶酚胺是重要的活性物质，它们
都是神经递质，其中（　）及（　）还是激
素。P. 117

13. （　）酶缺乏导致黑色素合成障碍，
毛发、皮肤等发白，称为（　）病。患者对
阳光敏感，易患皮肤癌。P. 117

三、解释题

1. 必需氨基酸　P. 104

2. 非必需氨基酸　P. 104

3. 转氨基　P. 108

4. 转氨酶（氨基转移酶）　P. 108

5. 氧化脱氨基　P. 109

第十一章 核苷酸代谢

一、A 型题

1. 直接参与嘌呤、嘧啶、尿素合成的氨基酸是（＊）P.110，119，121

A. 甘氨酸　　　　　B. 精氨酸

C. 亮氨酸　　　　　D. 谷氨酰胺

E. 天冬氨酸

2. 下列代谢物中，属于嘌呤核苷酸合成原料的是( )P.119

A. 甘氨酸、谷氨酸、二氧化碳

B. 甘氨酸、谷氨酸、谷氨酰胺

C. 甘氨酸、谷氨酸、天冬氨酸

D. 甘氨酸、谷氨酰胺、二氧化碳

E. 谷氨酸、谷氨酰胺、二氧化碳

3. 下列代谢物中，嘌呤核苷酸从头合成不需要的是( )P.119

A. 甘氨酸　　　　　B. 谷氨酸

C. 二氧化碳　　　　D. 天冬氨酸

E. 一碳单位

4. 合成嘌呤、嘧啶的共同原料是（＊）P.119，121

A. 甘氨酸　　　　　B. 谷氨酸

C. 天冬氨酸　　　　D. 一碳单位

E. 氨甲酰磷酸

5. 下列物质合成原料中包括甘氨酸的是（＊）P.119

A. 二磷酸尿苷　　　B. 二氢乳清酸

C. 三磷酸胞苷　　　D. 一磷酸腺苷

E. 5-磷酸核糖焦磷酸

6. 嘌呤核苷酸从头合成时，首先生成的核苷酸中间产物是（＊）P.119

A. IMP　　　　　　B. AMP

C. GMP　　　　　　D. UMP

E. XMP

7. 下列代谢物中，从头合成 IMP 和 UMP 都需要的是( )P.119

A. 蛋氨酸　　　　　B. 甘氨酸

C. 一碳单位　　　　D. 5-磷酸核糖

E. 氨甲酰磷酸

8. 下列代谢物中，位于核苷酸合成与糖代谢结合点的是（＊）P.120

A. 葡萄糖　　　　　B. 5-磷酸核糖

C. 1-磷酸葡萄糖　　D. 6-磷酸葡萄糖

E. 1,6-二磷酸果糖

9. 合成核苷酸所需的 5-磷酸核糖来自( )P.120

A. 补救途径　　　　B. 糖酵解途径

C. 从头合成途径　　D. 磷酸戊糖途径

E. 糖的有氧氧化途径

10. 下列代谢物中，由天冬氨酸参与合成的是（＊）P.121

A. 嘧啶　　　　　　B. 卟啉环

C. 辅酶 A　　　　　D. 类固醇

E. 脑磷脂

11. 嘧啶环的两个氮原子来自( )P.121

A. 谷氨酰胺

B. 谷氨酰胺和谷氨酸

C. 谷氨酸和氨甲酰磷酸

D. 谷氨酰胺和天冬酰胺

E. 天冬氨酸和氨甲酰磷酸

12. 在嘧啶核苷酸合成代谢中，合成氨

甲酰磷酸的区室是( )P. 121

    A. 溶酶体   B. 微粒体

    C. 细胞核   D. 细胞质

    E. 线粒体

13. 嘧啶核苷酸从头合成途径先合成( )P. 121

    A. UTP   B. UDP

    C. TMP   D. CMP

    E. UMP

14. 下列代谢物中，属于嘌呤核苷酸补救途径底物的是（＊）P. 122

    A. 胞嘧啶   B. 甘氨酸

    C. 腺嘌呤   D. 谷氨酰胺

    E. 天冬氨酸

15. 脱氧核苷酸的生成方式是（＊）P. 122

    A. 在核苷水平上还原

    B. 在核糖水平上还原

    C. 在核苷一磷酸水平上还原

    D. 在核苷二磷酸水平上还原

    E. 在核苷三磷酸水平上还原

16. 能直接转化为 dUDP 的是（＊）P. 122

    A. IMP   B. UTP

    C. UDP   D. UMP

    E. dUMP

17. 下列核苷酸可直接转化为 TMP 的是（＊）P. 122

    A. IMP   B. UTP

    C. UDP   D. UMP

    E. dUMP

18. 人体内嘌呤分解代谢的最终产物主要是（＊）P. 123

    A. NH_3 B. 尿素

    C. 尿酸   D. β-丙氨酸

    E. β-氨基异丁酸

19. 下列代谢物水平异常可作为痛风诊断指标的是（＊）P. 123

    A. 嘧啶   B. 尿酸

    C. 嘌呤   D. β-丙氨酸

    E. β-氨基丁酸

20. 下列酶中，催化生成尿酸的是( )P. 123

    A. 核苷酸酶   B. 尿酸氧化酶

    C. 腺苷脱氨酶   D. 黄嘌呤氧化酶

    E. 鸟嘌呤脱氨酶

21. 与痛风相关的酶是( )P. 123

    A. PRPP 合成酶

    B. 黄嘌呤氧化酶

    C. 氨甲酰磷酸合成酶

    D. 腺苷酸琥珀酸合成酶

    E. 次黄嘌呤鸟嘌呤磷酸核糖转移酶

22. 别嘌呤醇抑制( )P. 123

    A. 尿酸酶   B. 核苷酸酶

    C. 鸟嘌呤酶   D. 腺苷脱氨酶

    E. 黄嘌呤氧化酶

23. 下列药物中，抑制黄嘌呤氧化酶的是（＊）P. 123

    A. 阿糖胞苷   B. 别嘌呤醇

    C. 甲氨蝶呤   D. 6-巯基嘌呤

    E. 氮杂丝氨酸

24. 下列代谢中被谷氨酰胺类似物抑制的是（＊）P. 120, 123

    A. dUMP 甲基化

    B. 脱氧核苷酸生成

    C. 嘧啶核苷酸补救合成

    D. 嘌呤核苷酸从头合成

    E. 黄嘌呤氧化酶催化反应

25. 氨基蝶呤和甲氨蝶呤抑制嘌呤合成，因为它们抑制( )P. 123

    A. 天冬氨酸的氮转移

    B. ATP 磷酸键能的转移

    C. 二氧化碳加到新生环中

    D. 谷氨酰胺的酰胺氮转移

    E. 二氢叶酸还原成四氢叶酸

26. 氟尿嘧啶属于化疗药物的（＊）P. 123

    A. 激素类   B. 抗生素类

NOTE

C. 生物碱类　　　D. 抗代谢物类

E. 细胞毒素类

27. 氟尿嘧啶抗癌作用的机制是（＊）P.123

A. 抑制尿嘧啶合成

B. 合成错误的 DNA

C. 抑制胸腺嘧啶合成

D. 抑制脱氧胸苷酸合成

E. 抑制二氢叶酸还原酶

28. 下列代谢物中，与抗代谢物氟尿嘧啶化学结构相似的是（＊）P.123

A. 胞嘧啶　　　　B. 鸟嘌呤

C. 尿嘧啶　　　　D. 腺嘌呤

E. 胸腺嘧啶

二、填空题

1. 体内有两条核苷酸合成途径：（　　）途径和（　　）途径。P.119

2. 嘌呤核苷酸的从头合成途径分两个阶段在细胞质中进行：第一阶段合成（　　），第二阶段合成一磷酸（　　）和一磷酸鸟苷。P.119

3. 嘧啶核苷酸从头合成的原料是二氧化碳、（　　）、（　　）和 PRPP。P.121

4. 嘧啶核苷酸的从头合成途径可分为两个阶段：第一阶段合成（　　），第二阶段合成（　　）。P.121

5. 核糖核苷酸还原成（　　），还原反应在（　　）水平上进行，由核苷酸还原酶催化。P.122

6. TMP 是由脱氧尿苷酸通过一碳单位代谢生成的，一碳单位由（　　）四氢叶酸提供，反应由（　　）酶催化。P.122

7. 在人体内，（　　）由黄嘌呤氧化酶催化氧化成黄嘌呤，黄嘌呤由黄嘌呤氧化酶催化氧化成（　　），经肾脏排泄。P.123

8. 在人体内，嘌呤分解代谢的最终产物主要是（　　），如生成过多，会形成晶体，沉积于软骨组织和关节，导致（　　）和关节炎。P.123

9. 临床上常用与次黄嘌呤结构相似的（　　）治疗痛风，它可竞争性抑制（　　）氧化酶，从而减少尿酸的生成。P.123

10. 氨基蝶呤和甲氨蝶呤是（　　）类似物，能竞争性地抑制（　　）还原酶活性。P.123

三、解释题

1. 核苷酸的从头合成途径　P.119

2. 核苷酸的补救途径　P.119

3. 5-磷酸核糖焦磷酸　P.119

4. 胸苷酸合成酶　P.122

5. 痛风　P.123

6. 氟尿嘧啶　P.123

第十二章　DNA 的生物合成

一、A 型题

1. 下列分子结构中，可携带遗传信息的是（＊）P.28, 125

A. 氨基酸的 R 基

B. 核酸的碱基序列

C. 脂蛋白的脂质组成

D. 胆固醇的侧链碳原子

E. 多不饱和脂肪酸双键的位置

2. 基因组代表一个细胞或生物体的（＊）P.125

A. 非转录序列　　B. 可转录序列

C. 部分遗传信息　D. 全部遗传信息

E. 一套遗传物质

3. 下列选项符合复制特点的是（　　）P.125

A. DNA→RNA　　B. RNA→DNA

C. DNA→DNA　　　D. RNA→cDNA

E. RNA→蛋白质

4. DNA 复制时，以 TAGA 为模板，合成产物的序列是（＊）P.125

A. ATCT　　　　　B. TCTA

C. AUCU　　　　　D. GCGA

E. UCUA

5. 合成 DNA 的原料是（＊）P.125

A. ADP、GDP、CDP、TDP

B. AMP、GMP、CMP、TMP

C. dATP、dGTP、dCTP、TTP

D. dADP、dGDP、dCDP、TDP

E. dAMP、dGMP、dCMP、TMP

6. 关于 DNA 聚合酶的下列叙述，错误的是（＊）P.125

A. 需要模板 DNA

B. 需要引物 RNA

C. 以 NTP 为原料

D. 延伸方向是 5′→3′

E. 具有 3′→5′外切酶活性

7. DNA 的合成方向是（　　）P.125

A. 3′→5′　　　　　B. 5′→3′

C. C→N　　　　　D. N→C

E. 从左到右

8. 冈崎片段是指（＊）P.126

A. 两个复制起点之间的 DNA 片段

B. DNA 连续复制时合成的 DNA 片段

C. 复制起始时，RNA 聚合酶合成的片段

D. DNA 复制时后随链分段合成的 DNA 片段

E. 大肠杆菌复制起点 oriC 的跨度为 245bp 的片段

9. 下列酶中，DNA 复制不需要的是（＊）P.127

A. 引物酶　　　　　B. 逆转录酶

C. DNA 聚合酶　　　D. DNA 连接酶

E. DNA 拓扑异构酶

10. 下列酶中，有 3′→5′外切酶和 5′→3′

外切酶活性的是（＊）P.127

A. DNA 聚合酶Ⅰ　　B. DNA 聚合酶Ⅱ

C. DNA 聚合酶Ⅲ　　D. DNA 聚合酶Ⅳ

E. DNA 聚合酶Ⅴ

11. DNA 复制过程中 DNA 双链的解开靠（　　）P.128

A. 引物酶　　　　　B. DNase Ⅰ

C. DNA 解旋酶　　　D. 限制性内切酶

E. DNA 拓扑异构酶

12. 下列因子具有 DNA 解旋酶活性的是（＊）P.128

A. DnaA　　　　　B. DnaB

C. DnaC　　　　　D. DnaG

E. DnaH

13. 在 DNA 复制过程中，DNA 拓扑异构酶的作用是（＊）P.128

A. 切口平移

B. 识别复制起点

C. 解开 DNA 双链

D. 松弛 DNA 超螺旋

E. 催化合成 RNA 引物

14. 下列复制起始相关蛋白中，负责合成 RNA 引物的是（＊）P.128

A. DnaA 蛋白　　　B. DnaB 蛋白

C. DnaC 蛋白　　　D. DnaG 蛋白

E. RNA 聚合酶Ⅱ

15. RNA 引物在 DNA 复制过程中的作用是（＊）P.128

A. 激活引物酶

B. 提供起始模板

C. 激活 DNA 聚合酶Ⅲ

D. 提供复制所需的 3′-羟基

E. 提供复制所需的 5′-磷酸基

16. DNA 聚合酶催化的反应不包括（　　）P.128

A. 催化合成引物

B. 切除错配核苷酸

C. 催化引物与 dNTP 缩合

D. 催化 DNA 与 dNTP 缩合

E. 切除引物或损伤 DNA 片段

17. 关于 DNA 连接酶(　　)P. 129

A. 不参与 DNA 复制

B. 催化合成冈崎片段

C. 催化连接冈崎片段

D. 切除引物, 填补缺口

E. 连接游离的单链 DNA

18. DNA 复制需要: ①DNA 聚合酶Ⅲ; ②DNA 解旋酶; ③DNA 聚合酶Ⅰ; ④引物酶; ⑤DNA 连接酶参加。其作用顺序是 (　*　) P. 129

A. ②、④、①、③、⑤

B. ②、③、④、①、⑤

C. ④、②、①、③、⑤

D. ④、②、①、⑤、③

E. ④、③、①、②、⑤

19. 下列功能蛋白中, 能识别复制起点的是 (　*　) P. 129

A. DnaA 蛋白　　　B. DnaB 蛋白

C. DnaC 蛋白　　　D. DnaG 蛋白

E. 单链 DNA 结合蛋白

20. 下列酶中, 在 DNA 复制过程链的延伸上起主要作用的是 (　*　) P. 130

A. DNA 聚合酶Ⅰ　B. DNA 聚合酶Ⅱ

C. DNA 聚合酶Ⅲ　D. DNA 聚合酶Ⅳ

E. DNA 聚合酶Ⅴ

21. 催化合成冈崎片段的是(　　)P. 130

A. 引物酶　　　　　B. 肽酰转移酶

C. DNA 聚合酶　　D. DNA 连接酶

E. RNA 聚合酶

22. 在 DNA 复制过程中, 催化连接冈崎片段的酶是 (　*　) P. 130

A. RNA 酶　　　　B. DnaA 蛋白

C. DNA 连接酶　　D. DNA 聚合酶Ⅲ

E. DNA 拓扑异构酶

23. 参与端粒合成的酶是一种 (　*　) P. 131

A. 核酶　　　　　　B. 逆转录酶

C. DNA 连接酶　　　D. RNA 聚合酶

E. 限制性内切酶

24. 端粒酶的组成成分是 (　*　) P. 131

A. 末端转移酶

B. 逆转录酶+RNA

C. DNA 聚合酶+底物

D. DNA 修复酶+引物

E. RNA 聚合酶+辅基

25. 将病毒 RNA 的核苷酸序列在宿主细胞内转化为脱氧核苷酸序列的过程是 (　*　) P. 132

A. 翻译　　　　　　B. 复制

C. 转录　　　　　　D. 逆转录

E. 翻译后修饰

26. 逆转录是指 (　*　) P. 132

A. 以 DNA 为模板合成 DNA

B. 以 DNA 为模板合成 RNA

C. 以 RNA 为模板合成 DNA

D. 以 RNA 为模板合成 RNA

E. 以 RNA 为模板合成蛋白质

27. 催化合成 cDNA 的酶是 (　*　) P. 132

A. 引物酶　　　　　B. 逆转录酶

C. 肽酰转移酶　　　D. DNA 聚合酶

E. RNA 聚合酶

28. 下列酶中, 能以 RNA 为模板催化合成 cDNA 的是 (　*　) P. 132

A. 逆转录酶　　　　B. RNA 聚合酶

C. DNA 聚合酶Ⅰ　D. DNA 聚合酶Ⅱ

E. DNA 聚合酶Ⅲ

29. 关于逆转录酶的下列叙述, 错误的是 (　*　) P. 132

A. 有核糖核酸酶活性

B. 按 5′→3′方向催化合成 DNA

C. 以 mRNA 为模板催化合成 cDNA

D. 没有 3′→5′外切酶活性, 因此无校对功能

E. 在催化 DNA 合成开始进行时不需要引物

30. 关于逆转录酶的下列叙述，正确的是（＊）P.132

A. 有核糖核酸酶活性

B. 其催化合成的方向是 3′→5′

C. 以 DNA 为模板催化合成 RNA

D. 以 mRNA 为模板催化合成 RNA

E. 催化合成时需要先合成冈崎片段

31. 下列酶中，能特异水解 DNA－RNA 杂交分子中 RNA 的是（　）P.132

A. 逆转录酶　　　　B. 核酸外切酶 Ⅲ

C. DNA 聚合酶 Ⅰ　　D. 核糖核酸酶 A

E. 限制性内切酶

32. 下列酶中，重组 DNA 技术常用的是（＊）P.132

A. 引物酶　　　　　B. 逆转录酶

C. DNA 解旋酶　　　D. RNA 聚合酶

E. DNA 拓扑异构酶

二、填空题

1. DNA 的合成方向是（　　），蛋白质的合成方向是（　　）。P.125，143

2. DNA 的复制特征是半保留复制、（　　）和（　　）。P.125

3. DNA 聚合酶 Ⅰ 是一种多功能酶，有三个不同的活性部位：（　　）酶活性部位、（　　）酶活性部位和 5′→3′ 聚合酶活性部位。P.128

4. DNA 复制时需要松弛 DNA 的超螺旋、双螺旋及双链结构，依次由（　　）酶和（　　）酶催化。P.128

5. 解旋酶 DnaB 在复制叉的（　　）链模板上沿（　　）方向移动解链。P.129

6. 当冈崎片段合成遇到前方引物时，DNA 聚合酶（　　）替换 DNA 聚合酶（　　），通过切口平移切除 RNA 引物，合成 DNA 填补。P.130

7. 逆转录酶是一种多功能酶，它兼有（　　）依赖的 DNA 聚合酶和（　　）依赖的 DNA 聚合酶活性。P.132

8. 逆转录酶能以 RNA 为模板，按 5′→3′ 方向合成其（　　），形成（　　）。P.132

9. 合成 mRNA 的原料是（　　），合成 cDNA 的原料是（　　）。P.132

10. 逆转录酶能催化复制（　　）DNA，得到（　　）DNA，它们统称互补 DNA。P.132

三、解释题

1. 基因　P.125

2. 基因组　P.125

3. 半保留复制　P.125

4. 复制起点　P.126

5. 复制叉　P.126

6. 前导链　P.126

7. 后随链　P.126

8. 冈崎片段　P.126

9. DNA 聚合酶　P.127

10. 模板　P.127

11. 引物　P.127

12. DNA 连接酶　P.129

13. 端粒酶　P.131

14. 逆转录酶　P.132

15. 互补 DNA（cDNA）　P.132

16. 逆转录病毒　P.132

第十三章　RNA 的生物合成

一、A 型题

1. RNA 的合成原料之一是（　　）P.133

A. ATP　　　　　　B. GDP

C. AMP　　　　　　D. dATP

E. dAMP

2. 关于转录的下列叙述，正确的是（ ＊ ）P. 134

A. 转录与复制可同时进行

B. 凡是 RNA 的合成过程都称为转录

C. RNA 前体多是无功能的 RNA 分子

D. tRNA 都是 rRNA 前体转录后加工的产物

E. 对一个转录区来说，两股 DNA 链都可以转录

3. 与 DNA 复制合成的不同点是：关于 RNA 转录合成（ ＊ ）P. 134

A. 合成方向是 5′→3′

B. RNA 聚合酶需要引物

C. RNA 需要进行转录后加工

D. 遗传信息储存于碱基序列中

E. 新生链的合成按照碱基配对原则进行

4. 关于转录的下列叙述，正确的是（ ＊ ）P. 134

A. 合成方向是 3′→5′

B. 以四种 dNTP 为原料

C. 转录起始不需要引物参与

D. 以 RNA 为模板合成 cDNA

E. 不需要 DNA 拓扑异构酶参与

5. 关于 RNA 转录合成与 DNA 复制合成过程异同点的下列叙述，错误的是（ ＊ ）P. 134

A. 复制和转录的合成方向都是 5′→3′

B. 复制和转录过程都需以 RNA 为引物

C. 复制的原料是 dNTP，转录的原料是 NTP

D. 两者的聚合酶都催化形成 3′,5′-磷酸二酯键

E. 转录区只有一股链被转录，两股链都可被复制

6. 以 ACTAGTCAG 为模板合成相应 mRNA 链的碱基序列是（ ＊ ）P. 134

A. CTGACTAGT　　B. TGATCAGTC

C. CAGCUGACU　　D. CUGACUAGU

E. UGAUCAGUC

7. 转录时阅读模板的方向是(　　)P. 134

A. 3′→5′　　　　B. 5′→3′

C. C→N　　　　D. N→C

E. 从左到右

8. RNA 合成方向是(　　)P. 134

A. 3′→5′　　　　B. 5′→3′

C. C→N　　　　D. N→C

E. 从两侧向中心

9. 原核生物 DNA 依赖的 RNA 聚合酶由多个亚基构成，其核心酶的组成是(　　)P. 135

A. $\alpha_2\beta\omega\rho$　　　　B. $\alpha_2\beta\beta'\omega$

C. $\alpha_2\beta'\omega\sigma$　　　　D. $\alpha_2\beta\beta'\omega\rho$

E. $\alpha_2\beta\beta'\omega\sigma$

10. 关于大肠杆菌 RNA 聚合酶的下列叙述，正确的是（ ＊ ）P. 135

A. 全酶中有两个 β 亚基

B. 全酶中有一个 α 亚基

C. 全酶中有一个 σ 亚基

D. 由四个亚基组成的复合体

E. 原核生物有 3 种 RNA 聚合酶

11. 大肠杆菌 RNA 聚合酶识别启动子的是（ ＊ ）P. 135

A. α 亚基　　　　B. β 亚基

C. σ 亚基　　　　D. ρ 因子

E. 核心酶

12. 真核生物 RNA 聚合酶 Ⅰ 转录产物加工成（ ＊ ）P. 135

A. tRNA　　　　B. mRNA

C. snRNA　　　　D. 5S rRNA

E. 28S rRNA

13. 真核生物 RNA 聚合酶Ⅱ转录产物加工成（ ＊ ）P. 135

A. mRNA

B. 18S、28S rRNA

C. tRNA 及 5S rRNA

D. 18S、28S、5.8S rRNA

E. 18S、28S、5.8S、5S rRNA

14. 真核生物 RNA 聚合酶Ⅲ转录产物加工成（＊）P.135

A. mRNA

B. 18S、28S rRNA

C. tRNA 及 5S rRNA

D. 18S、28S、5.8S rRNA

E. 18S、28S、5.8S、5S rRNA

15. RNA 聚合酶在转录起始时结合的序列是（＊）P.135

A. 沉默子　　　　B. 密码子

C. 启动子　　　　D. 增强子

E. 反密码子

16. 下列因子中，参与原核生物 mRNA 转录终止的是（＊）P.137

A. DnaB　　　　B. ρ 因子

C. σ 因子　　　　D. 信号肽

E. 释放因子

17. 在原核生物转录过程中，ρ 因子的作用是（＊）P.137

A. 终止转录

B. 参与转录全过程

C. 识别转录起始位点

D. 组成 RNA 聚合酶全酶

E. 决定基因转录的特异性

18. mRNA 前体转化为 mRNA 的过程属于（＊）P.137

A. 翻译起始　　　B. 转录起始

C. 转录延伸　　　D. 转录终止

E. 转录后加工

19. 既有内含子又有外显子的 RNA 主要是真核生物（＊）P.137

A. tRNA 前体　　B. rRNA 前体

C. mRNA 前体　　D. scRNA 前体

E. snRNA 前体

20. 外显子代表（　　）P.137

A. 一段基因序列

B. 一段非编码序列

C. 一个转录调控元件

D. 一段可转录的 DNA 序列

E. 一段功能产物序列及相应的 DNA 序列

21. 关于 RNA 帽子的下列叙述，正确的是（＊）P.138

A. 位于 tRNA 的 3′端

B. 由多聚腺苷酸组成

C. 可促进 tRNA 前体后加工

D. 位于真核生物 mRNA 的 5′端

E. 用于校对原核生物 mRNA 翻译错误

二、填空题

1. RNA 前体的碱基序列与（　　）链一致，与（　　）链互补。P.133

2. 通常将（　　）链上位于（　　）的核苷酸编为+1 号。P.134

3. RNA 聚合酶转录合成的 RNA 称为（　　），大多数需要经过进一步加工才能成为（　　）。P.134

4. 转录时 RNA 聚合酶按（　　）方向阅读模板链、（　　）方向合成 RNA。P.134

5. 合成 RNA 的模板方向是（　　），合成蛋白质的模板方向是（　　）。P.134，143

6. 真核生物细胞核有三种 RNA 聚合酶，其中 RNA 聚合酶（　　）位于细胞核的（　　）区，催化合成 mRNA、snRNA 和调控 RNA 前体。P.135

7. 转录起始就是 RNA 聚合酶全酶识别并结合到（　　）上，形成（　　），启动 RNA 合成。P.135

8. 真核生物蛋白基因的编码序列被一些称为（　　）的非编码序列分割成称为（　　）的片段。P.137

9. 转录后加工时真核生物 mRNA 的（　　）端要合成 200~250nt 的（　　）。P.138

三、解释题

1. 转录　P.133

2. RNA 聚合酶　P. 134

3. 模板链　P. 133

4. 编码链　P. 133

5. RNA 前体（初级转录产物）　P. 134

6. 启动子　P. 135

7. 内含子　P. 137

8. 外显子　P. 137

9. RNA 剪接　P. 138

第十四章　蛋白质的生物合成

一、A 型题

1. 将 RNA 碱基序列信息转化为蛋白质氨基酸序列信息的过程是（＊）P. 139

A. 翻译
B. 复制
C. 转录
D. 逆转录
E. 翻译后修饰

2. 翻译的产物是（　）P. 139

A. tRNA
B. rRNA
C. mRNA
D. 蛋白质
E. 核糖体

3. 指导蛋白质合成的直接模板是（＊）P. 139

A. rRNA
B. mRNA
C. DNA 双链
D. DNA 编码链
E. DNA 模板链

4. 碱基序列中有遗传密码的 RNA 是（　）P. 139

A. tRNA
B. mRNA
C. 5S rRNA
D. 18S rRNA
E. 28S rRNA

5. 关于蛋白质合成的下列叙述，错误的是（　）P. 140

A. 氨基酸被活化
B. 氨基酸的羧基被活化
C. 活化的氨基酸被运到核糖体上
D. 体内所有的氨基酸都有相应的密码子
E. 合成蛋白质的氨基酸只能由 tRNA 携带

6. 下列氨基酸中，没有遗传密码的是（＊）P. 140

A. 蛋氨酸
B. 脯氨酸
C. 色氨酸
D. 谷氨酰胺
E. 羟脯氨酸（羟赖氨酸）

7. 起始密码子是（＊）P. 140

A. AUU
B. AUG
C. GUA
D. UCA
E. UGA

8. 在蛋白质合成过程中负责终止肽链延伸的密码子有（　）P. 140

A. 1 个
B. 2 个
C. 3 个
D. 4 个
E. 5 个

9. 下列密码子中，属于终止密码子的是（＊）P. 140

A. UAA
B. UAC
C. UCA
D. UCG
E. UGC

10. 关于 mRNA 的下列叙述，正确的是（　）P. 140

A. 都有一个开放阅读框
B. 在 3′端都有 poly（A）结构
C. 都是基因表达的最终产物
D. 密码子阅读方向都是 5′→3′
E. 每一种 mRNA 都有三个终止密码子

11. 编码氨基酸的密码子有（　）P. 141

A. 16 个
B. 20 个
C. 60 个
D. 61 个
E. 64 个

12. 密码子的简并性是指（＊）P. 141

A. 蛋氨酸密码子可作起始密码子

B. 多种密码子可编码同一氨基酸

C. 所有生物可使用同一套密码子

D. 一个密码子可编码多种氨基酸

E. 密码子与反密码子之间不严格配对

13. 关于密码子特点的下列叙述，正确的是（   ）P. 141

A. 不同生物采用不同的密码子表

B. 一种氨基酸可以有多个密码子

C. 一个密码子可以编码多种氨基酸

D. 相邻密码子之间被一个核苷酸隔开

E. 起始密码子和终止密码子不编码氨基酸

14. 在蛋白质合成过程中携带氨基酸的RNA是（   ）P. 141

A. tRNA   B. rRNA

C. siRNA   D. mRNA

E. 7SL RNA

15. tRNA 3′端核苷酸是（   ）P. 141

A. 一磷酸胞苷   B. 一磷酸鸟苷

C. 一磷酸尿苷   D. 一磷酸腺苷

E. 一磷酸胸苷

16. 关于 tRNA 的下列叙述，正确的是（   ）P. 141

A. 一种 tRNA 能携带几种氨基酸

B. 一种氨基酸能与几种 tRNA 结合

C. tRNA 与氨基酸的结合不需要催化

D. tRNA 与氨基酸的结合不消耗高能化合物

E. 一种氨基酸由不同酶催化与不同 tRNA 结合

17. 氨基酸合成蛋白质时，其活化形式是（＊）P. 141

A. 磷酸化   B. 与蛋氨酸结合

C. 生成氨酰 tRNA   D. 生成氨酰辅酶 A

E. 与翻译起始因子结合

18. 氨基酸活化需要消耗（   ）P. 141

A. ATP   B. CTP

C. GTP   D. TTP

E. UTP

19. 催化 tRNA 负载氨基酸的酶是（   ）P. 141

A. 酯酶   B. ATP 酶

C. 氨酰 tRNA 酶   D. 蛋白质合成酶

E. 氨酰 tRNA 合成酶

20. 反密码子的携带者是（   ）P. 142

A. DNA   B. tRNA

C. rRNA   D. mRNA

E. 多肽链

21. 与 tRNA 反密码子 CAG 配对的 mRNA 密码子是 （＊）P. 142

A. CTG   B. CUG

C. GAC   D. GTC

E. GUC

22. AUC 是异亮氨酸的密码子，在 tRNA 中其相应的反密码子是 （＊）P. 142

A. IAG   B. GAT

C. GAU   D. TAG

E. UAG

23. 关于核糖体组成和功能的下列叙述，正确的是 （＊）P. 142

A. 只含有 rRNA

B. 是密码子携带者

C. 是蛋白质合成机器

D. 有运输氨基酸的作用

E. 由 tRNA 和蛋白质组成

24. 蛋白质合成机器是（   ）P. 142

A. 核糖体   B. 核小体

C. 溶酶体   D. 微粒体

E. 线粒体

25. 参与蛋白质合成的酶是 （＊）P. 142

A. 引物酶   B. 逆转录酶

C. 肽酰转移酶   D. DNA 聚合酶

E. RNA 聚合酶

26. 有肽酰转移酶活性的是（   ）P. 142

A. tRNA   B. mRNA

C. 5S rRNA   D. 核糖体大亚基

E. 核糖体小亚基

27. 大肠杆菌蛋白质合成时掺入的第一个氨酰 tRNA 是（ ）P.143

A. Ala-tRNA　　　B. Val-tRNA

C. Gly-tRNA　　　D. Met-tRNA

E. fMet-tRNA

28. 下列选项中，属于 rRNA 作用的是（ * ）P.143

A. 识别 mRNA　　　B. 识别氨基酸

C. 识别反密码子　　D. 指导蛋白质合成

E. 拷贝 DNA 遗传信息

29. 大肠杆菌 mRNA 分子中与核糖体 16S rRNA 结合的是（ ）P.143

A. 5′帽子　　　　B. SD 序列

C. 起始密码子　　D. 终止密码子

E. 3′端 poly（A）尾

30. 翻译延伸阶段的进位消耗（ ）P.144

A. ATP　　　　B. CTP

C. GTP　　　　D. TTP

E. UTP

31. 在蛋白质合成的以下步骤中，不消耗高能磷酸化合物的是（ ）P.144

A. 移位　　　　B. 翻译终止

C. 肽键形成　　D. 氨基酸活化

E. 氨酰 tRNA 进入 A 位

32. 翻译延伸阶段的移位消耗（ ）P.144

A. ATP　　　　B. CTP

C. GTP　　　　D. TTP

E. UTP

33. 蛋白质分子的下列氨基酸残基中，经翻译后修饰生成的是 （ * ）P.146

A. 蛋氨酸　　　　B. 丝氨酸

C. 酪氨酸　　　　D. 半胱氨酸

E. 羟脯氨酸

二、填空题

1. 蛋白质合成过程除了消耗大量（ ）和高能化合物 ATP、（ ）外，还需要 100 多种大分子参与，包括 mRNA、rRNA、tRNA 和一组蛋白质。P.139

2. mRNA 的一级结构由（ ）区和（ ）区构成。P.139

3. 终止密码子共有 3 个，是 UAA、（ ）和（ ）。P.140

4. 密码子的特点包括（ ）、（ ）、（ ）和（ ）。P.140

5. 在蛋白质合成过程中，tRNA 既是（ ）运输工具又是（ ）。P.141

6. 从 mRNA 翻译合成（ ），需要译码器，即一套（ ）分子。P.141

7. 每一种氨基酸都有自己的（ ），它通过 3′端羟基结合、运输氨基酸并协助其连接到肽链的（ ）端。P.141

8. tRNA 通过 3′端腺苷酸结合、运输（ ），通过反密码子识别（ ）。P.141

9. 有些反密码子（ ）碱基与密码子（ ）碱基并不严格按照碱基配对原则配对，这种现象称为摆动性。P.142

10. 在蛋白质合成过程中，核糖体从 mRNA 编码区 5′端的（ ）开始译码，沿 5′→3′方向进行，到（ ）结束。P.143

11. 在大肠杆菌翻译起始复合物中，fMet-tRNA$_f^{Met}$ 的反密码子（ ）与 mRNA 的起始密码子（ ）正确配对。P.143

12. 翻译延伸是一个循环过程，包括（ ）、成肽、（ ）三个步骤。P.144

13. 蛋白质中可进行磷酸化修饰的氨基酸残基主要是（ ）、（ ）和酪氨酸。P.146

三、解释题

1. 翻译　P.139

2. 开放阅读框　P.140

3. 密码子　P.140

4. 起始密码子　P.140

5. 终止密码子　P.140

6. 反密码子　P.142

7. 翻译后修饰　P.145

第十五章　血液生化

一、A 型题

1. 在血浆蛋白电泳中，泳动最慢的是（ * ）P. 148

　　A. 白蛋白　　　　　B. β 球蛋白
　　C. γ 球蛋白　　　　D. α_1 球蛋白
　　E. α_2 球蛋白

2. 血浆蛋白中含量最高的是（ * ）P. 148

　　A. 白蛋白　　　　　B. β 球蛋白
　　C. γ 球蛋白　　　　D. α_1 球蛋白
　　E. α_2 球蛋白

3. 只在肝内合成、合成减少时全身会出现水肿的是（　　）P. 149

　　A. VLDL　　　　　B. 白蛋白
　　C. 胆汁酸　　　　　D. 凝血酶原
　　E. 纤维蛋白原

4. 反映肝硬化的血清学指标是（ * ）P. 149

　　A. 白蛋白　　　　　B. 甲胎蛋白
　　C. 谷丙转氨酶　　　D. 碱性磷酸酶
　　E. 纤维蛋白原

5. 关于血非蛋白氮的下列叙述，不正确的是（　　）P. 150

　　A. 非蛋白氮以尿素最多
　　B. 尿液是非蛋白氮的主要排泄途径
　　C. 非蛋白氮中的尿酸是嘌呤代谢的最终产物
　　D. 肝功能损害时，血非蛋白氮中危害最大的是氨
　　E. 非蛋白氮的成份都是体内含氮物质的代谢终产物

6. 血非蛋白氮主要是（　　）P. 150

　　A. 肌酐　　　　　　B. 尿素
　　C. 尿酸　　　　　　D. 氨基酸

　　E. 胆红素

7. 红细胞内有两条对其生存和功能起重要作用的代谢途径，其一是无氧酵解，其二是（ * ）P. 151

　　A. DNA 合成　　　　B. RNA 合成
　　C. 蛋白质合成　　　D. 三羧酸循环
　　E. 磷酸戊糖途径

8. 成熟红细胞利用葡萄糖的主要代谢途径是（ * ）P. 151

　　A. 糖原分解　　　　B. 无氧酵解
　　C. 三羧酸循环　　　D. 磷酸戊糖途径
　　E. 糖的有氧氧化途径

9. 血红素的合成原料是（ * ）P. 151

　　A. 草酰辅酶 A、丙氨酸、Fe^{2+}
　　B. 乙酰辅酶 A、甘氨酸、Fe^{2+}
　　C. 乙酰辅酶 A、甘氨酸、Fe^{3+}
　　D. 丙氨酰辅酶 A、组氨酸、Fe^{2+}
　　E. 琥珀酰辅酶 A、甘氨酸、Fe^{2+}

10. 血红素合成途径的关键酶是（ * ）P. 152

　　A. 血红素合成酶
　　B. 尿卟啉原 I 合成酶
　　C. 尿卟啉原 III 合成酶
　　D. δ-氨基-γ-酮戊酸合成酶
　　E. δ-氨基-γ-酮戊酸脱水酶

二、填空题

1. （　　）是血浆中含量最高的蛋白质，是维持（　　）渗透压的主要因素。P. 149

2. 用于合成血红素的氨基酸是（　　），合成途径的关键酶是（　　）。P. 151，152

三、解释题

1. 非蛋白氮　P. 150

第十六章 肝胆生化

一、A型题

1. 静息状态下，人体产热量最高的组织器官是（＊）P.153

A. 脑 B. 肝脏

C. 肾脏 D. 心脏

E. 血液

2. 肝脏的化学组成特点是（ ）P.153

A. 糖原含量高 B. 脂肪含量高

C. 氨基酸含量高 D. 蛋白质含量高

E. 维生素含量高

3. 肝脏在糖代谢中最重要的作用是使血糖（ ）P.153

A. 升高 B. 下降

C. 来源减少 D. 来源增加

E. 维持稳定

4. 下列物质仅在肝脏合成的是（＊）P.154

A. 激素 B. 糖原

C. 酮体 D. 胆固醇

E. 血浆蛋白

5. 肝功能损害时，下列蛋白质的合成受影响较小的是（＊）P.154

A. 白蛋白 B. 凝血酶原

C. γ球蛋白 D. 纤维蛋白原

E. 凝血因子Ⅴ、Ⅷ、Ⅸ等

6. 肝掌、蜘蛛痣是由于（＊）P.155

A. 雌激素积累

B. 醛固酮积累

C. 雄激素积累

D. 肝细胞进行性或广泛坏死

E. 胃肠淤血，消化吸收障碍，肠道菌群失调

7. 生物转化最终产物普遍具有的性质是（＊）P.155

A. 毒性降低 B. 毒性增加

C. 极性不变 D. 极性减弱

E. 极性增加

8. 关于生物转化的下列叙述，错误的是（＊）P.155

A. 使非极性物质极性增加

B. 使疏水性物质水溶性增加

C. 有些物质转化后毒性增强

D. 肝脏是生物转化最重要的器官

E. 转化本质是裂解生物活性物质

9. 下列选项不属于生物转化第一相反应的是（ ）P.155

A. 还原 B. 结合

C. 羟化 D. 水解

E. 氧化

10. 下列酶中参与生物转化的有（＊）P.155

A. 酪氨酸酶 B. 磷酸化酶

C. 铁硫蛋白 D. 乳酸脱氢酶

E. 细胞色素P450酶系

11. 下列选项属于细胞色素P450酶系所在的区室是（ ）P.155

A. 微粒体 B. 细胞核

C. 细胞膜 D. 细胞质

E. 线粒体

12. 不在生物氧化过程传递电子的是（ ）P.63，155

A. 细胞色素b B. 细胞色素c

C. 细胞色素c_1 D. 细胞色素aa_3

E. 细胞色素P450酶系

13. 肝内进行生物转化时葡萄糖醛酸基的供体是（ ）P.156

A. ADP-葡萄糖醛酸

B. CDP-葡萄糖醛酸

C. GDP-葡萄糖醛酸

D. TDP-葡萄糖醛酸

E. UDP-葡萄糖醛酸

14. 机体可以降低外源性物质毒性的反应是（＊）P.157

A. 乳酸循环　　　　B. 生物转化

C. 三羧酸循环　　　D. 甘油三酯分解

E. 肌糖原磷酸化

15. 关于胆汁功能的下列叙述，错误的是（＊）P.157

A. 胆盐可促进脂肪吸收

B. 胆汁可促进脂溶性维生素吸收

C. 胆盐、胆固醇和卵磷脂都可乳化脂肪

D. 肝胆汁在十二指肠可中和一部分胃酸

E. 胆囊胆汁在十二指肠可中和一部分胃酸

16. 请选出结合胆汁酸(   )P.157

A. 直接胆红素

B. 脱氧胆酸和石胆酸

C. 甘氨胆酸和牛磺胆酸

D. 胆红素-白蛋白复合物

E. 胆红素-葡萄糖醛酸复合物

17. 胆汁中参与消化的成分主要是（＊）P.158

A. 胆盐　　　　　　B. 胆固醇

C. 胆色素　　　　　D. 卵磷脂

E. 消化酶

18. 胆汁中有利胆作用的成分是（＊）P.158

A. 胆盐　　　　　　B. 胆固醇

C. 胆色素　　　　　D. 卵磷脂

E. 消化酶

19. 关于次级胆汁酸(   )P.158

A. 在肝内由胆固醇生成

B. 在肠道内由胆固醇生成

C. 在肠道内由初级胆汁酸生成

D. 在肝内由初级结合胆汁酸生成

E. 在肝内由初级游离胆汁酸生成

20. 正常情况下适度增加血胆汁酸浓度的结果是（＊）P.159

A. 甘油三酯合成增加

B. 血中磷脂含量增加

C. 脂肪酸生成酮体增加

D. 胆固醇 7α-羟化酶抑制

E. 红细胞生成胆红素减少

21. 下列物质不含血红素的是(   )P.159

A. 胆色素　　　　　B. 肌红蛋白

C. 细胞色素　　　　D. 血红蛋白

E. 过氧化氢酶

22. 血红素代谢的最终产物是（＊）P.159

A. 胆色素　　　　　B. 胆汁酸

C. 铁卟啉　　　　　D. 乙酰辅酶A

E. 二氧化碳和水

23. 关于未结合胆红素的下列叙述，正确的是（＊）P.160

A. 水溶性较好

B. 可经肾脏排泄

C. 易通过生物膜

D. 与重氮试剂呈直接反应

E. 胆红素与葡萄糖醛酸结合

24. 血浆中能够运输未结合胆红素、磺胺类药物等多种物质的蛋白质是（＊）P.160

A. 白蛋白　　　　　B. 脂蛋白

C. 铜蓝蛋白　　　　D. 纤维蛋白

E. 转铁蛋白

25. 未结合胆红素在血浆中的运输形式是(   )P.160

A. 胆素

B. 胆素原

C. 胆红素-白蛋白

D. 胆红素-GST（Y蛋白）

E. 胆红素葡萄糖醛酸二酯

26. 未结合胆红素在肝细胞内的主要运输形式是(   )P.161

A. 胆素

B. 胆素原

C. 胆红素-白蛋白

D. 胆红素-GST（Y蛋白）

E. 胆红素葡萄糖醛酸二酯

27. 下列代谢物中，仅在肝内生成的是（ ）P.161

A. 胆素原　　　　B. 粪胆素

C. 尿胆素　　　　D. 结合胆红素

E. 未结合胆红素

28. 结合胆红素所含的主要结合基团是（＊）P.161

A. 甲基　　　　　B. 磷酸基

C. 硫酸基　　　　D. 乙酰基

E. 葡萄糖醛酸基

29. 从下列选项中选出结合胆红素（＊）P.161

A. 胆红素-GST（Y蛋白）

B. 胆红素-Z蛋白

C. 胆红素-白蛋白

D. 胆红素-结合珠蛋白

E. 胆红素葡萄糖醛酸二酯

30. 关于胆红素代谢的下列叙述，错误的是（＊）P.161

A. 在肝血窦内胆红素被肝细胞微突摄取

B. 结合胆红素大部分进入体循环经肾脏排泄

C. 未结合胆红素与葡萄糖醛酸基结合形成结合胆红素

D. 衰老红细胞血红蛋白血红素降解是胆红素的主要来源

E. 未结合胆红素在血液中形成胆红素-白蛋白复合物向肝运输

31. 下列成分中从肝脏排到肠道的主要是（ ）P.161

A. 胆素原

B. 胆红素-Z蛋白

C. 胆红素-白蛋白

D. 胆红素-GST（Y蛋白）

E. 胆红素葡萄糖醛酸二酯

32. 下列成分可进入肠肝循环的是（ ）P.161

A. 胆碱　　　　　B. 胆素

C. 胆绿素　　　　D. 胆素原

E. 胆红素-白蛋白

33. 正常人血浆中几乎没有（ ）P.161

A. 胆素原　　　　B. 间接胆红素

C. 结合胆红素　　D. 未结合胆红素

E. 胆红素-白蛋白

34. 正常条件下，经肾脏排泄的是（ ）P.161

A. 胆素原

B. 胆红素-GST（Y蛋白）

C. 胆红素-Z蛋白

D. 胆红素-白蛋白

E. 胆红素葡萄糖醛酸二酯

35. 正常人尿液的主要色素成分是（＊）P.161

A. 胆红素　　　　B. 胆绿素

C. 胆汁酸　　　　D. 尿胆素

E. 血红素

二、填空题

1. 肝脏在糖代谢中最重要的作用是通过（ ）和（ ）维持血糖稳定。P.153

2. 肝糖原储量有限，所以当大量葡萄糖被肝细胞摄取之后，过多的葡萄糖可转化为（ ），并以（ ）脂蛋白形式输出。P.153

3. 肝胆疾病时胆汁酸合成分泌减少，或胆道梗阻引起胆汁排泄障碍，会影响脂质消化吸收，出现（ ）和（ ）等临床症状。P.153

4. （ ）和磷脂在肝内合成最多、最快，合成后进一步形成（ ），向肝外组织运输。P.154

5. 肝脏的蛋白质代谢和氨基酸代谢非常活跃，主要表现在蛋白质合成、（ ）分解和（ ）合成等方面。P.154

6. 肝脏蛋白质合成的三个特点是（　　）多、（　　）多、更新快。P.154

7. 肝硬化患者的激素灭活能力下降，造成某些激素积累，导致内分泌紊乱。例如雌激素积累引起（　　）、男性乳房发育、（　　）。P.155

8. 非营养物质按其来源可分为（　　）性和（　　）性两类。P.155

9. 生物转化涉及各种化学反应，可分为（　　）反应和（　　）反应。P.155

10. 通过第一相反应可以向非营养物质分子结构中引入（　　）基团，使其极性增加，水溶性（　　），易于排出体外。P.155

11. 肝脏进行生物转化时，葡萄糖醛酸基的供体是（　　），硫酸基的供体是（　　）。P.156

12. 生物转化的特点可概括为转化反应的（　　）及（　　）。P.156

13. 肝脏的生物转化作用受遗传多态性、年龄、性别、营养、疾病、（　　）和（　　）等因素影响。P.157

14. 胆汁酸是胆汁的主要成分，根据结构分为（　　）胆汁酸和（　　）胆汁酸。P.157

15. 胆汁中的（　　）和（　　）可将胆固醇乳化成微团，促进其排泄，抑制其析出。P.158

16. 胆汁胆固醇浓度过高、肝脏胆汁酸合成减少、胆汁酸肠肝循环（　　）等都会造成胆汁中胆汁酸和磷脂酰胆碱与胆固醇的比值下降。如果小于10，则导致胆固醇析出，形成（　　）。P.158

17. 结合胆汁酸随胆汁排入肠道，其中少量水解脱去（　　），重新生成游离胆汁酸。少量初级游离胆汁酸 C-7 位发生（　　），生成次级游离胆汁酸。P.158

18. 血红素是血红蛋白、（　　）、（　　）和过氧化氢酶等血红素蛋白的辅基，其主要转化产物是胆色素。P.159

19. 胆色素是血红素的转化产物，包括（　　）、（　　）、胆素原和胆素等。P.159

20. 衰老红细胞被（　　）系统吞噬，释放血红蛋白，血红蛋白解聚成（　　）和血红素。P.159

21. 未结合胆红素具有细胞毒性，胆红素-白蛋白复合物的形成既促进其（　　），又限制其（　　），还阻止其经肾小球滤过。P.160

22. 在滑面内质网，多数胆红素通过丙酸基的羧基与（　　）缩合成胆红素（　　），称为结合胆红素（肝胆红素）。P.161

23. 从胆红素的代谢过程可见，胆红素有（　　）胆红素和（　　）胆红素两种形式。P.161

24. 未结合胆红素又称游离胆红素、（　　）和（　　）。P.162

25. 结合胆红素又称（　　）和（　　）。P.162

三、解释题

1. 外源性物质　P.155

2. 第一相反应　P.155

3. 第二相反应　P.156

4. 血红素　P.159

5. 血红素蛋白　P.159

6. 胆红素　P.159